Xian C. Li
Anthony M. Jevnikar

WILEY

U0325163

移植免疫学

Transplant Immunology

主　编　〔美〕李宪昌
　　　　〔加〕安东尼·M. 杰维尼卡
主　译　付迎欣

天津出版传媒集团
天津科技翻译出版有限公司

著作权合同登记号:图字:02-2019-263

图书在版编目(CIP)数据

移植免疫学 / (美) 李宪昌 (Xian C. Li),
(加) 安东尼·M.杰维尼卡 (Anthony M.Jevnikar) 主编;
付迎欣主译. —天津:天津科技翻译出版有限公司,
2022.6
　书名原文:Transplant Immunology
　ISBN 978-7-5433-4166-1

　Ⅰ.①移… Ⅱ.①李… ②安… ③付… Ⅲ.①移植免
疫学 Ⅳ.①R392.4

　中国版本图书馆 CIP 数据核字(2021)第 231580 号

授权单位:John Wiley & Sons Limited.
出　　　版:天津科技翻译出版有限公司
出 版 人:刘子媛
地　　　址:天津市南开区白堤路 244 号
邮政编码:300192
电　　　话:(022)87894896
传　　　真:(022)87893237
网　　　址:www.tsttpc.com
印　　　刷:高教社(天津)印务有限公司
发　　　行:全国新华书店
版本记录:710mm×1000mm　16 开本　20.5 印张　350 千字
　　　　　2022 年 6 月第 1 版　2022 年 6 月第 1 次印刷
　　　　　定价:158.00 元

(如发现印装问题,可与出版社调换)

译者名单

主　译　付迎欣

译　者（按姓氏笔画排序）

王　振　天津市第一中心医院

王　辉　天津市第一中心医院

方振宇　天津市第一中心医院

付迎欣　深圳市第三人民医院/国家感染性疾病

　　　　临床医学研究中心器官移植研究所

史晓峰　天津市第一中心医院

冯　钢　天津市第一中心医院

许　洋　天津市第一中心医院

张　迪　天津市第一中心医院

赵　杰　天津市第一中心医院

涂金鹏　天津市第一中心医院

粘烨琦　天津市第一中心医院

裴广辉　天津市第一中心医院

潘建勇　深圳市第三人民医院

魏江浩　天津市第一中心医院

编者名单

Andrew B. Adams, MD

Department of Surgery, Emory Transplant Center, Emory University School of Medicine, Atlanta, USA

Maria-Luisa Alegre, MD, PhD

Department of Medicine, Section of Rheumatology, Gwen Knapp Center for Lupus and Immunology Research, The University of Chicago, Chicago, USA

Agnes M. Azimzadeh, PhD

Department of Surgery, Microbiology and Immunology, University of Maryland School of Medicine, Baltimore, USA

William M. Baldwin III, MD, PhD

Department of Immunology, Cleveland Clinic Lerner College of Medicine, Department of Pathology, Case Western Reserve University School of Medicine, Cleveland, USA

Jonathan S. Bromberg, MD, PhD

Department of Surgery, Microbiology and Immunology, University of Maryland School of Medicine, Baltimore, USA

J. Michael Cecka, PhD

UCLA Immunogenetics Center, Department of Pathology and Laboratory Medicine, David Geffen School of Medicine at UCLA, Los Angeles, USA

Anil Chandraker, MD, FASN, FRCP

Transplant Research Center, Renal Division, Brigham and Women's Hospital, Harvard Medical School, Boston, USA

Sung Choi, MD

Blood and Marrow Transplantation Program, Department of Internal Medicine, Division of Hematology/Oncology, University of Michigan Comprehensive Cancer Center, Ann Arbor, USA

Anita S. Chong, PhD

Department of Surgery, Section of Transplantation, The University of Chicago, Chicago, USA

Yaozhong Ding, PhD
Department of Surgery, Microbiology and Immunology, University of Maryland School of Medicine, Baltimore, USA

Gunilla Einecke, MD
Department of Nephrology, Hannover Medical School, Hannover, Germany

Robert L. Fairchild, PhD
Department of Immunology, Cleveland Clinic Lerner College of Medicine, Department of Pathology, Case Western Reserve University School of Medicine, Cleveland, USA

Philip F. Halloran, MD, PhD
Alberta Transplant Applied Genomics Centre, Department of Medicine, Division of Nephrology and Transplant Immunology, University of Alberta, Edmonton, Canada

Choli Hartono, MD
Department of Medicine, Weill Cornell Medical College, New York, USA

Timm Heinbokel, MD
Division of Transplant Surgery and Transplant Surgery Research Laboratory, Brigham and Women's Hospital, Harvard Medical School, Boston, USA

Yiming Huang, PhD
Institute for Cellular Therapeutics, University of Louisville, Louisville, and Duke University, Raleigh, USA

Suzanne T. Ildstad, MD
Institute for Cellular Therapeutics, Jewish Hospital Distinguished Professor of Transplantation, Distinguished University Scholar, Department of Surgery, Physiology, Immunology, University of Louisville, Louisville and Duke University, Raleigh, USA

Haofeng Ji, MD
Dumont-UCLA Transplantation Center, Division of Liver and Pancreas Transplantation, Department of Surgery, David Geffen School of Medicine at UCLA, Los Angeles, USA

Bibo Ke, PhD
Dumont-UCLA Transplantation Center, Division of Liver and Pancreas Transplantation, Department of Surgery, David Geffen School of Medicine at UCLA, Los Angeles, USA

Allan D. Kirk, MD, PhD
Department of Surgery, Emory Transplant Center, Emory University School of Medicine, Atlanta and Department of Surgery, Duke University School of Medicine, Durham, USA

William H. Kitchens, MD
Department of Surgery, Emory Transplant Center, Emory University School of Medicine, Atlanta, USA

Chatchai Kreepala, MD
Alberta Transplant Applied Genomics Centre, Department of Medicine,
Division of Nephrology and Transplant Immunology, University of Alberta,
Edmonton, Canada

Jerzy W. Kupiec-Weglinski, MD, PhD
Dumont-UCLA Transplantation Center, Division of Liver and Pancreas
Transplantation, Department of Surgery, David Geffen School of Medicine
at UCLA, Los Angeles, USA

Fadi G. Lakkis, MD
Thomas E. Starzl Transplantation Institute, Departments of Surgery, Immunology, and
Medicine, University of Pittsburgh, Pittsburgh, USA

Jason R. Lees, PhD
Department of Surgery, Microbiology and Immunology, University of Maryland School
of Medicine, Baltimore, USA

Guangxiang Liu, MD
Division of Transplant Surgery and Transplant Surgery Research Laboratory, Brigham
and Women's Hospital, Harvard Medical School, Boston, USA

Denise J. Lo, MD
Department of Surgery, Emory Transplant Center, Emory University School of Medicine,
Atlanta, USA

Alexandre Loupy, MD
Kidney Transplant Department, Necker Hospital APHP and INSERM UMR 970,
Epidemiology, PARCC Cardiovascular Research Institute, Paris, France

Jonathan S. Maltzman, MD, PhD
Department of Medicine, University of Pennsylvania, Philadelphia, PA, USA

Roslyn B. Mannon, MD
Division of Nephrology, Department of Medicine, University of Alabama at Birmingham,
Birmingham, USA

Thangamani Muthukumar, MD
Department of Medicine, Weill Cornell Medical College, New York, USA

Isam W. Nasr, MD
Thomas E. Starzl Transplantation Institute, Departments of Surgery, Immunology, and
Medicine, University of Pittsburgh, Pittsburgh, USA

Kenneth A. Newell, MD, PhD
Department of Surgery, Emory Transplant Center, Emory University School of Medicine,
Atlanta, USA

Rupert Oberhuber, MD
Division of Transplant Surgery and Transplant Surgery Research Laboratory, Brigham and Women's Hospital, Harvard Medical School, Boston, USA

Raja Rajalingam, PhD
UCLA Immunogenetics Center, Department of Pathology and Laboratory Medicine, David Geffen School of Medicine at UCLA, Los Angeles, USA

Kadiyala Ravindra, MD
Institute for Cellular Therapeutics, University of Louisville, Louisville, and Duke University, Raleigh, USA

Pavan Reddy, MD
Blood and Marrow Transplantation Program, Department of Internal Medicine, Division of Hematology/Oncology, University of Michigan Comprehensive Cancer Center, Ann Arbor, USA

Elaine F. Reed, PhD
UCLA Immunogenetics Center, Department of Pathology and Laboratory Medicine, David Geffen School of Medicine at UCLA, Los Angeles, USA

Leonardo V. Riella, MD, PhD
Transplant Research Center, Renal Division, Brigham and Women's Hospital, Harvard Medical School, Boston, USA

David M. Rothstein, MD
Department of Medicine, Surgery and Immunology, Starzl Transplant Institute, University of Pittsburgh, Pittsburgh, USA

Joana Sellarés, MD
Alberta Transplant Applied Genomics Centre, Department of Medicine, Division of Nephrology and Transplant Immunology, University of Alberta, Edmonton, Canada

Haval Shirwan, PhD
Institute for Cellular Therapeutics, University of Louisville, Louisville, and Duke University, Raleigh, USA

Charles A. Su, MD
Department of Immunology, Cleveland Clinic Lerner College of Medicine, Department of Pathology, Case Western Reserve University School of Medicine, Cleveland, USA

Manikkam Suthanthiran, MD
Department of Medicine, Weill Cornell Medical College, New York, USA

Angus Thomson, PhD

Department of Medicine, Surgery and Immunology, Starzl Transplant Institute, University of Pittsburgh, Pittsburgh, USA

Stefan G. Tullius, MD, PhD

Division of Transplant Surgery and Transplant Surgery Research Laboratory, Brigham and Women's Hospital, Harvard Medical School, Boston, USA

Yoichiro Uchida, MD, PhD

Dumont-UCLA Transplantation Center, Division of Liver and Pancreas Transplantation, Department of Surgery, David Geffen School of Medicine at UCLA, Los Angeles, USA

Tonya J. Webb, PhD

Department of Microbiology and Immunology, Marlene and Stewart Greenebaum Cancer Center, University of Maryland School of Medicine, Baltimore, USA

Qiang Zeng, MD

Thomas E. Starzl Transplantation Institute, Departments of Surgery, Immunology, and Medicine, University of Pittsburgh, Pittsburgh, USA

Yuan Zhai, PhD

Dumont-UCLA Transplantation Center, Division of Liver and Pancreas Transplantation, Department of Surgery, David Geffen School of Medicine at UCLA, Los Angeles, USA

Qiuheng Zhang, PhD

UCLA Immunogenetics Center, Department of Pathology and Laboratory Medicine, David Geffen School of Medicine at UCLA, Los Angeles, USA

中文版前言

移植免疫学是免疫学的重要分支，是研究移植物与宿主之间相互作用引起免疫应答的理论与实践的一门科学。移植免疫学涉及实体器官移植实践中的排斥反应、免疫耐受、免疫抑制药物、移植感染等各个方面，是器官移植领域实践和移植研究前沿问题的理论基础。

起初，免疫学研究主要集中于脓毒症感染。20世纪40年代，Medawar在移植物的组织学病变中发现急性细胞介导的排斥反应，标志着移植免疫学研究的开始。20世纪50年代，在同卵双生的兄弟间成功地进行了肾移植，但普通人群之间的肾移植全部因非外科技术原因而失败，这种现象引起人们对于移植免疫学研究的强烈兴趣。自此，移植免疫对基础免疫学的进步起到重要的推动作用。20世纪60年代，Dausset、Snell、Benacerraf三位学者发现了主要组织相容性复合物(MHC)，为组织配型技术奠定了基础。组织配型技术的发现显著改善了移植的预后。随着MHC的发现，MHC限制性的理论被提出：抗原呈递细胞如何处理和呈递外来抗原，以及MHC分子如何介导细胞间的相互作用，后续研究更证实了MHC限制性是解释移植免疫排斥与耐受的核心。20世纪七八十年代T淋巴细胞不同亚型的发现，使人们对移植免疫有了更加深刻的理解，也为免疫抑制剂的研发奠定了理论基础。20世纪80年代，以环孢素的发现为代表的免疫抑制剂是移植免疫学进步的又一大标志。免疫抑制剂除了作为药物减少排斥反应、提高移植物存活外，也作为研究淋巴细胞信号通路的工具，钙调蛋白信号通路就是其中之一，因此免疫抑制剂又加深了移植免疫研究。

综上，器官移植发展的历史与移植免疫学的不断进步息息相关。《移植免疫学》一书由移植免疫领域著名的李宪昌教授和Anthony M. Jevnikar教授共同主编，这本书的编写和出版具有多重意义。首先，编者的初衷是针对临床移植医生和免疫学基础研究人员面临的前沿免疫学问题，系统化地加以介绍和讲解；其次，针对医学生的基础医学教育提供通俗易懂的教材。书中各章的编写均由代表该章研究内容的国际领衔专家组织完成。本书深入浅出地将移植免疫领域的基础及前沿问题加以综述。基于这本书的学术价值，我们觉得有必要将其翻译成中文版并向国内的同行推荐，从而中国器官移植工作理论与实践的进步提供指导。

　　书稿的翻译工作历时 3 年有余，由天津市第一中心医院器官移植中心的移植外科、移植内科、移植基因诊断、移植病理等组成的中青年专业团队，在对本书的原文进行认真阅读、深度解析的基础上，从专业的视角进行翻译。译著既涵盖了移植免疫学的基础知识，也包括移植免疫学的前沿问题，适合从事器官移植的临床医生、基础科研人员、医学技术人员、医学研究生及实习生等阅读。我热忱地推荐此书，希望这本书能够为读者带来启发，使广大器官移植领域的工作人员获益，并为我国器官移植事业的不断发展做出一定贡献。

2022 年 3 月 9 日

序　言

　　回顾免疫学的发展进程，器官移植在推动基础免疫学的进展中发挥了重要的作用。在 20 世纪 40 年代以前，免疫学是一门相对小众的学科，其研究范围主要集中于观察感染中的特异性免疫，以防止再次感染相同的疾病。器官移植的发展较晚，其科学上的基础主要建立于 20 世纪四五十年代。Medawar 团队里程碑式的工作揭示了移植物排斥的组织病理学改变以细胞介导反应为主要特征。

　　在 20 世纪 50 年代，首例成功的临床肾移植揭示了同卵双胞胎中的血管复合物移植是可行的，但随后的临床实践发现，肾移植手术虽然是一种可行的操作，但一般不同基因背景间的肾移植往往难以成功。这一现象引起了对移植排斥机制的研究热潮，孕育出了一批开创性的成果，极大程度上推动了基础免疫学的发展。

　　主要组织相容性复合物（MHC）由 Dausset、Snell、Benacerraf 于 20 世纪 60 年代发现，为组织配型奠定了基础，使移植的成功率得到了巨大的改善。MHC 的发现进一步帮助人们理解了抗原提呈细胞如何处理并提呈抗原，以及细胞如何利用 MHC 分子与其他细胞沟通（MHC 限制性）。更重要的是，MHC 限制性的概念在后续的实践中被证实为揭示免疫及免疫耐受的核心要素。

　　由于胸腺能够清除自身反应性淋巴细胞并保留其他临床细胞，胸腺一开始被认为是一种滤过系统。在 20 世纪七八十年代，研究者发现淋巴细胞能够在胸腺中分化为其他亚群，这一现象使人们对免疫系统的认识进一步加深，并使操纵免疫细胞成为可能。在这一过程中，移植医学不仅推动了免疫学的进步，同时也受益于免疫学的发展。由于在免疫细胞抑制移植物排斥方面存在巨大的需求，强力免疫抑制剂的发展应运而生。20 世纪 80 年代,环孢素的发明使移植医学在临床上有了革命性的进展。随后,FK506、雷帕霉素、吗替麦考酚酯(骁悉)等免疫抑制剂的出现使移植手术的数量及器官类型得到了飞跃式的提升。这些药物在后续的研究中也成为研究淋巴细胞信号通路的立项工具,帮助人们鉴定了钙调激酶、亲和素、FKBP、mTOR 等多种信号分子,阐明了 T 细胞如何被激活,加深了人们对免疫学机制的理解。

　　在过去的 50 年里,器官移植得到了长足的发展,也为基础免疫学家提供了巨大的机遇。在后续的研究中,仍存在许多亟待解决的问题,例如,移植手术的成果面临着器官短缺的限制;移植手术治疗效果越好,患者接受移植手术的意愿就越迫切。此外,移植的最终目标"免疫耐受"也存在着巨大的挑战。可以说,移植医学在未来仍将为基础免疫学的发展做出重要贡献。

Sir Roy Calne, MD

英国剑桥大学　外科教授

前　言

　　近年来，免疫学获得了暴发式的发展，这使得追随免疫学各领域的前沿变得越来越困难。我们编写此书的初衷是想以一种对广大读者最实用的形式收集移植免疫学的最新研究。由于对临床移植免疫学有着浓厚兴趣的临床移植医生数量众多，我们一开始以这一人群作为主要的受众，并致力于提供以综述为主的章节。然而，我们发现一些对移植免疫学具有浓厚兴趣的研究人员对这本书也有一定的需求，同时在教学过程中也需要一本能够对最新定义进行充分阐释的教科书。我们希望，本书能够为上述所有读者提供有价值的信息。

　　书中各章均由相关领域的专家撰写。出版前，本书经过了数次修订，以保证内容符合最新的研究进展。在此特别感谢各位作者为本书做出的努力与贡献，他们对移植免疫学知识进行了深入浅出的介绍。我们相信，各位作者为本书撰写的内容是非同一般的。

　　最后，诚挚地感谢 Wiley 出版社对本书的支持，同时也要感谢*American Journal of Transplantation* 期刊为本书提供的帮助。

目 录

共同交流探讨 提升专业能力

智能阅读向导为您严选以下专属服务

 高清彩图： 点击后可查看本书配套高清彩图。

 推荐书单： 点击后可获取更多免疫、移植和肿瘤学图书推荐。

 读者社群： 读者入群可与书友分享阅读本书的心得体会和移植免疫学相关知识，提升业务水平，马上扫码加入！

操作步骤指南

第一步 微信扫码直接使用资源，无须额外下载任何软件。

第二步 如需重复使用，可再次扫码。或将需要多次使用的资源、工具、服务等添加到微信"📦收藏"功能。

微信扫码

第 1 章

免疫系统的组织和器官

Isam W. Nasr，Qiang Zeng，Fadi G. Lakkis

本章概述

- 淋巴器官或组织是淋巴细胞发育、贮存和发挥作用的特殊解剖位置。
- 初级淋巴组织是淋巴细胞发生、分化和成熟的部位。
- 次级淋巴组织是幼稚淋巴细胞与外来抗原结合以产生初级免疫应答的主要部位。
- 三级淋巴组织是慢性炎症部位诱导的次级淋巴组织结构，并且这种结构的功能尚未完全确定。
- 记忆免疫应答可能发生在次级淋巴组织之外。记忆 T 细胞在没有次级淋巴组织的情况下也可以维持。
- 初级淋巴组织和次级淋巴组织也是耐受性诱导和维持所必需的因素。

引　言

　　科学家开展研究的目的在于探明事物"从哪里来""怎样发生"和"发生的原因"等问题的本质。特别是免疫学家，他们热衷于回答"从哪里来"的问题，因为来源问题对了解免疫细胞是如何产生的、免疫细胞的成熟需要哪些因素，以及它们是否可能对外来抗原产生应答具有至关重要的意义。免疫系统是一个真正的器官系统，其中包含初级淋巴组织和次级淋巴组织(图 1.1)。初级淋巴组织(骨髓和胸腺)专门生成起源于造血祖细胞的免疫细胞，并将未成熟细胞转化为成熟淋巴细胞。初级淋巴组织对外来抗原(非自身)表现出高度特异性，但其并不属于"自身抗原"。另一方面，次级淋巴组织，即脾脏、淋巴结和黏膜相关淋巴组织(MALT)结构精密，战略性地分布于全身，具有识别外来抗原并确保将其完整地呈递给 T 和 B 淋巴细胞的功能。

因此，动物产生有效免疫应答的能力主要依赖于初级和次级淋巴组织的存在，以及免疫细胞进出这些组织的协调迁移。

本章将全面概述初级和次级淋巴组织的解剖结构和功能，并介绍其在移植排斥和耐受中发挥的作用。此外，我们还将讨论三级淋巴组织。三级淋巴组织是慢性炎症部位诱导产生的次级淋巴组织样结构，它们也被认为对同种异体移植结果有影响。本章还适当地涵盖了目前尚存争议和未解决的问题，有助于后续深入研究工作的开展。

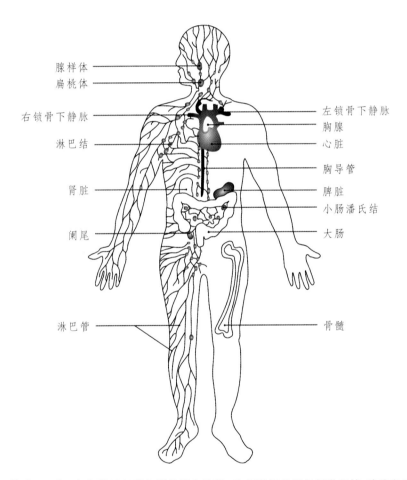

图 1.1　人体淋巴组织。初级淋巴组织包括骨髓和胸腺。次级淋巴组织包括淋巴结、脾脏和 MALT。淋巴结沿着淋巴管排列成串状，可捕获抗原和在淋巴中行进的细胞。脾脏拦截血液中循环的抗原和细胞。MALT 包括潘氏结、腺样体、扁桃体和阑尾。在淋巴系统中行进的细胞通过胸导管重新进入血液循环。Source: Redrawn from Murphy (2011). Reproduced by permission of Garland Science/Taylor & Francis LLC.

初级淋巴组织

初级淋巴组织是 T 细胞和 B 细胞发育和成熟的部位，哺乳动物中的初级淋巴组织主要包括骨髓和胸腺。

骨髓

骨髓是产生红细胞和白细胞(即造血过程)的部位。成年人的骨髓分为两种类型：红骨髓和黄骨髓。前者有造血功能,后者主要由脂肪细胞组成,缺乏造血活性。人出生时,全身骨髓腔内充满红骨髓,随着年龄的增长,骨髓中脂肪细胞增多,相当部分红骨髓被黄骨髓取代。到成年时,红骨髓仅限于扁平骨(颅骨、胸骨、椎骨、骨盆和肩胛骨)和长骨的骨骺末端(例如,股骨和肱骨),而其余的骨髓腔均被脂肪细胞占据。骨髓还可以产生淋巴细胞亚群(T 细胞和 B 细胞),尤其是具有记忆表型的淋巴细胞亚群。

结构

组织学上,红色骨髓由造血细胞岛构成,这些细胞岛与脂肪细胞混合,被血管窦状隙包围,并散布在骨小梁的网状结构中(图 1.2)。造血岛呈三维结构,为造血提供最佳的微环境。造血岛含有处于不同成熟阶段的血细胞前体、基质网状细胞、内皮细胞、巨噬细胞、成骨细胞、破骨细胞和细胞外基质。造血岛的造血细胞和非造血细胞均通过细

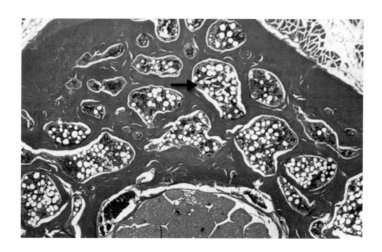

图 1.2　骨髓的结构。红骨髓(椎骨)示例。箭头表示造血组织岛。注意与造血细胞混合的脂肪细胞(白血球)。骨小梁填补了造血岛之间的间隙。Source: Reprinted from Travlos (2006). Reproduced by permission of SAGE publications.

胞间的接触协调血细胞的成熟,以及生长因子、细胞因子和趋化因子的产生。成熟的血细胞通过在不连续的基底膜和血管窦状隙内皮细胞之间迁移进入循环。

功能

造血干细胞(HSC)是骨髓中有自我更新能力的多能细胞,可产生祖细胞。这些祖细胞依次生成巨核细胞(血小板)、红细胞(RBC)、骨髓和淋巴谱系的所有细胞(图1.3)。髓细胞[单核细胞、树突状细胞(DC)、中性粒细胞、嗜碱性粒细胞和嗜酸性粒细胞]、自然杀伤(NK)细胞和B淋巴细胞均在骨髓中发育成熟,而T祖淋巴细胞(前胸腺

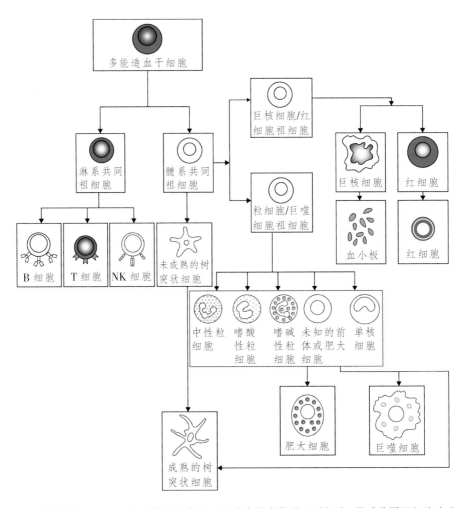

图1.3 免疫细胞的生成。免疫系统细胞来源于骨髓中的多能造血干细胞。淋系共同祖细胞产生B细胞、T细胞和NK细胞。髓系共同祖细胞产生树突状细胞(DC)、单核细胞、中性粒细胞、嗜酸性粒细胞和嗜碱性粒细胞。

细胞)则迁移到胸腺组织中进一步分化成熟(参见"胸腺"部分)。骨髓中还含有可产生非造血组织的间充质干细胞,如脂肪细胞、软骨细胞、骨细胞和成肌细胞。间充质干细胞引起了移植免疫学家极大的兴趣,因为它们在选择模型中过继转移时表现出免疫抑制和延长存活率的特点。

在哺乳动物中,骨髓是大多数 B 细胞发育成熟的场所。B 细胞在骨髓中的发育过程逐步经历了从祖 B 细胞进入前 B 细胞,最后再分化为未成熟的 B 细胞。在骨髓成熟期间,B 细胞重排免疫球蛋白基因并表达细胞表面 IgM(抗原的 B 细胞受体)。骨髓基质细胞在上述步骤中发挥了重要的作用,提供了关键的黏附分子、生长因子、趋化因子和细胞因子(例如,Flt3 配体、血小板生成素、CXCL12 和 IL-7)。最后,通过克隆缺失或受体编辑方式将骨髓中未成熟的自体反应性 B 细胞"淘汰出局",剩下的细胞则进入循环并在次级淋巴组织中分化成熟。

骨髓不但是主要的淋巴器官,还是成熟骨髓和淋巴细胞的储库。骨髓中含有大量的中性粒细胞和单核细胞,在机体需要时(如感染后)可立即动员这部分粒细胞进入循环血流。它也是成熟浆细胞的归巢位点,成熟浆细胞通过 IL-6 的作用驻留在骨髓中。

浆细胞是致敏移植受体中抗体的主要来源,因此这些驻留在骨髓中的浆细胞越来越受到抗体(旧称为"体液")排斥领域研究者的关注。此外,其他强有力的证据表明骨髓是记忆 T 细胞的归巢或驻留部位,骨髓中的记忆 T 细胞可以被抗原激活。其他实验表明,在某些情况下,幼稚 T 细胞可能在骨髓中发生活化,进一步证实了骨髓作为次级淋巴组织的潜在可能性(参见"次级淋巴组织"部分)。

细胞转运

细胞转运是一个动态过程,它是同种异体识别和移植应答的基础,目前仍然是治疗策略的潜在目标。成熟的骨髓细胞和某些前体淋巴细胞(前胸腺细胞,未成熟的 B 细胞)迁出骨髓并进入循环。相反,成熟的淋巴细胞(如浆细胞)迁移到骨髓中。HSC 退出并重新进入骨髓。黏附分子和趋化因子分别在上述转运过程中发挥了重要的调节和引导作用。例如,整联蛋白 VLA-4 通过与 VCAM-1 结合,维持与基质细胞紧密接触的 B 细胞发育过程。基质网状细胞和成骨细胞产生的趋化因子 CXCL12 通过与受体 CXCR4 结合,使得 HSC 及髓细胞和淋巴样细胞驻留在骨髓中。一些存在 CXCR4 "获得功能型"突变的个体(如 WHIM 综合征)出现白细胞减少症,因为骨髓中保留的白细胞增多。相反,CXCR4 拮抗剂普乐沙福将动员 HSC、髓细胞和淋巴样细胞从骨髓转移到循环中。在小鼠中,有大量证据表明 CCR2 及其配体 CCL2 诱导单核细胞从骨髓进入循环。

在排斥和耐受中的作用

研究者已经在诱导耐受的背景下探讨了骨髓在器官移植中的作用。出于实现在没有免疫抑制的情况下实体器官同种异体移植成功的愿望,研究者使用来自同一供体的骨髓和实体器官同时进行移植。在该方案中,受体接受"部分"清髓性预处理,然后输注供体 HSC,目的是诱导混合的造血嵌合体(供体和宿主细胞共存)。在体型较小的实验动物中可以获得稳定的混合嵌合体。相对而言,在非人灵长类动物(NHP)和人类中获得稳定的混合嵌合体较为困难。但是,混合嵌合体确实能够提高同种异体移植物的长期耐受性,因为移植受体中重新出现的供体特异性 B 细胞和 T 细胞分别在遇到骨髓和胸腺中的供体抗原时被清除或变得无反应性。阻碍混合嵌合体在临床推广应用的因素之一是在 HSC 输注之前需要进行有毒的骨髓清除预处理,因为供体 HSC 植入取决于受体骨髓中是否存在未被占用的血管周围微环境或"空间"。在稳态条件下,只有极少部分(0.1%~1%)的血管周围微环境未被占用,严重限制了可以植入的外源性 HSC 的数量,即使输注量非常大。虽然放疗和细胞毒性药物(如环磷酰胺)已成为受体"释放"血管周围微环境的中流砥柱,但是针对骨髓中趋化因子和趋化因子受体的更低毒性的治疗正在研究中。总而言之,单独的骨髓不足以维持初级免疫应答,这一点在次级淋巴组织缺失但有完整骨髓的小鼠中得到了证实,因为它们排斥移植器官的能力显著降低。

胸腺

胸腺是初级淋巴器官,骨髓衍生的祖细胞(前胸腺细胞)在胸腺中产生成熟的 T 细胞。胸腺在进化过程中与有颌鱼类的适应性免疫的出现过程相吻合。哺乳动物的胸腺位于胸腔心脏上方。胸腺的名字来源于它的小叶形状,在希腊医生盖伦的眼中,胸腺外观与百里香的叶子相似。长期以来,胸腺一直被视为非免疫器官,直到 20 世纪 60 年代,Jacques F. A. P. Miller 等在小鼠中进行了一项开创性工作,结果表明胸腺在 T 淋巴细胞发育中发挥了核心作用。出生时去除胸腺可导致严重的免疫缺陷,包括皮肤同种异体移植物排斥反应消失。另一方面,已经进入青春期的小鼠切除胸腺后对免疫应答没有显著影响,提示 T 细胞库在青春期前已经发育成熟。在胸腺先天性缺失或严重发育不全(DiGeorge 综合征)的个体中,研究者证实了胸腺在人类 T 细胞的发育过程中发挥了关键作用。这些个体的 T 细胞数量非常少,但 B 细胞计数正常。与小鼠不同的是,婴儿或儿童去除胸腺不会导致任何明显的免疫异常,因为人类的 T 细胞发育在出生前基本完成。尽管人类的胸腺在青春期后体积明显缩小,但成人中的胸腺仍然保存功能,特别是对移植时因感染(如 HIV)或淋巴细胞删除(如移植时的诱导治疗)引起继发性淋巴细胞减少症的成人而言。

结构

　　组织学上,胸腺叶包含两个可明显分辨的区域:皮质和髓质,两者由高度血管化的皮质髓质边界分开(图 1.4)。两个区域的基质由 T 细胞包围的胸腺上皮细胞(TEC)形成的三维网络组成。TEC 主要分为皮质上皮细胞(cTEC)和髓质上皮细胞(mTEC),取决于上皮细胞所在的位置是皮质还是髓质。在皮质区内密集地布满了不同发育阶段的未成熟的 T 细胞,而髓质中只有稀疏分布的成熟 T 细胞。除了 T 细胞以外,胸腺中还有 DC、巨噬细胞和 B 细胞。cTEC、mTEC、DC 和 B 细胞在 T 细胞的发育、选择和分化中发挥着关键作用,这方面的内容将在下一章中详细介绍。人类的胸腺髓质还含有被称为 Hassall 小体的结构,Hassall 小体由呈同心圆排列的上皮细胞组成。这些结构是 T 细胞凋亡和胸腺基质淋巴细胞毒素(TSLP)产生的重要部位。TSLP 是一种 IL-7 样细胞因子,可激活胸腺 DC(参见"功能"部分)。

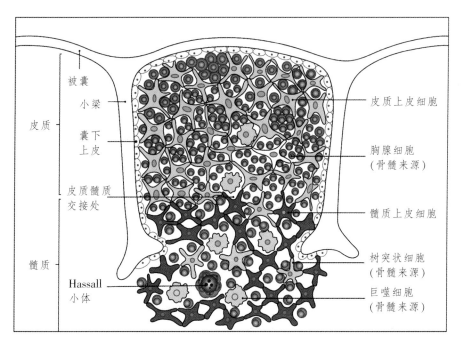

图 1.4　胸腺的结构。胸腺由周边的皮质和中央的髓质构成。胸腺细胞成熟和 T 细胞选择在皮质和髓质中发生,周边的皮质主要包含增殖的、未成熟的胸腺细胞,而深层的皮质和髓质区域则包含正在进行选择的未成熟 T 细胞。皮质和髓质上皮细胞以及骨髓衍生的 DC 和巨噬细胞参与选择过程。Source: Redrawn from Murphy (2011). Reproduced by permission of Garland Science/Taylor & Francis LLC.

功能

胸腺是 T 细胞成熟和发生选择的主要部位。上述过程的最终结果是产生成熟的 T 细胞库,在自身 MHC(自限制)的背景下识别无数的外源多肽,并且成功清除自体反应性 T 细胞。骨髓来源的 T 细胞祖细胞通过皮质髓质连接处附近的小静脉进入胸腺,并在胸腺皮质中开始发育。它们广泛增生,获得经典 T 细胞标志物(如 CD4 和 CD8 共受体),并随机重排 T 细胞受体(TCR)基因以形成成熟的 TCR。然后,表达功能性 TCR 的胸腺细胞经历阳性和阴性选择。大多数胸腺细胞(>95%)由于不能充分结合自身 MHC 和自身肽复合物而死于"阴性选择",因此,这些胸腺细胞注定无抗原识别能力(导致免疫缺陷)或者与这些复合物的结合过于紧密(注定成为潜在的自体反应性细胞)。只有 TCR 与自身 MHC 和肽复合物亲和力适中的胸腺细胞才会被选择以进一步成熟(阳性选择)。

T 细胞选择始于皮质,但在髓质中完成,随后成熟的 CD4 和 CD8 T 细胞离开胸腺进入血液循环。阳性选择由 cTEC 介导,因为它们持续表达 MHC Ⅰ 类和 Ⅱ 类分子,并且可以加工和呈递自身肽。出于上述相同的原因,阴性选择由 cTEC 和 mTEC 介导。骨髓来源的 DC 也在这两个过程中发挥了关键作用。皮质髓质连接处的 TEC 亚群引发 IL-7 的产生,而 IL-7 对 T 细胞存活具有极为重要的意义。因此,在 IL-7 基因敲除小鼠中不存在 T 细胞。重要的是,被称之为自身免疫调节剂(AIRE)的基因表达可以让 TEC 在非血管组织(如胰岛素中)呈递源自蛋白质的多肽。因此,AIRE 确保清除胸腺中对所有潜在的自身抗原产生特异性的自体反应性 T 细胞。携带 AIRE 突变的人群可出现 Ⅰ 型自身免疫性多腺体综合征, 也称为自身免疫性多内分泌腺病–念珠菌病–外胚层营养不良症(APECED)。

除了产生成熟的 T 细胞(主要是 αβ TCR)以外,胸腺对于产生 γδ T 细胞、NKT 细胞和天然调节性 T 细胞(nTreg)也是必不可少的元素。γδ T 细胞来源于与 αβ T 细胞相同的祖细胞,但在早期"双阴性"阶段(即缺失 CD4 和 CD8 表达)退出胸腺,填充上皮部位,例如,肠和皮肤。NKT 细胞又称为 NK 样 T 细胞,表达恒定的 TCR 并且通过非经典的 MHC Ⅰ 类分子(CD1d 分子)在胸腺中被阳性选择。NKT 细胞的主要功能是识别某些微生物(如分枝杆菌)产生的糖脂。 nTreg 是表达常规 αβ TCR 的 CD4+ T 细胞,对自身 MHC 和自身肽复合物具有中等亲和力(因此均为阳性选择)。它们通过抑制效应 T 细胞的功能来调节免疫应答。通过对小鼠和人类的细致观察,研究者发现天然调节性 T 细胞(nTreg)来源于胸腺。尽管小鼠出生时切除胸腺可导致严重的免疫缺陷,但是免疫学家指出,产后第 3 天进行胸腺切除术反而导致严重的自身免疫疾病。自身免疫可能与 nTreg 缺失有关。后来,研究者发现 Foxp3 是 Treg 发育的一个关键转录因子,因此,小鼠和人类 Foxp3 基因突变可引发致命的自身免疫性疾病(皮屑小鼠、人类免疫失调、多种内分泌病、肠病、X 连锁综合征或 IPEX 综合征)。

细胞转运

趋化因子在引导胸腺细胞的转运中发挥了关键的作用。祖细胞从骨髓归巢入胸腺的过程中取决于分别与受体 CCR7 和 CCR9 结合的趋化因子 CCL21 和 CCL25。在胸腺细胞的成熟过程中,趋化因子 CCL21 和 CXCL12(CXCR4 的配体)引导不成熟的胸腺细胞在胸腺皮质和髓质之间迁移。当 CCL21 表达受到干扰时,可导致自体反应性 T 细胞缺陷性消除。CXCL12 是在成熟 T 细胞从胸腺向血液中迁移的过程中发挥核心作用的趋化因子。CXCL12 排斥胸腺中的成熟 T 细胞,这与其在骨髓中保留髓细胞和淋巴样细胞的功能形成对比(参见"细胞转运"部分)。

在迁移过程中,还需要血液和淋巴中高浓度的 1-磷酸鞘氨醇(S1P)与成熟 T 细胞上的 1-磷酸鞘氨醇受体结合。在这种相互作用的驱动下,成熟的 T 细胞分布至外周。在移植期间,使用 S1P 受体激动剂 FTY720 进行检测,结果发现细胞的转运途径发生了改变,这会对移植患者产生不利影响,但目前并未针对此种适应证做进一步的研究。

在排斥和耐受中的作用

在实体器官移植中,由于胸腺在 nTreg 产生和新发育 T 细胞的阴性选择(通常称为中心耐受)过程中起着必不可少的作用,因此人们利用胸腺诱导免疫耐受。如前所述,除非在出生时进行,否则胸腺切除术不会阻止同种异体移植排斥的发生。然而,在出生后 3 天左右的小鼠模型中进行胸腺切除术可以消除 nTreg,并阻碍需要 Treg 参与的移植耐受发生。研究者运用混合造血嵌合体方法重现了胸腺 T 细胞选择的过程:源自供体 HSC 的 DC 会诱导胸腺中新发育的供体-应答性 T 细胞凋亡,从而产生中枢耐受。由于胸腺在免疫耐受中发挥了关键作用,因此,一些研究者将来自同一供体的胸腺和肾脏或心脏(称为胸腺-肾脏、胸腺-心脏或胸腺-胰岛)移植物共同移植到 MHC 不匹配的受体中。这种做法的基本原理是胸腺移植物的上皮细胞能够表达供体抗原(包括供体 MHC)和消除受体产生的供体-应答性 T 细胞,从而诱导产生供体特异性的中枢耐受。最后,在一些动物模型中观察到胸腺作为稳定的天然调节性 T 细胞(nTreg)来源或连续阴性 T 细胞选择的位置,还有维持同种异体移植物耐受性的作用。

次级淋巴组织

　　成熟的幼稚 T 细胞和 B 细胞离开胸腺和骨髓后,聚集在次级淋巴组织中,不仅包括淋巴结、脾脏、扁桃体、阑尾和小肠的派尔集合淋巴结等由被膜分隔或包裹的组织,还包括其他边界相对欠清晰的淋巴结构。次级淋巴组织策略性地分布于整个身体中抗原和抗原呈递细胞(APC)有效聚集的部位。具体而言,淋巴结通过输入淋巴管引流身体的不同器官或部位淋巴,进入血液循环的抗原被脾脏捕获,而黏膜表面的抗原则被 MALT 捕获(见图 1.1)。由于抗原特异性 T 细胞和 B 细胞(约 100 000 个 T 细胞中有 1 个 T 细胞表达单个抗原的特异性 TCR)与同源性抗原相遇机会微乎其微,这种安排能够最大限度地提高两者相遇的机会。重要的是,次级淋巴组织的结构使得 APC、T 细胞和 B 细胞之间的接触不仅以最有效的方式发生,而且以正确的顺序发生以引发生产性应答。T 细胞和 B 细胞被抗原成功激活后,离开次级淋巴组织并进入血液循环,最终进入淋巴组织并发挥功能。次级淋巴组织是启动初次免疫应答的典型部位。

　　我们将重点关注淋巴结、脾脏和派尔集合淋巴结,并讨论它们与实体器官移植的直接相关性。次级淋巴组织在排斥和耐受中的作用将在本节末尾集中讨论。

淋巴结

　　淋巴结是有包膜的豆形结构,沿着全身的淋巴系统分布。淋巴系统引流来自组织的细胞外液,并通过胸导管和右侧淋巴管将其返回血液。淋巴液中有抗原和迁移的 APC,因此,理想情况下,通过定位淋巴结可以经淋巴捕获到达的抗原,以呈递给淋巴结中的 T 细胞和 B 细胞。淋巴细胞通过高内皮微静脉(HEV)的特殊血管进入淋巴结,这些血管局限于淋巴结内的特定区域(参见下文的“结构”部分)。根据表达的黏附分子和功能方面的细微差异,淋巴结可以分为外周类或黏膜类(参见“功能”和“细胞转运和淋巴结”部分)。外周淋巴结包括体内大多数淋巴结。黏膜淋巴结包括肠系膜淋巴结、颈部淋巴结、骶淋巴结及支气管淋巴结,这些淋巴结参与黏膜免疫应答。

结构

　　从组织学角度来看,淋巴结是被包膜和淋巴窦包围的结构(图 1.5)。淋巴从输入淋巴管流入膜下窦,并通过髓窦经输出淋巴管离开淋巴结。携带抗原的淋巴和 APC 通过由成纤维细胞网状细胞和胶原蛋白、肌原纤维蛋白和层粘连蛋白层构成的淋巴管系统,深入穿透到淋巴结的实质中。抗原在淋巴窦和淋巴管壁上分布,并被位于淋巴结内的 APC 或细胞过程(树突)延伸到淋巴中的 DC 所吸收。携带抗原的成熟 APC 从外周组织通过淋巴管到达淋巴结后,在淋巴窦和淋巴管壁上迁移,然后在趋化因子的引导下定位于 T 细胞区域(参见"细胞转运和淋巴结"部分)。

T 细胞和 B 细胞进入淋巴结的入口是十分特殊的 HEV。HEV 是淋巴结和派尔集合淋巴结特有的毛细血管后静脉。HEV 由高立方内皮细胞组成,表达 T 细胞和 B 细胞迁移所必需的黏附分子和趋化因子(参见"细胞转运和淋巴结"部分)。重要的是,T 细胞和 B 细胞不是随机分布在淋巴结中,而是以高度有序的方式在皮质的两个解剖区域中分布。B 细胞位于皮质区的滤泡内,而 T 细胞更广泛地分布在 B 细胞滤泡下的副皮质(或深皮质)区域。这些区域中除了 T 细胞和 B 细胞以外,还含有基质细胞、巨噬细胞和 DC。位于 B 细胞滤泡中的滤泡树突状细胞(FDC)网络专注于捕获抗原或抗原-抗体复合物,它们在生发中心的形成中发挥了重要作用。生发中心是淋巴滤泡的中心部分,是产生记忆 B 细胞和抗体浆细胞的场所(参见"功能"部分)。与其他 DC 不同,FDC 并非来自骨髓前体,它们既不表达 MHC Ⅱ 类分子,也不具有吞噬活性。淋巴结的中心部位由伸入髓窦的髓索组成(图 1.5);髓索中富含巨噬细胞和浆细胞。

功能

淋巴结是幼稚 T 细胞和 B 细胞接触抗原后活化和继续成熟的主要部位。缺失淋巴结的小鼠在适应性细胞和抗体免疫应答方面均表现异常。淋巴结对于维持幼稚和记忆 T 细胞也具有至关重要的意义,特别是对 CD4+亚群而言。这是由于淋巴结驻留 DC 上的 MHC 呈递自身抗原,提供了 T 细胞活化所需的信号。淋巴结和脾脏也是来源于骨髓的未成熟 B 细胞发育成熟的场所,可以消除和清扫结合了大量自身抗原的自身应答性 B 细胞。

幼稚 T 细胞的激活发生在皮质区(T 细胞区),而 B 细胞的激活发生在外皮质区的滤泡中。经典成像研究已经确定淋巴结中的 T 细胞和 B 细胞活化发生在一系列事件之后。幼稚 T 细胞和 B 细胞通过 HEV 进入淋巴结,并分别迁移至 T 细胞区和 B 细胞滤泡。当 T 细胞和 DC 位于 T 细胞区内,T 细胞对 DC 进行取样。当抗原特异性 T 细胞遇到 DC 上的同源抗原后,T 细胞与 DC 间的接触(或突触)时间会延长,并且与可分化成效应细胞的子代细胞分开。没有遇到同源抗原的 T 细胞经皮质窦快速离开淋巴结,最终通过胸导管返回血液。幼稚 T 细胞可通过淋巴重新进入其他淋巴结。另一方面,活化的 T 细胞在淋巴结中驻留数天,完成增殖和分化后离开淋巴结。T 细胞在淋巴结中的驻留部分由活化 T 细胞上诱导的膜凝集素受体 CD69 介导。然而,众多的滤泡辅助性 T 细胞(称为 Tfh)向 B 细胞滤泡迁移。在滤泡中激活的 B 细胞定位于滤泡和相邻

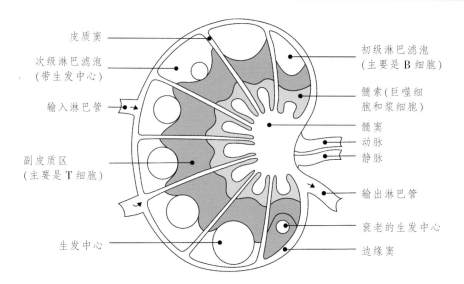

图 1.5 淋巴结的结构。淋巴结的横切面显示了 B 细胞滤泡所在的皮质区和 T 细胞所在的副皮质区 (或更深的皮层)。髓质(或髓索)富含浆细胞和巨噬细胞。携带抗原的淋巴和 DC 通过输入淋巴管从外周组织迁移到皮质淋巴窦。活化的淋巴细胞通过输出淋巴管离开淋巴结,最终通过胸导管进入血流。 Source: Redrawn from Murphy (2011). Reproduced by permission of Garland Science/Taylor & Francis LLC.

T 细胞区之间的边缘处,更有可能与辅助性 T 细胞之间发生相互作用。这种相互作用可导致 B 细胞增殖并分化成浆母细胞。一些浆母细胞迁回到滤泡中心,继续分裂并分化成记忆 B 细胞或产生抗体的浆细胞,形成所谓的生发中心,也就是免疫球蛋白基因重排和亲和力成熟的场所。亲和力成熟是指选择可产生具有更高抗原结合能力的抗体的 B 细胞。在生发中心产生的成熟浆细胞不是迁移到髓质细胞,就是完全离开淋巴结。与 T 细胞一样,未遇到其同源抗原的 B 细胞通过输出淋巴管快速离开淋巴结,然后进入血液。

细胞转运和淋巴结

DC 细胞、T 细胞和 B 细胞在淋巴结内外的转运过程由趋化因子负责协调。DC 表达趋化因子受体 CCR7, 在应答 CCR7 配体 CCL19 和 CCL21 时,DC 从非淋巴组织迁移至淋巴结。CCL21 与淋巴管壁中的细胞外原纤维结合,并且在淋巴结的副皮质区域(T 细胞区域)中通过称为"接触运动"的过程引导 DC 迁移。幼稚 T 细胞和记忆 T 细胞亚群(中央记忆 T 细胞)也表达 CCR7,因此,它们与 DC 在副皮质区域内共定位。CCR7 基因敲除小鼠缺失 T 细胞区域,并且 T 细胞初次应答受损。与 T 细胞不同,幼稚 B 细胞表达趋化因子受体 CXCR5,并且在应答趋化因子 CXCL13 时归巢至淋巴结皮质。接触抗原后的 B 细胞表达 CCR7,并且在 CCL21(由成熟 DC 产生)的诱导下向滤泡外周迁移,接受来自表达 CXCR5 的活化的 CD4+ T 细胞的帮助。滤泡辅助性 T 细胞(Tfh)也表达 CXCR5,并且存在于淋巴结、脾脏和其他次级淋巴组织中的 B 细胞滤泡中。Tfh 细胞参与 B 细胞活化和生发中心形成。最近,研究者发现了一种调节性 T 细胞(Treg)亚群,并将其称之为滤泡性 Treg。这种细胞能抑制 B 细胞活化和体液免疫。

　　研究人员已经阐明了幼稚 T 细胞通过 HEV 进入淋巴结的过程。T 细胞在 HEV 上的初始黏附由 T 细胞上 L-选择蛋白(CD62L)与内皮细胞黏蛋白样分子(CD34 和 GlyCAM-1)的糖基团(硫酸化唾液酸-Lewis^x)结合介导。CD34 和 GlyCAM-1 特异性表达于外周淋巴结中的 HEV,被称为外周淋巴结转录蛋白(PNAd),而 MAdCAM-1 在黏膜淋巴结和派尔集合淋巴结的内皮细胞上表达。MAdCAM-1 是在小肠归巢 T 细胞上表达的整联蛋白 α4β7 的配体。T 细胞的牢固黏附及随后的跨内皮迁移依赖于 T 细胞上高亲和力 LFA-1 与内皮细胞上 ICAM-1 的结合。LFA-1 是一种 β$_2$ 整联蛋白,在受到 G 蛋白耦联的趋化因子受体信号诱导后,经历从低结合亲和力至高结合亲和力的变化。因此,百日咳毒素是一种有效的 Gαi 抑制剂,它可以阻止 T 细胞进入淋巴结。来自淋巴结的效应 T 细胞的流出依赖于鞘氨醇-1-磷酸(S1P),S1P 也是胸腺中成熟 T 细胞流出所必需的信号分子。免疫抑制药物 FTY720 是一种 S1P 受体激动剂,可以快速下调 S1P 受体,从而促进活化 T 细胞在次级淋巴组织中的驻留。尽管高剂量的 FTY720 能够有效地预防器官移植排斥反应,但副作用大,目前仅获准用于治疗多发性硬化症,因为 FTY720 在低剂量下对该适应证表现出有效性且副作用较少。

脾脏

　　脾脏是一种高度血管化的器官,具有诸多功能。首先,它可以清除血液中老化和异常的血细胞和血小板,以及调理细菌和免疫复合物;其次,在骨髓受损的情况下,脾脏可作为髓外造血的部位;第三,脾脏在结构上属于次级淋巴组织,在启动适应性免疫应答中起重要作用。与淋巴结不同的是,脾脏不与淋巴管相连通,只与血流相连通。在没有脾脏的情况下, 人类在感染肺炎链球菌等具有荚膜的细菌时出现脓毒症的风险更高,因为脾脏通常会对这些细菌进行调理和清除。实验动物行脾切除术后也会导致某些免疫缺陷,临床上已经将这一些发现应用于某些类型的侵袭性实体器官移植排斥反应。

结构

　　在组织学结构上,脾脏由红髓和白髓两个区域组成(图 1.6)。红髓由大量富含血液的静脉血窦组成,是清除红细胞和血小板的部位。另一方面,白髓负责脾脏的免疫功能。白髓由小动脉围绕的弥散组织化淋巴细胞组成,并散布在红髓的静脉窦中。与红髓不同,白髓的小动脉是小梁动脉发出的分支。白髓横切面显示了中央小动脉、小动脉周围的淋巴细胞鞘(也称为小动脉周围淋巴鞘或PALS)、沿着PALS间隔散布的

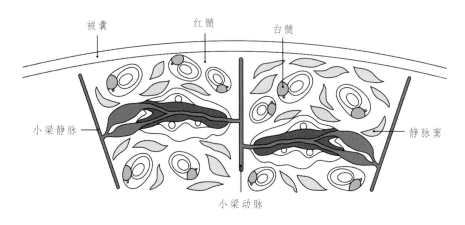

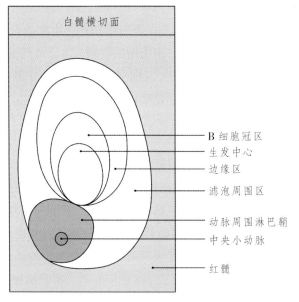

图 1.6 脾脏的结构。脾脏由红髓和白髓组成。红髓是去除老化的红细胞和血小板的部位。白髓是脾脏中激活淋巴细胞的区域。T细胞驻留在围绕中央小动脉分布的动脉周围淋巴鞘(PALS)中,而B细胞驻留在相邻的滤泡中(插图)。边缘区富含DC和巨噬细胞,其中一些是脾脏特有的免疫细胞。脾脏与淋巴系统无连接。Source: Redrawn from Murphy (2011). Reproduced by permission of Garland Science/Taylor & Francis LLC.

滤泡样淋巴细胞，以及滤泡周围区域或滤泡周围的边缘窦。PALS 主要包含 T 细胞（如淋巴结的 T 细胞区），而滤泡主要由 B 细胞和 FDC 组成。滤泡的边缘区富含巨噬细胞、DC 和脾脏边缘区特有的非循环 B 细胞群。滤泡周围区域（边缘窦）由小血管组成，这些小血管从中央小动脉发出并注入滤泡边缘区周围充满血液的开放间隙中。滤泡周围区域是抗原进入白髓的位置。中央小动脉和滤泡周围区域的血液最终流入小梁静脉。

功能

血液中的微生物、抗原和抗原-抗体复合物被脾白髓边缘区的巨噬细胞和未成熟 DC 摄取。活化的 DC 迁移至 T 细胞区，运用内化和加工后的抗原诱导 T 细胞。然后，活化的 T 细胞通过血液离开脾脏或迁移到滤泡边缘，为 B 细胞提供帮助。活化的 B 细胞又形成生发中心，并分化成产生抗体的浆细胞和记忆 B 细胞。脾脏也是一个重要的部位，源自骨髓的未成熟 B 细胞将在脾脏中发育成熟并进行选择。

脾脏的一个显著特征是存在独特的边缘区巨噬细胞和 B 细胞群，这在其他次级淋巴组织中是不存在的。边缘区的外环是边缘区的巨噬细胞，内环是嗜金属巨噬细胞。这些巨噬细胞通过特殊的表面受体从血液中捕获多种病原体。与滤泡 B 细胞不同，边缘区 B 细胞表达高水平的 IgM（而不是 IgD）和 Toll 样受体（TLR）-9，并且 B 细胞受体库数量有限。它们类似于腹膜腔中的 B-1 细胞，可能对细菌抗原产生 T 细胞非依赖性应答。因此，边缘区通常被视为战略定位的防御系统，用于捕获进入血流的病原体，并将其呈递给适应性免疫细胞。

细胞转运和脾脏

与淋巴结不同，脾脏不含 HEV，并且没有显著的 PNAd 表达。幼稚 T 细胞和 B 细胞通过边缘窦进入脾白髓，并分别在趋化因子 CCL19/CCL21 和 CXCL13 的诱导下定位于 PALS 和滤泡。与进入淋巴结的过程相反，淋巴细胞向白髓中的迁移不依赖于 G 蛋白耦联的趋化因子受体，对整联蛋白的需求尚不清楚。虽然 ICAM-1、MAdCAM-1 和 VCAM-1 在边缘窦内皮细胞上表达，但它们均不是 T 细胞和 B 细胞进入所必需的组分。脾脏内 T 细胞和 B 细胞的移行机制和途径目前尚未清楚。

派尔集合淋巴结

派尔集合淋巴结是分布于小肠黏膜内的组织化淋巴细胞聚集体。它们存在于回肠部位，但不存在于空肠和十二指肠部位。与淋巴结和脾一样，它们由 B 细胞滤泡和 T 细胞区组成（图 1.7）。肠上皮下方的区域富含 DC，被称为上皮下圆顶区。DC 被上皮细胞产生的趋化因子 CCL20 和 CCL25(TECK)吸引。这些趋化因子的受体分别是肠道归巢 DC 上表达的 CCR6 和 CCR9。派尔集合淋巴结没有输入淋巴管,因此,抗原摄取依赖于微皱褶的特化上皮细胞或散布于肠道黏膜上皮细胞之间的 M 细胞。M 细胞缺乏微绒毛和黏液;它们具有转胞功能,负责将抗原(它们表达某些病原体如沙门菌和 HIV 的受体)从肠腔转运到派尔集合淋巴结,不参与抗原的加工和呈递给 T 细胞。后一种功能由 DC 负责,DC 通过上皮细胞树突从肠腔直接获取抗原。原始淋巴细胞通过表达 MAdCAM-1 的 HEV 进入派尔集合淋巴结,结合淋巴细胞上的 $\alpha_4\beta_7$ 整合素。初次免疫应答在派尔集合淋巴结中发生,其调节过程类似于淋巴结和脾脏中的过程。新生的效应细胞通过流入肠系膜淋巴结的输出淋巴管离开派尔集合淋巴结。效应 T 细胞和 B 细胞最终通过胸导管到达循环,并通过血管重新进入小肠壁。“印记”是效应 T 细胞或记忆 T 细胞归巢到其幼稚前体细胞初次诱导位点的一个例子。在肠道中,当派尔集合淋巴结块中 DC 的幼稚 T 细胞活化时产生印迹。肠道 DC 主要通过生产来自膳食维生素 A 的过氧化氢酶,诱导 $\alpha_4\beta_7$ 和 CCR9 在效应 T 细胞上的表达。$\alpha_4\beta_7$ 和 CCR9 负责这些细胞的“肠道向性”。$\alpha_4\beta_7$ 受体 MAdCAM-1 在肠内皮细胞上表达,而 CCR9 配体 CCL25 由肠上皮细胞分泌。需要指出的是,并非肠道中所有 DC-T 细胞相互作用都会

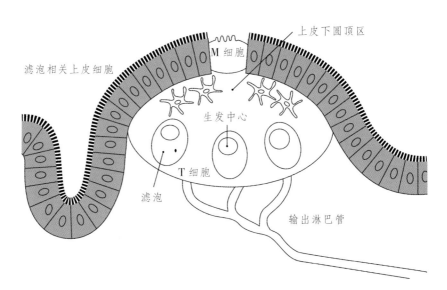

图 1.7 派尔集合淋巴结的结构。派尔集合淋巴结位于肠道上皮下方的回肠中。派尔集合淋巴结的一个显著特征是微皱褶细胞(M 细胞)。这是一种特殊的上皮细胞,可以将抗原从肠腔转运到派尔集合淋巴结中。派尔集合淋巴结的基本结构类似于其他次级淋巴组织,其特征是存在 B 细胞滤泡和更松散的 T 细胞区。Source: Redrawn from Murphy (2011). Reproduced by permission of Garland Science/Taylor & Francis LLC.

诱导免疫应答,这一点十分重要。事实上,这种相互作用在很大程度上对于维持肠道中无害抗原(如源于食物的抗原)的耐受性至关重要。

除了派尔集合淋巴结外,肠道中还含有大量尚未确定的 DC 和淋巴细胞聚集体,它们被称之为"肠道隐窝斑",分布在整个固有层中。肠道隐窝斑具有很高的可塑性,它们在感染或自身免疫期间形成淋巴结样结构并参与黏膜免疫应答,但在应答消退后重新分解,不再形成淋巴聚集体。固有层中还含有大量散在的 T 细胞和浆细胞。T 细胞包括效应 T 细胞、记忆 T 细胞和 Treg 细胞,而固有层浆细胞负责 IgA 的产生。肠道上皮层中的另一种淋巴细胞群被称为上皮内淋巴细胞(IEL),它们实际上是所有抗原刺激过的 CD8+ T 细胞和 γδ T 细胞。它们在宿主防御病原体方面发挥重要作用。

次级淋巴组织在排斥和耐受中的作用

对外来抗原的适应性免疫应答主要在次级淋巴组织的有组织结构内启动。然而,在移植免疫学中,对引发初次同种免疫应答的部位尚存争议。虽然有些人认为同种免疫应答遵循与非移植抗原的适应性免疫相同的规则,但也有人认为幼稚 T 细胞可能在移植物内部被激活,因为同种异体移植物呈现出独特的抗原激发形式:它们通常自带 DC 或脉管系统(更加常见),也可以呈递供体抗原。研究表明,皮肤同种异体移植物的排斥反应取决于可以利用宿主淋巴管的移植物,而血管化同种异体移植物的排斥反应则不然。后一种观察引发了"外周致敏"概念,即血管化移植物内衬的供体内皮细胞能够直接激活同种异体的幼稚 T 细胞。最近使用缺失次级淋巴组织的基因修饰小鼠,例如,NF-κB 诱导激酶(NIK)基因突变的 aly/aly 小鼠或缺失对淋巴结和派尔集合淋巴结的个体发育起关键作用的淋巴毒素(LT)受体的 LTβR 基因敲除小鼠,重新审视了这种外周致敏假说(参见"起源"部分)。目前的数据表明,如果所有次级淋巴组织均不存在,则空白小鼠不会对血管化器官同种异体移植物产生排斥反应,但是自带派尔集合淋巴结的小肠同种异体移植物及含有支气管-相关淋巴组织(BALT)的肺同种异体移植物除外。另一个重要的例外情况就是拥有同种异体应答记忆 T 细胞的宿主。与幼稚 T 细胞不同,记忆 T 细胞直接归巢于非淋巴组织(如同种异体移植物)并在移植物内引发免疫应答。这种特征在器官移植领域尤其重要,因为同种异体反应性 T 细胞库由幼稚 T 细胞和记忆 T 细胞组成。由于异种免疫(交叉反应性),同种异体反应性记忆 T 细胞无处存在,即使在从未接触过同种异体抗原的人类中也是如此。异种免疫是指存在微生物抗原特异性的记忆 T 细胞,其也具有同种异体反应性。

次级淋巴组织对耐受诱导和维持也具有重要的意义。移植耐受是一种主动过程,依赖于成熟同种异体反应性 T 细胞的缺失或调节。这两种现象主要见于次级淋巴组织。实验结果表明,缺乏次级淋巴组织的小鼠没有发生同种异体移植物排斥的原因是免疫忽视,而不是免疫耐受。这些小鼠的 T 细胞不会被消除或形成耐受性,因为它们被转运到具有完整次级淋巴组织的受体时会迅速引发同种异体移植物的排斥反应。此外,还有证据表明 Treg 通过抑制引流移植部位淋巴液的淋巴结内发生免疫应答来维持耐受性。在对肠道抗原(如食物抗原)具有耐受性的情况下,肠系膜淋巴结中产生的 Treg 迁移至肠道固有层,通过产生 IL-10 和其他免疫调节细胞因子来维持黏膜耐受性。

三级淋巴组织

三级淋巴组织是由于慢性炎症、移植或慢性排斥导致免疫细胞在非淋巴组织中聚集成团形成的异位淋巴样结构。因为在结构上类似于淋巴结,它们被称为三级淋巴组织或三级淋巴器官(TLO)。它们产生的过程被称为淋巴组织新生。在人类中,已经在甲状腺(桥本甲状腺炎)、中枢神经系统(多发性硬化)、胸腺(重症肌无力)、关节(类风湿关节炎)、唾液腺(干燥综合征)、胃黏膜(幽门螺杆菌感染)、肝脏(原发性硬化性胆管炎和慢性丙型肝炎)、皮肤(伯氏疏螺旋体感染)及移植的肾脏、心脏和肺部中发现了TLO。TLO 像"淋巴结"一样在局部扩大免疫应答。然而,有证据表明 TLO 也参与免疫调节。

结构

TLO 含有慢性炎症和次级淋巴组织的成分,特别是外周淋巴结的成分(图 1.8)。淋巴结的组成成分包括:①HEV;②离散的 T 细胞和 B 细胞区域,包括滤泡和生发中心;③DC 和 FDC 网络;④淋巴通道。正如在淋巴结中一样,TLO 中的 HEV 也表达 L 选择素配体 (PNAd) 或 MAdCAM-1。TLO 中的基质细胞产生吸引 T 细胞、B 细胞和 DC (CCL19、CCL21 和 CXCL13)的趋化因子。TLO 还含有慢性炎症的细胞成分,但不一定是有序组织,包括一些是被淋巴细胞聚集体包围的分散 HEV。TLO 具有可塑性,可以随着炎症的变化发生、消退和改善。因此,TLO 被认为是炎症的终产物。

起源

TLO 的产生是一个清晰的过程,涉及次级淋巴组织的个体发育(淋巴器官发生)。在淋巴组织新生和淋巴器官发生中发挥关键作用的炎性细胞因子是肿瘤坏死因子 (TNF) 家族, 即淋巴毒素 (LT)。淋巴毒素包括分泌细胞因子 $LT\alpha_3$ 和膜结合细胞因子 $LT\alpha_2\beta_1$。$LT\alpha_3$ 通过 TNFR1 p55 和 $LT\alpha_2\beta_1$(通过 LTβR 发出信号)发出信号,它对次级和三级淋巴组织的发育具有至关重要的意义。LTα 或 LTβR 基因敲除小鼠缺失淋巴结和派尔集合淋巴结,并且脾脏白髓处于无序状态。基因自然突变(aly)或基因工程化的 NIK 基因敲除导致 LTβR 下游的 NIK 酶失活后,可以引起相同的次级淋巴组织缺陷。另一方面,LTβ 基因缺失的小鼠没有外周淋巴结,只有黏膜(肠系膜、骶骨和颈部)淋巴结,表明 $LT\alpha_3$ 足以产生后者,而 $LT\alpha_2\beta_1$ 则是前者所必需的因子。融合蛋白 LTβR-Ig 是一种有效的免疫抑制剂,通过干扰 $LT\alpha_2\beta_1$ 与受体的结合,破坏淋巴结和脾脏白髓结构。这意味着淋巴毒素不仅对淋巴器官的发生具有重要的意义,而且在维持成年动物的次级淋巴组织方面也发挥了关键的作用。

在慢性炎症期间,淋巴组织新生是由表达 $LT\alpha_2\beta_1$ 的骨髓衍生淋巴组织诱导因子(LT_i)细胞和趋化因子受体 CXCR5 引发的。通过激活表达淋巴毒素 $LT\alpha_2\beta_1$ 的淋巴组织诱导细胞 LT_i 细胞和表达淋巴毒素受体(LTβR)的淋巴组织细胞,产生次级淋巴组织趋化因子(CXCL13 和 CCL21 等)。这些趋化因子吸引了更多的 LT_i 细胞及 T 细胞、B 细胞和 DC,最终导致三级淋巴结构的形成。负责 LT_i 发展的转录因子 RORγt 对于 Th17 T 细胞亚群的发育也具有至关重要的意义。根据最新的数据,Th17 介导的自身免疫疾病(如小鼠的自身免疫性过敏性脑炎)表现出受影响组织中有 TLO 形成的特征,提示 Th17 细胞也可以引发淋巴组织新生。

功能

在人类和小鼠自身免疫模型中开展的研究表明,TLO 负责 T 细胞和 B 细胞的活化及其出现部位中[例如,出现类风湿关节炎的关节、多发性硬化症的中枢神经系统或非肥胖性糖尿病(NOD)小鼠的胰腺]的抗体产生。这些研究提供了 TLO 内的 B 细胞对抗原刺激发生增殖和体细胞超突变,从而产生高亲和力自身抗体浆细胞的直接证据。

自身抗体对 TLO 所在组织中丰富的抗原具有特异性,并且经常表现出表位扩散的现象。尽管缺乏 T 细胞在 TLO 内活化的直接证据,但小鼠的观察研究表明,TLO 足以维持 T 细胞介导的自身免疫性糖尿病,并能够增强抗肿瘤和抗病毒 T 细胞应答。因此,在肿瘤或感染的情况下 TLO 对宿主有益,但在自身免疫方面是有害的。

在排斥和耐受中的作用

在小鼠和人类心脏及肾脏同种异体移植物慢性排斥反应中,研究者发现完整的 TLO 或 PNAd+ HEV、淋巴细胞簇和淋巴通道,这些都使人联想到淋巴结的组织结构(图 1.8)。此外,有报道称,在发生急性排斥的同种异体移植物中也发现了 PNAd+血管,但没有淋巴细胞簇。在肺移植中,观察到气道上皮衬里下方有淋巴组织新生发生。

这些结构被称为诱导型 BALT(iBALT)，也可见于流感病毒感染后。TLO 在移植中起什么作用？大多数研究指出，TLO 具有致病作用。然而，在长期耐受同种异体移植物的小鼠和人类中也观察到 TLO，表明其在耐受性或免疫调节中发挥了一定的作用。因此，TLO 在移植中的确切作用还需要进一步探讨。

总结

淋巴器官和组织的结构复杂，支持淋巴细胞的产生、功能、稳态和调节。初级淋巴器官是 T 细胞和 B 细胞发育和成熟的场所。成熟的淋巴细胞库均是受到外来抗原（包括同种异体抗原）刺激时选择和分化的细胞。次级淋巴器官是成熟淋巴细胞驻留的场所，也是其活化和功能分化的理想位点。虽然 T 细胞和 B 细胞是在不同的初级部位发育，但它们在次级部位产生广泛的相互作用，从而对抗原产生有效的应答。重要的是，对免疫系统的适当调节及对抗原的免疫应答需要初级和次级淋巴组织的参与。三级淋巴组织在整体免疫应答中的确切作用机制尚未完全阐明。显然，免疫系统的排斥或耐受反应离不开多种细胞的相互作用及细微解剖结构内精密且复杂的相互作用。通过探讨上述淋巴结构内的相互作用，有望开辟诱导移植耐受的新策略。

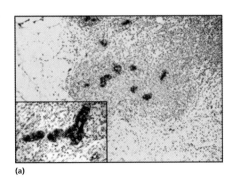
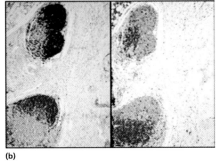

图 1.8　移植心脏中的三级淋巴组织。在同时经历了急性和慢性排斥反应的小鼠心脏同种异体移植物的实质内，也观察到了淋巴结样聚集体。(a)富含高内皮微静脉(HEV)的淋巴细胞聚集对外周淋巴结转录因子(PNAds)染色呈阳性。插图显示了 PNAd+ HEV，内皮腔侧染色加深（箭头所示）。(b)淋巴细胞聚集，B 细胞（左图，CD220+细胞）和 T 细胞（右图，CD3+细胞）处于不同的区室。Source: Baddoura et al. (2005). Reproduced by permission of John Wiley & Sons Ltd.

（冯钢　译）

参考文献

Baddoura FK, Nasr IW, Wrobel B, Li Q, Ruddle NH, Lakkis FG. Lymphoid neogenesis in murine cardiac allografts undergoing chronic rejection. Am J Transplant 5(3): 510–516, 2005.

Murphy, K (2011). *Janeway's Immunobiology*, 8th edition, Garland Science, New York.

Travlos GS. Normal structure, function, and histology of the bone marrow. Toxicol Pathol 34: 548, 2006.

延伸阅读

Aloisi F, Pujol-Borrell R. Lymphoid neogenesis in chronic inflammatory disease. Nat Rev Immunol 6:205–217, 2006.

Anderson MS, Venanzi ES, Klein L, Chen Z, Berzins SP, Turley SJ, et al. Projection of an immunological self shadow within the thymus by the AIRE protein. Science 298:1395–1401, 2002.

Bhattacharya D, Rossi DJ, Bryder D, Weissman IL. Purified heamtopoietic stem cell engraftment of rare niches corrects severe lymphoid deficiencies without host conditioning. J Exp Med 203:73–85, 2005.

Chalasani G, Dai Z, Konieczny BT, Baddoura FK, Lakkis FG. Recall and propagation of allospecific memory T cells independent of secondary lymphoid tissues. Proc Natl Acad Sci U S A 99:6175–6180, 2002.

Drayton DL, Ying X, Lee J, Lesslauer W, Ruddle NH. Ectopic LTab directs lymphoid organ neogenesis with concomitant expression of peripheral node addressin and a HEV-restricted sulfotransferase. J Exp Med 197:1153–1163, 2003.

Gelman AE, Li W, Richardson SB, Zinselmeyer BH, Lai J, Okazaki M, et al. Cuttine edge: acute lung allograft rejection is independent of secondary lymphoid organs. J Immunol 182:3969–3973, 2009.

Itoh M, Takahashi T, Sakaguchi N, Kuniyasu Y, Shimizu J, Otsuka F, et al. Thymus and autoimmunity: production of CD25+CD4+ naturally anergic and suppressive T cells as a key function of the thymus in maintaining immunologic self-tolerance. J Immunol 162:5317–5326, 1999.

Karrer U, Athage A, Odermatt B, Roberts CWM, Korsmeyer SJ, Miyawaki S, et al. On the key role of secondary lymphoid organs in antiviral immune responses studied in alymphoplastic (*aly/aly*) and spleenless (*Hox11-/*) mutant mice. J Exp Med 185:2157–2170, 1997.

Kawai T, Cosimi AB, Spitzer TR, Tolkoff-Rubin N, Suthanthiran M, Saidman SL, et al. HLA-mismatched renal transplantation without maintenance immunosuppression. N Engl J Med 358:353–361, 2008.

Lakkis FG. Where is the alloimmune response initiated? Am J Transplant 3:241–242, 2003.

Lakkis FG, Arakelov A, Konieczny BT, Inoue Y. Immunologic ignorance of vascularized organ transplants in the absence of secondary lymphoid tissues. Nat Med 6:686–688, 2000.

Mazo IB, Honczarenko M, Leung H, Cavanagh LL, Bonasio R, Weninger W, et al. Bone marrow is a major reservoir and site of recruitment for central memory CD8+ T cells. Immunity 22:259–270, 2005.

Mercier FE, Ragu C, Scadden DT. The bone marrow at the crossroad of blood and immunity. Nat Rev Immunol 12:49–60, 2012.

Miller JFAP. The golden anniversary of the thymus. Nat Rev Immunol 11:489–495, 2011.

Mora JR, Bono MR, Manjunath M, Weninger W, Cavanagh LL, Rosemblatt M, von Andrian, UH Selective imprinting of gut-homing T cells by Peyer's patch dendritic cells. Nature 424:88–93, 2003.

Nasr IW, Reel M, Oberbarnscheidt MH, Mounzer RH, Baddoura FK, Ruddle NH, et al. Tertiary lymphoid tissues generate effector and memory T cells that lead to allograft rejection. Am J Transplant 7:1071–1079, 2007.

Ruddle NH, Akirav EM. Secondary lymphoid organs: responding to genetic and environmental cues in ontogeny and the immune response. J Immunol 183:2205–2212, 2009.

Serbina NV, Pamer EG. Monocyte emigration from bone marrow during bacterial infection requires signals mediated by chemokine receptor CCR2. Nat Immunol 7:311–317, 2006.

Thaunat O, Patey N, Morelon E, Michel J-B, Nicoletti A. Lymphoid neogenesis in chronic rejection: the murderer in the house. Curr Opin Immunol 18:576–579, 2006.

Yamada K, Shimizu A, Ierino FL, Utsugi R, Barth RN, Esnola N, et al. Thymic transplantation in miniature swine: development and function of the "thymokidney". Transplantation 68:1684–1692, 1999.

Zinkernagel RM, Ehl S, Aichele P, Oehen S, Kundig T, Hengartner H. Antigen localisation regulates immune responses in a dose- and time-dependent fashion: a geographical view of immune reactivity. Immunol Rev 156:199–209, 1997.

第 **2** 章

免疫系统细胞

Jason R. Lees, Agnes M. Azimzadeh, Yaozhong Ding, Tonya J. Webb,
Jonathan S. Bromberg

本章概述

- 免疫系统由固有免疫细胞和适应性免疫细胞组成，两种细胞类型均参与同种异体移植反应。
- T 细胞是移植物排斥的关键效应细胞。目前,研究者已经发现了各种 T 细胞亚群,包括抑制免疫应答的 T 细胞。
- B 细胞产生抗体并参与抗体介导的排斥反应,致病性和调节性 B(Breg)细胞的界定尚未清楚。
- 关于 NK 和 NKT 细胞亚群的最新发现可能会为探讨移植物排斥和耐受开辟新的思路。
- 免疫调节是一个关键但复杂的过程,涉及多种细胞类型和调节机制。

引　言

　　免疫系统细胞由固有免疫细胞和适应性免疫细胞组成。固有免疫细胞包括树突状细胞(DC)、单核细胞、巨噬细胞和自然杀伤(NK)细胞,以及其他骨髓和淋巴细胞。固有免疫细胞是抵挡各种"危险"的最前线细胞,可以迅速发挥效应功能。适应性免疫细胞主要由两种类型的淋巴细胞 T 细胞和 B 细胞组成, 通过克隆方式表达大量抗原受体。幼稚 T 细胞和 B 细胞在特殊淋巴器官中与抗原相遇后,经过增殖和成熟阶段后才发挥其效应功能。

　　在 T 细胞和 B 细胞缺失的遗传修饰小鼠中开展的实验性研究结果已经证实,适

应性免疫细胞在同种异体移植物排斥中起关键作用。T 细胞通常在器官移植后 1 周内
介导急性细胞排斥反应。因此,临床上大多数靶向治疗策略均是针对 T 细胞活化或功
能的。然而,针对这些 T 细胞的疗法不能防止潜在的和基本上不受控制的慢性和抗体
介导的排斥反应。此外,T 细胞抑制不能预防供体同种异体抗原预先致敏的患者发生
超急性或急性排斥反应。在这种情况下,除了浆细胞产生的抗体以外,B 细胞最近被认
为是移植物排斥的重要介质。然而,B 细胞亚群也介导同种免疫应答的调节功能。为了
更好地预防致病性 B 细胞免疫应答,同时保留其调节能力,我们需要进一步探讨介导
不同功能的 B 细胞表型、免疫抑制治疗对 B 细胞的影响,以及移植后 B 细胞随着时间
变化的应答能力。

在本章中,我们将讨论同种异体移植反应中固有免疫细胞和适应性免疫细胞的关
键特征,以及它们如何在诱导免疫耐受中相互作用并相互调节。此外,我们还讨论了固
有免疫细胞在排斥和保护实体器官移植中的作用的最新进展,以及基于这些细胞进一
步改善临床移植转归面临的挑战和机遇。

固有免疫细胞

树突状细胞(DC)

DC 是免疫系统中的一种罕见细胞类型,其发育、活化和成熟阶段与众不同。这种
异质细胞群可形成细胞网络,参与免疫监视、抗原捕获和抗原呈递,并且能够诱导免疫
反应和免疫耐受。

树突状细胞的起源和分化

DC 来源于骨髓造血干细胞。在造血过程中,多能 CD34+干细胞产生常见的骨髓
祖细胞(CMP)和常见的淋巴祖细胞(CLP)。这种分化在造血过程早期发生,并产生来
自 CMP 的巨核细胞、红细胞、单核细胞、巨噬细胞和粒细胞,而 T 细胞、B 细胞和 NK
细胞来源于 CLP(图 2.1)。然而,最近的研究表明,将纯化的 CLP 或 CMP 注射到放射
小鼠中可分化产生 DC。因此,DC 可能来自髓细胞和淋巴细胞的发育途径。此外,许多
独立的组织可以从 DC 前体的储库直接产生 DC,无须依赖骨髓来源 DC 的持续输出。

DC 的表型和分类

DC 可大致分为三大类。前树突状细胞是没有特征性树突外观和抗原呈递功能的
细胞,但在受到刺激时可以发育成 DC。这一类的树突状细胞包括血浆细胞样 DC 和单

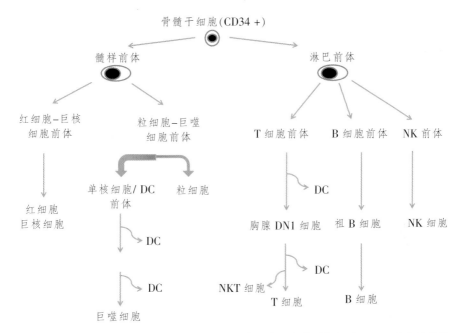

图 2.1　造血细胞的发育。在造血过程中,骨髓干细胞产生常见的骨髓祖细胞(CMP)和常见的淋巴祖细胞(CLP)。巨核细胞、红细胞、单核细胞、巨噬细胞和粒细胞来源于 CMP,而 T 细胞、B 细胞和自然杀伤细胞来自 CLP。

核细胞。第二类树突状细胞由常规 DC(cDC)组成,它们具有树枝状外观和 DC 功能。cDC 本身包含两个亚群:迁移性 DC 和淋巴驻留型 DC。迁移性 DC 是免疫监视中的经典 DC 亚群,即将抗原从外周组织转运至淋巴结的树突状细胞群。相反,淋巴 DC 仅限于特定的淋巴器官,并且专注于呈递自身抗原(如胸腺 DC)。最后一类 DC 在状态稳定时通常不出现,仅在炎症诱导下由产生的免疫细胞组成。炎症期间产生的炎症介质[如肿瘤坏死因子(TNFα)和诱导型一氧化氮合酶(iNOS)]具有诱导炎性 DC 的潜力。例如,来源于炎性 CCR2+单核细胞的 DC 属于炎症诱导的 DC 类型。

在表型上,DC 的特征在于表达主要组织相容性复合物(MHC)Ⅱ类,但缺失可以识别 T 细胞、B 细胞、NK 细胞和单核细胞的其他谱系特异性标志物（如 CD3、CD19、CD16、NK1.1 和 CD14)。在循环中,DC 传统上被视为血液 DC 标记阴性的细胞系(Lin⁻)。在人类中,mDC 被定义为 Lin⁻/MHCII⁺/CD11c⁺CD123⁻(IL-3R)BDCA-1⁺,pDC 被定义为 Lin⁻ MHCII⁺ CD11c⁻ CD123⁺ BDCA-2⁺和 Ig 样转录物 7⁺。最近,研究者对小鼠和人类血液 DC 的命名法进行了定义,基于标志物 BDCA-1(CD1c)、BDCA-2(CD303)和 BDCA-3(CD141)重新定义了人类中的 DC 亚群。

在小鼠中,大多数 DC 表达 CD11c。目前,研究者基于 CD11b 和 B220 的差异表达确定了两个主要亚群,似乎在功能上与骨髓(常规)和浆细胞样 DC 保持一致:骨髓 DC 是 B220⁻ CD11cʰⁱ CD11b⁺ NK1.1⁻,而 pDC 是 B220⁺ CD11cˡᵒ CD11b⁻ Gr-1⁺。其他小鼠 pDC 标志物包括鼠 pDC Ag-1、BM 基质细胞 Ag(BST)-2/CD317、Siglec-H 和趋化因子受体 CCR9。在小鼠脾脏中,DC 表达高水平的 MHC Ⅰ 类和 Ⅱ 类蛋白、CD11c 和甘露糖受体样蛋白 DEC-205,以及黏附因子(CD11a、CD54)和共刺激分子(CD40、CD80、CD86)。此外,一部分脾脏 DC 也表达淋巴细胞抗原 CD8,以 αα 同型二聚体的形式存在。

树突状细胞功能

DC 在免疫应答中起关键作用,包括引发移植组织排斥或耐受反应。DC 的主要功能是处理抗原并将其呈递给 T 细胞和 B 细胞。因此,DC 以抗原呈递细胞(APC)的形式发挥作用,并提供固有免疫和适应性免疫之间的关键联系。虽然其他细胞类型(巨噬细胞、B 细胞)也可以将抗原呈递给 T 细胞,但 DC 是迄今为止最有效的 APC,因为它们能够有效地激活幼稚和记忆 T 细胞。因此,DC 在免疫应答的启动中发挥了关键作用,成为控制移植中免疫应答过程的一个极具吸引力的靶标。

抗原呈递的过程可以通过三种途径发生。在 MHC Ⅰ 类途径中,内源(细胞内)抗原由 MHC Ⅰ 类分子呈递。细胞内产生的抗原(例如,供体 MHC 或感染细胞中的病毒蛋白)通过特殊的酶复合物——蛋白酶体,降解为 DC 内的小肽。DC 表面上的 MHC Ⅰ 类/肽复合物能够将抗原呈递给表达相应 TCR 的 CD8+ T 细胞。相反,在 Ⅱ 类途径中,外源性(细胞外)抗原由 MHC Ⅱ 类分子呈递。外部分子(例如,可溶性供体 MHC 分子或细菌)被 APC 通过内吞作用摄取。然后,抗原肽与 MHC Ⅱ 类分子结合,生成的复合物在可被 CD4+ T 细胞识别的细胞表面上表达。最后,通过"交叉呈递"途径,细胞外抗原可以转移到 Ⅰ 类途径中。死细胞(受损的移植细胞或受感染的细胞)或细胞碎片(外来体、各种细胞释放的小囊泡)在内吞作用下被摄取到细胞内。形成的抗原肽可以与 MHC Ⅰ 类分子结合,生成复合物在细胞表面表达(图 2.2)。

不同的 DC 亚群中 DC 摄取和加工抗原的能力并不相同,这一点与移植中的 DC 操作有关。cDC 的吞噬活性与细胞成熟程度有关。未成熟的 DC 能够有效地吞噬和加工抗原。来自环境的促炎信号(CD40L、TLR、IFN、TNF)可以诱导 DC 成熟,从而导致关键的共刺激分子(CD80、CD86)上调。成熟 DC 的抗原呈递作用更强,而吞噬作用则相对较弱。在 DC 成熟期间,趋化因子受体的表达发生变化,诱导 DC 向淋巴器官迁移,以刺激 T 细胞和 B 细胞。pDC 因其具有通过 Toll 样受体(TLR7 和 TLR9)对病毒核酸产生应答的能力而闻名。虽然数种信号(IL-3Rc、CD40、OX40L、IFN)均可促进 pDC 的成熟,但内源性配体 TLR7 和 TLR9 对核酸的识别才是 pDC 中高水平 IRF7 引起 Ⅰ 型

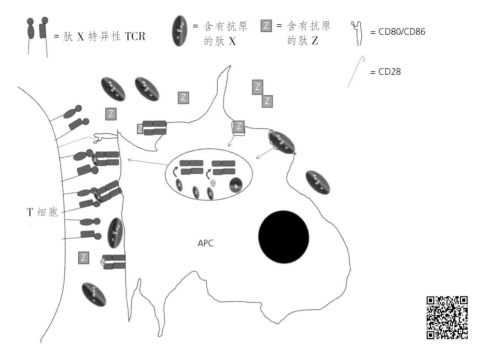

图 2.2 T 细胞识别抗原。APC 在自身 MHC 分子存在的情况下捕获、加工和呈递抗原肽。经 APC 细胞摄取后产生抗原表位，从而选择性激活表达特异性 TCR 的 T 细胞。T 细胞的稳健激活需要抗原/MHC 复合物和 APC 上的共刺激分子（例如，CD80 和 CD86）参与。

IFN 初始暴发的关键信号。因此，这种特征可以解释病毒感染促进或扩大移植物排斥反应的机制。有趣的是，最近研究者通过组织损伤和自身免疫证明了自身核酸可以激活 pDC，这表明移植物损伤（由缺血–再灌注损伤或排斥引发）可以促进 pDC 活化，从而通过 IFN 表达扩大免疫应答效应。DC 通过释放可溶性因子可以控制多种适应性应答。DC 可以产生大量的 IL-12 和 IL-23，从而诱导 Th1 和 Th17 表型分化。此外，通过与 T 细胞和 B 细胞之间的相互作用上调共刺激分子及其配体（例如，T 细胞的 CD28/B7、CD40/CD40L、OX40/OX40L；B 细胞的 APRIL/BAFF），从而激活两种细胞类型，并再次放大免疫应答。

　　重要的是，树突状细胞不仅可以激活 T 细胞，还可以耐受 T 细胞，这种特征将为临床移植带来新的治疗策略。有趣的是，免疫和耐受之间的决定似乎在很大程度上取决于引发免疫应答的环境。促炎性信号及炎症（即 TLR、TNF 和 IFN）可以诱导 DC 成熟，并因此增强适应性免疫应答。相反，在没有炎症的情况下，抗原呈递通常导致无反应性或引起耐受性。在没有感染（即"危险"）的情况下，此种应答似乎可以最大限度地降低对自身抗原产生的免疫应答。DC 诱导耐受似乎与数种机制有关。胸腺中的 DC 对于诱导中枢耐受性具有至关重要的意义,而外周稳态条件下的 DC 也被认为在外周耐受的诱导中起重要作用。通过清除或失能机制,可以使 T 细胞克隆对进入引流淋巴结的自身抗原产生耐受性。总而言之,DC 介导调节性 T 细胞(Treg)的诱导,可以通过不同的分子途径抑制免疫应答,包括:①抑制因子[IL-10,转化生长因子(TGFβ)]的产生;②表达代谢限速酶,如吲哚胺–脱氧酶(IDO);③表达共抑制分子(如 PD-L1)。

免疫抑制药物对 DC 的影响

尽管目前移植中大多数靶向治疗药物均以抑制 T 细胞为目标,但这些相同的免疫抑制疗法可能会对 DC 产生影响。环孢菌素 A(CsA)在体外不能干扰单核细胞衍生的 DC 的分化,其对 DC 成熟的影响仍然存在争议。然而,已经报道了 CsA 对抗原呈递和细胞因子产生抑制作用。使用他克莫司[另一种广泛使用的钙调神经磷酸酶抑制剂(CNI)]也得到了类似的结果。相反,雷帕霉素(mTOR 抑制剂的哺乳动物靶标)对 DC 分化没有影响,但是可以诱导 DC 凋亡,其作用具有时间和剂量依赖性。雷帕霉素对多种 DC 功能(例如,IL-12 产生)具有抑制作用已经得到证实。糖皮质激素对 DC 有广泛影响,包括抑制 DC 分化和成熟,通过增强内吞作用来减少 IL-1、IL-6、IL-12 和 TNF 的产生,并且可以通过增强 IL-10 的表达来改变上述细胞因子的功能。有趣的是,阿司匹林也可以表现出部分(但并非全部)糖皮质激素的作用。脱氧精胍菌素(DSG)通过抑制 NF-κB 核转位来抑制 DC 成熟,目前该制剂正在临床移植中接受测试。最后,霉酚酸和霉酚酸酯(MMF)已被证明会影响 DC 的成熟和功能,导致同种异体刺激的能力降低。

自然杀伤(NK)细胞

NK 细胞于 20 世纪 70 年代被发现,研究者根据多项指标将其划归为淋巴细胞。NK 细胞是固有免疫的组成部分,在早期抗病毒免疫应答和肿瘤免疫监视中发挥十分重要的作用。NK 细胞最初被称为"自然杀手",因为它们能够在没有特异性刺激的情况下直接诱导肿瘤细胞和病毒感染细胞死亡。这与需要抗原才能引发其杀伤功能的适应性 CD8+ T 细胞形成对比。

在人类中,NK 细胞的特点是缺少 T 细胞受体复合物(CD3、TCR)和 CD56 的表达。基于 CD56 表达水平,可以将人类 NK 细胞分为 $CD56^{dim}$ 或 $CD56^{bright}$ 亚群。大多数循环 NK 细胞均为 $CD56^{dim}$ 并且表达 CD16,而其余约 10% 是 $CD56^{bright}CD16^{neg/low}$。$CD56^{dim}$ NK 群体被认为是经典的杀伤细胞。在小鼠中,可以通过 NK1.1(在某些菌株中)、DX5 或无唾液酸 GM1 的表达来识别 NK 细胞。NK 细胞还会产生炎性细胞因子(其中 IFN-γ、TNF-α 最值得关注)和免疫抑制细胞因子(例如,白细胞介素 IL-10)。最后,NK 细胞可分泌多种趋化因子并表达多种趋化因子受体、黏附受体和细胞因子受体(图 2.3)。

　　NK 细胞表达一系列刺激(激活受体)或减少(抑制受体)其活性的受体。此外，属于共同 γ 链(γ_c)的细胞因子受体，如 IL-15R、IL-2R 和 IL-21R，对 NK 细胞的发育和功能也具有至关重要的作用。与衔接蛋白 MyD88 连接的 TLR 和细胞因子受体也是 NK 细胞成熟和功能所必需的元素，特别是人体中的 IL-1R 和小鼠中的 IL-18R。

NK 激活和信号传导

　　NK 细胞通过产生细胞因子或直接裂解靶细胞而起作用。NK 细胞还通过 FcγRIIIA(CD16)细胞表面受体检测抗体包被的细胞，以发挥抗体依赖性细胞介导的

抑制性受体	配体
CD94/NKG2A	Qa-1b(m)HLA-E(h)
LILRB1(h)	HLA I 类
CD158(h)	HLA-C(h)、HLA-Bw4、部分 HLA-A
Inh. Ly49(m)	H-2 级 I 类
NKR-P1B,D(m)	OCIL
Gp49b1(m)	A,β3
KLRG-1	E,N,R-钙黏蛋白

激活受体	适配器
NKp46	CD3ζFcRγ
CD16	CD3ζFcRγ
NKp30(h)	CD3ζFcRγ
NKp44(H)	DAP12
KIR-S(h)	DAP12
NKR-P1C(m)	FcRγ
NKG2D NKG2D-S	DAP10 DAP12

趋化因子受体
CCR2
CCR5
CCR7
CXCR1
CXCR3
CXCR4
CXCR6

黏附受体
CD2
DNAM-1
β1 整合素
β2 整合素

细胞因子受体
IL-1R
IL-2R
IL-12R
IL-15R
IL-18R
IL-21R
IFNαR

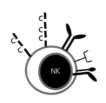

图 2.3　NK 细胞受体、适配器和配体。NK 细胞在细胞表面表达多种受体，可以将其分为活化受体、抑制受体、黏附受体、细胞因子受体和趋化受体。NK 细胞表达自身 MHC I 类和一些非 MHC 配体的特异性抑制受体。此外，本章还介绍了介导下游信号级联的适配器分子。除非另有说明，否则图中所示的 NK 受体在两个物种中均是保守性的(h，人;m，小鼠)。

细胞毒性作用(ADCC)。CD16与含有细胞质"免疫受体酪氨酸激活基序"(ITAM)的CD3ζ和FcRγ信号转导级联耦联。自然杀伤受体(NKp46、NKp44和NKp30)也是与携带ITAM序列的CD3ζ、FcRγ或DAP12分子连接的活化受体。许多NK细胞活化受体的特征是具有检测细胞应激期间自诱导分子的能力,例如,在许多肿瘤细胞上表达的B7-H6(NKp30的配体)。此外,NK细胞上的NKG2D与各种配体(人类的MIC-A、MIC-B、ULBP,小鼠的Rae-1、H60、MULT-1)相互作用。这些配体在大多数组织中以低水平表达,但是在细胞环境发生变化时发生上调(图2.3)。事实上,MIC-A和MIC-B在肾脏和胰腺同种异体移植物上的表达与排斥有关。相反,血清中脱落的NKG2D配体将通过受体内化和降解阻断NKG2D介导的NK细胞活化。与此一致的是,在移植功能良好的心脏移植患者中检测到可溶性MIC-A水平升高。

"自我丢失"假说

与依赖于MHC/抗原复合物的特异性抗原受体识别的T细胞或B细胞不同,NK细胞对MHC I类的缺失产生应答,从而增强其细胞毒活性。研究者将其称为"自我丢失"假说,这种情况可能在病毒感染、细胞转化和癌症期间发生。"自我丢失"的识别由多种MHC I类特异性抑制性受体介导,其中包括人体内的杀伤性免疫球蛋白样受体(KIR)、小鼠中的凝集素样Ly49分子和CD94/NKG2A异二聚体(人类和老鼠)。这些MHC I类结合受体属于大家族抑制性受体,通过细胞质"基于免疫受体酪氨酸的抑制性基序"(ITIM)的信号传导介导其功能。因此,NK细胞选择性地杀死病变细胞,下调MHC I类分子和(或)高度表达应激诱导的激活配体(如NKG2D的受体),同时忽略表达高水平自身MHC I类的健康细胞。

NK细胞和实体器官移植

初步研究表明,NK细胞不参与实体器官移植的排斥,因为NK细胞的消耗不会改变排斥反应的动力学。然而,已知NK细胞介导MHC不匹配造血干细胞排斥。研究者发现,NK细胞可以被同种异体移植物上表达的应激配体激活,产生炎性细胞因子,从而增强T细胞对同种异体移植物的应答。上述发现在心脏同种异体移植物血管病变(CAV)中得到了证实。从亲本到未处理的F1杂交小鼠的心脏同种异体移植物(一种缺失特异性抗供体T细胞反应性,但保留抗供体NK细胞反应性的移植模型)中观察到晚期CAV病变。因此,供体内皮上不匹配的MHC I类分子激活NK细胞,诱导同种异体反应性T细胞活化,从而引发CAV。肾移植中发生的应答与之类似,因为NK细胞可以通过NK细胞上的NKG2D与TEC上的Rae-1配体直接相互作用,从而损伤肾小管上皮细胞(TEC)。最近的数据显示,从缺失T细胞和B细胞(Rag null小鼠)的亲本到 F1 杂交小鼠的肾移植中均观察到可以通过抗体耗尽 NK 细胞的方法来消除慢性肾损伤。然而,在其他模型中,NK 细胞通过杀死供体来源的 APC 来促进移植耐受,从而减少对宿主同种异体反应性 T 细胞的刺激。

巨噬细胞和单核细胞

　　单核细胞来自骨髓干细胞,占血液中白细胞的 3%~8%。它们进入组织并分化成驻留组织的巨噬细胞。小鼠中有两个主要的单核细胞亚群。Gr1$^+$/Ly-6C^{high} 型单核细胞可以分化成多种巨噬细胞和 DC 亚型。该亚型对宿主防御和炎症反应具有十分重要的意义。Gr1$^-$/Ly-6C^{low} 型单核细胞主要分化为巨噬细胞(包括肺泡巨噬细胞),并可能在组织修复中发挥作用。大多数人类单核细胞表达高水平的 CD14,它们对于 Fcγ 受体Ⅲ型(CD16)呈阴性。然而,大约 8% 的单核细胞共表达 CD14 和 CD16。CD14+CD16+群体表现出促炎表型,具有组织巨噬细胞的特征;它们在急性和慢性炎性疾病期间迅速扩增,吞噬能力增加,IL-1 和 MHC Ⅱ类分子水平升高。因此,在免疫抑制和(或)抗感染治疗下,监测患者体内的促炎 CD14+ CD16+亚群可能有益。单核细胞及其巨噬细胞以及 DC 后代在免疫应答中主要发挥三种功能:①吞噬作用;②抗原呈递;③细胞因子产生。

巨噬细胞激活

　　活化的巨噬细胞可以极化为 M1(经典活化的巨噬细胞)或 M2(活化的巨噬细胞)表型。激活 M1 巨噬细胞需要两个关键信号,即 IFNγ 和 TLR,它们能够识别病原体或细胞损伤相关的分子模式(PAMP、cDAMP)。激活后,巨噬细胞吞噬微生物,在 MHC 分子存在的情况下处理和呈递抗原,产生 IL-12 以启动 Th1 发育,并通过诱导型一氧化氮合酶(iNOS)和 TNF-α 表达 NO 以发挥细胞毒性。除了识别 PAMP 以外,TLR 还能够识别来自受损细胞或 cDAMP 的内源性细胞产物,这表明巨噬细胞参与早期同种异体移植物排斥反应。或者,M2 巨噬细胞可以在富含 IL-4 和(或)IL-13 的环境中激活,产生很少的 NO,因此细胞毒活性有限。这种 M2 巨噬细胞在组织修复和纤维化中发挥作用, 因此可影响长期同种异体移植物的存活。通过细胞表面 FcγR 的参与和 TLR 和 CD40 的信号传导,也可以激活巨噬细胞,使其产生 IL-10,并表现出抗感染能力。与免疫系统的其他细胞一样,巨噬细胞也会随着环境变化而发生双向作用,即促进或减轻炎症和损伤的作用。

巨噬细胞在移植排斥反应中的作用

　　在急性排斥反应中观察到巨噬细胞浸润,人体活检组织研究表明巨噬细胞占浸润白细胞的 38%~60%。巨噬细胞可以利用其吞噬能力处理并向 T 细胞呈递同种异体抗原,从而引发排斥反应。巨噬细胞可以通过产生有效的促炎细胞因子(例如,IL-1、IL-12、IL-18、TNF-α 和 IFN-γ)来影响移植物排斥。它们还可以直接作为效应细胞,通过产生活性氮和氧物质而引起组织损伤。事实上,血清中升高的 NO 与同种异体移植排斥反应的动力学相关。研究者发现,通过使用脂质体氯膦酸盐消耗巨噬细胞,将一氧化氮减少 90% 以上, 可以减轻排斥反应。这一发现证实了巨噬细胞在急性排斥中起重要作用,并且可能成为临床移植中的治疗靶点。

在慢性排斥反应发生之前和发生期间均可观察到巨噬细胞积聚,并导致终末期移植失败。在小型猪模型中,急性排斥反应消退后仍然观察到持续的巨噬细胞浸润,提示有慢性排斥反应存在。同样,在大鼠模型中,除了 T 细胞,显著增加的巨噬细胞浸润也与进行性慢性排斥相关,这表明巨噬细胞在慢性移植物损伤的发生和发展中发挥了作用。使用巨噬细胞抑制剂或血管紧张素 Ⅱ 1 型受体拮抗剂可以阻碍巨噬细胞的化学趋化作用,从而抑制大鼠模型中的慢性排斥。在慢性移植性动脉病患者的动脉中检出巨噬细胞。事实上,巨噬细胞/单核细胞与 T 淋巴细胞的比例在慢性肾排斥中显著升高,进一步支持巨噬细胞参与慢性排斥反应。尽管有上述观察结果,但除了广泛刺激组织炎症外,目前对巨噬细胞引发慢性排斥反应的确切机制仍然缺乏了解。

适应性免疫细胞

T 细胞

移植中 T 细胞的活化途径

由于 T 细胞受体具有与 MHC 分子结合的内在能力,外周的成熟 T 细胞表现出与非自身同种异体 MHC 蛋白交叉反应的强大潜力。与移植关系尤为密切的是存在大量的成熟 T 细胞,它们可与供体 MHC 直接发生交叉反应,这将导致对同种异体抗原的 T 细胞应答比在病原体免疫期间观察到的更为强烈。作为参考,移植物中可以直接对同种异体 MHC 产生反应的 T 细胞频率占总 T 细胞库的 1%~10%。大量 T 细胞能够识别同种异体抗原,这是因为受体中选择性 T 细胞发育成熟,以及移植后产生了独特的抗原呈递途径。异体抗原特异性的 T 细胞可以通过三种不同的途径激活,这三种途径称为间接呈递、直接呈递和半直接呈递(图 2.4)。

间接呈递是 T 细胞识别外源抗原(如病毒)的默认和强大的抗原识别途径。APC通过移植组织进行转运,并在受体 MHC 分子存在的情况下摄取、处理和呈递供体抗原。这种呈递的一个关键特征是受体 MHC 分子需要激活 T 细胞,因此,同种异体反应性 T 细胞将会被激活, 其与外源性抗原激活相似。在直接呈递中, 供体 APC 在供体 MHC 存在的情况下向受体 T 细胞呈递同种异体抗原肽,这是移植中的一个独特之处,因为参与的是供体 APC 而非受体 APC。许多 T 细胞对整个供体 MHC/供体肽复合物表现出反应性,这也是导致移植中 T 细胞前体频率高的原因。直接呈递似乎是诱导同种异体移植物急性排斥的主要途径。半直接呈递途径与直接呈递途径相似,均是供体同种异体抗原肽与供体 MHC 分子共同激活受体 T 细胞,半直接呈递途径的不同之处在于受体中的 APC 参与抗原呈递。在半直接呈递的同时,供体细胞膜组分(包括 MHC/肽复合物)通过细胞之间的相互接触,或通过与受体 APC 细胞膜融合摄取供体外泌体的独特方式,移向受体的 APC。然后,受体 APC 将供体 MHC/肽复合物呈递给受体 T 细胞。

T 细胞效应功能

效应 T 细胞是一种异质细胞群。成熟 T 细胞能够识别 MHC Ⅰ 类(CD8+ T 细胞)或 MHC Ⅱ 类(CD4+ T 细胞)分子上的特定肽类,生成不同的效应细胞群。CD8+和 CD4+

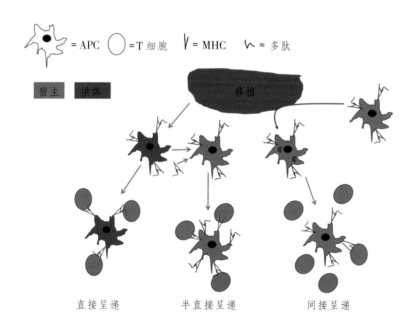

图 2.4　移植中的抗原呈递途径。移植排斥反应过程中共有三种抗原呈递途径。受体 T 细胞识别与受体 APC 上受体 MHC 形成复合物的供体抗原(间接呈递)、与供体 APC 上供体 MHC 形成复合物的供体抗原(直接呈递),或与受体 APC 上供体 MHC 形成复合物的供体抗原(半直接呈递)。

效应细胞均能表达多种转运分子和效应分子,赋予特定组织定向性,并对二次刺激有不同的反应能力及响应二次刺激的能力。下文将介绍已识别的主要效应细胞亚群。

CD8+ T 细胞是同种免疫应答的关键组成部分, 因为它们可以识别普遍表达的 MHC Ⅰ 类/肽复合物并诱导携带同源抗原的细胞发生溶解。因此,CD8+ T 细胞的活性形式也被称为细胞毒性(此前称之为"杀伤")T 细胞,其对移植物破坏发挥了重要的作用。通过预先形成的毒性颗粒的胞吐作用或通过靶细胞上的死亡受体的连接,对靶细胞发挥杀伤作用。CD8+ T 及其他细胞能够利用穿孔素–颗粒酶 B 有效地诱导靶细胞死亡,但是对表达内源性颗粒酶 B 抑制剂(小鼠 SPI-6 或人类 PI-9)的靶细胞不起作用。最近,研究者运用小鼠移植模型证实了 CD8+ T 细胞在缺失 SPI-6 的移植肾脏中有加速同种异体移植物排斥反应的作用。在 TNF-α 超家族成员与供体细胞上含有死亡结构域的受体连接后,出现了 CD8 介导的供体细胞裂解的替代途径。活化的 CD8+ T 细胞表达 Fas 配体(CD178),后者诱导表达三聚化配体 Fas(CD95)的靶细胞以胱天蛋白酶依赖性方式发生裂解。目前,已知参与移植物排斥反应的死亡受体家族成员包括 Fas(CD95)、肿瘤坏死因子 α 受体 TNFR1(CD120a),以及 TRAIL 受体 DR4 和 DR5(图 2.5)。

CD4+ T 细胞的帮助对于产生 CD8+ T 细胞应答和 B 细胞产生高亲和力的抗移植抗体具有至关重要的意义。总体而言,CD4+ T 细胞具有进一步分化成功能不同亚群的强大能力,例如,独特细胞因子谱的表达。然而,在不同移植环境中,个体效应亚群的确切作用仍然未能完全确定,从而限制了临床移植的特定靶向策略。

CD4+ T 细胞亚群

长期以来,人们认识到 CD4+ T 细胞通常表现出不同细胞因子产生模式,并与不同的病理状态有关。最初,产生 IFNγ 或 IL-4 的 CD4+ T 细胞分别称为辅助性 T 细胞 1(Th1)和辅助性 T 细胞 2(Th2)细胞。最近发现了许多新的 CD4+ T 细胞亚群,包括 Th9、Th17、Th22、滤泡辅助性 T 细胞或 Tfh 及诱导性调节性 T 细胞(iTreg)。在特定的 T 细胞激活因子作用下,CD4+ T 细胞主要通过诱导关键亚群特异性转录因子分化成不同功能的细胞亚群。

Th1 细胞在 T 细胞活化过程中受到 IL-12 诱导, 导致转录因子 T-bet 的表达增加,这是一种关键转录因子,对 Th1 应答的发生具有至关重要的意义。Th1 细胞产生特征性细胞因子 IFN-γ 及 IL-2 和 TNF-α。这些效应细胞因子允许 Th1 细胞靶向杀伤细胞内病原体,并且介导显著的组织损伤。Th1 细胞对移植物产生不利影响,并且在多个移植模型中已被证实与细胞排斥密切相关。

Th2 细胞经 IL-4 诱导后,表达转录因子 STAT6 和 GATA-3,它们是 Th2 应答发生

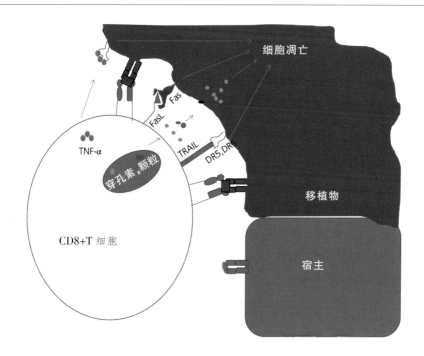

图 2.5　CD8+ T 细胞介导的杀伤机制。细胞毒性 CD8+ T 细胞进入排斥位点并与靶细胞紧密接触。然后,细胞毒性 CD8+ T 细胞释放预先形成的含有穿孔素和颗粒酶的细胞毒性颗粒,或者促使靶细胞上的死亡受体(Fas、DR5、DR6)与表达这些死亡受体(FasL、TRAIL)的配体相结合,进而杀死靶细胞。细胞毒性 T 细胞(如 TNF-α)产生的细胞因子也能够与移植组织上的受体结合并诱导细胞死亡。

所必需的因子。除了特征性细胞因子 IL-4 以外,Th2 细胞还产生 IL-5 和 IL-13。Th2 细胞主要介导对寄生虫和过敏原的免疫应答。虽然 Th2 细胞能够抑制其他细胞类型,包括 Th1 细胞,甚至在一些移植环境中破坏性可能较小或者是有益的,但是,它们可能在其他模型中直接介导移植排斥反应;它们还通过促进 B 细胞活化和 Ig 类转换参与抗肿瘤抗体的产生过程。

　　Th17 细胞能够产生多种细胞因子,包括 IL-17A、IL-17F、IL-21 和 IL-22。在炎性细胞因子(如 IL-1 和 IL-6)存在的情况下,暴露于 TGF-β 可诱导产生 Th17 细胞。Th17 诱导需要转录因子 RORγt 的表达。此外,IL-23 在诱导 Th17 应答中发挥了作用。Th17 细胞诱导产生炎症细胞的组织浸润,并且在自身免疫应答和对真菌病原体的免疫应答中发挥了作用。Th17 细胞参与动物模型和人类的慢性同种异体移植物排斥反应。

　　最新的研究表明,在不产生 IL-17 的情况下,细胞因子谱与 IL-9 的产生(Th9)和 IL-22(Th22)的产生相关,高水平 IL-21 的产生与转录因子 Bcl-6(Tfh)表达相关。虽然 Th9 和 Th22 细胞在临床同种异体移植物排斥反应中的作用目前尚不清楚,但人们对

Tfh 细胞的作用已经有了新的认识。滤泡性辅助性 T 细胞(Tfh)主要表现为 CXCR5+Bcl6+PD1+)CD4+ T 细胞,一方面为 B 细胞提供辅助,另一方面在抗体亲和力成熟过程中发挥了重要的调控作用。因此,Tfh 细胞可能参与高亲和力抗移植物抗体的发生机制,诱导同种异体移植物的体液性排斥(图 2.6)。

T 细胞调节

T 细胞应答受到严格的调控,需要多层"检查和平衡"来调整免疫反应的节奏、持续时间和强度。Treg 的活性对免疫耐受的形成至关重要,因此,长期以来被认为是在缺乏慢性免疫抑制剂的情况下移植策略长期成功的关键。

表达转录因子 Foxp3 的 T 调节性细胞已经得到了广泛的研究。这些调节性细胞简称为 Treg,可分为两个亚群。在胸腺发育期间表达 Foxp3 的细胞被称为天然调节性 Treg(nTreg),而暴露于抗原和免疫调节细胞因子之后获得胸腺外 Foxp3 表达的成熟 T 细胞被称为诱导性 Treg(iTreg)。Treg 通过多种机制抑制 T 效应细胞,包括产生①免疫调节剂(例如,腺苷、TGF-β 和 IL-10);②通过吲哚胺脱氧酶(IDO)进行色氨酸代谢;③引导抑制性 cAMP 水平在细胞之间的转移;④竞争共同的共刺激信号(信号 2)或下

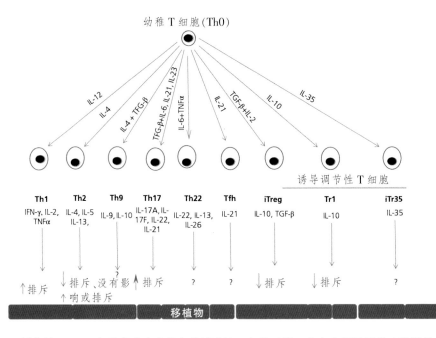

图 2.6 活化的 CD4+ T 细胞分化产生的各类辅助性 T 细胞亚群。本文介绍了目前已识别的 CD4+ T 细胞亚群和已知诱导各个亚群分化的细胞因子环境。重点介绍了每种细胞亚群在移植物排斥反应中发挥的作用。

调 APC 上的共刺激分子表达。除了 Foxp3+Treg 之外,还有其他几种类型的 T 细胞也参与免疫应答的调控。研究者已经证实 CD8+CD28– T 细胞(称为 T 抑制细胞)通过抑制 T 效应细胞直接抑制免疫应答,并通过阻止 DC 活化间接抑制免疫应答。γδ T 细胞亚群也与组织炎症和移植物排斥中的免疫调节有关。

临床移植中使用的药物可以改变 Treg 亚群。mTOR 抑制剂(如雷帕霉素)可以促进 Treg 的扩增,同时还会抑制活化的 T 效应细胞的扩增。糖皮质激素也被认为可以促进移植后 Foxp3 +Treg 的蓄积。Treg 细胞亚群数水平升高可能反映了目前使用的免疫抑制药物中含有先前未被识别的成分。与之相反,CNI(如他克莫司和环孢菌素)似乎对移植模型中的 Treg 产生不利影响。实际上,在许多模型中,CNI 均表现出阻碍耐受诱导的作用。CNI 药物可能需要通过联合治疗或改变服药时间的方式,才能最大限度地减小对调节细胞产生的不利影响,并且提高药物的免疫抑制能力。

T 细胞记忆

适应性免疫的标志之一是产生"记忆细胞",从而对初次应答中遇到的相同抗原产生快速的二次应答。在移植学中,记忆 T 细胞特别受到关注,因为它们对较低水平的抗原产生高应答,不需要共刺激分子的参与。这提示记忆 T 细胞可能会与一种或多种直接呈递的供体抗原发生交叉反应,从而导致排斥反应的发生更加快速、程度更加剧烈并且更加难以逆转。由于记忆细胞对常规免疫抑制药物相对耐药,并且移植患者使用淋巴细胞耗竭诱导疗法后,异源免疫或稳态增殖引起记忆细胞数量增加,在上述因素参与下,记忆细胞的作用机制变得更加复杂化。

B 细胞

B 细胞的发育、亚群和功能

与 T 细胞相似,B 细胞也来源于骨髓中的造血祖细胞。B 细胞的发育如图 2.7 所示。根据 B 细胞受体(BCR)细胞表面上的免疫球蛋白(IgM)表达可以确定为未成熟的 B 细胞阶段。通过以下三种机制之一对未成熟的 B 细胞进行阴性选择过程:清除、无能或受体编辑。被选择的 B 细胞表达 δ 链和膜 IgD,并成为成熟的 B 细胞。虽然大多数常规 B 细胞在骨髓中产生,但功能性 B 细胞也可以源自胎肝中的造血干细胞。

外周成熟 B 细胞至少有三个主要亚群,即 B1、B2 和边缘区(MZ)B 细胞。根据 CD5 表达,可以将 B1 细胞分为 B1a 和 B1b 亚群,大多数位于腹膜腔和胸膜腔中。B2 细胞是"常规"B 细胞,主要位于次级淋巴器官的囊泡中。MZ B 细胞在解剖学上位于脾脏的边缘区域,其中也含有 DC 和巨噬细胞。虽然 MZ B 细胞在小鼠中不可循环,但是在人

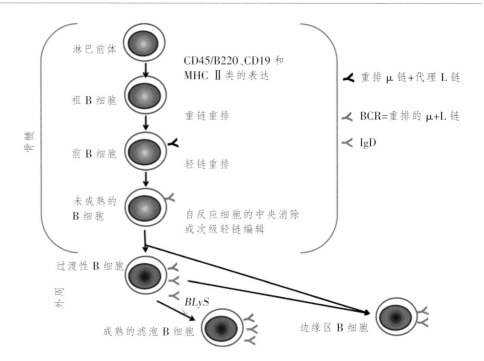

图 2.7　B 细胞发育示意图。早期的祖 B 细胞来源于骨髓中的淋巴祖细胞。该步骤包括编码 Ig 重链的基因重组和 CD45/B220、CD19、MHC Ⅱ 类的表达。然后,细胞发育为较大的前 B 细胞,并表达重排的重链和替代轻链。根据细胞表面上重链和轻链的表达确定未成熟的 B 细胞。在此阶段,B 细胞离开骨髓,但它们通常进行克隆选择以便能够在到达外周之前消除骨髓中的自身反应性克隆。成熟 B 细胞表达膜 IgD。

类血液中发现了具有相似表型的细胞。这种差异再次突显了动物模型在移植学中应用的局限性。

　　B1 B 细胞自发分泌 IgM 和 IgG3 抗体。这些天然的低亲和力抗体与细菌表达的各种碳水化合物基团结合,并且还显示出某些自身反应性。MZ B 细胞可以精准地捕获全身血源性抗原。B1 和 MZ B 细胞均可以对细菌细胞壁组分和具有多价表位的各种抗原,此过程以 T 细胞非依赖性方式快速地产生抗体。B2 B 细胞表达多样化的 BCR 谱并介导 T 细胞依赖性体液免疫。当遇到抗原时,在 Tfh 的帮助下,B2 B 细胞分化成产生抗体的浆细胞和长寿命的记忆 B 细胞(图 2.8)。

B 细胞在移植中的作用

　　尽管新的证据表明某些 B 细胞具有免疫调节功能, 但人们普遍认为 B 细胞在移植排斥中起致病作用。靶向没有益处只有害处的 B 细胞群的治疗策略由于缺乏特异

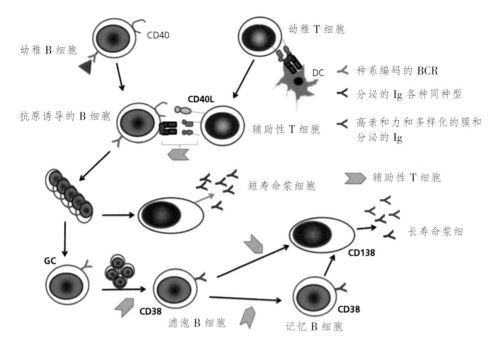

图 2.8 B 细胞活化和抗原特异性记忆 B 细胞产生的关键步骤。抗原特异性 B 细胞通过 BCR 捕获抗原，并且在 Tfh 细胞的帮助下，抗原诱导的 B 细胞在次级淋巴器官中扩增，或者进入生发中心(GC)通道，或者产生短寿命(半衰期为 3~5 天)的浆细胞(PC)。在此过程中，活化的 B 细胞发生了抗体同种型转换，而在 GC 中，B 细胞也经历了抗体可变区基因的体细胞多样化过程，然后是高亲和力克隆的选择。高亲和力记忆 B 细胞(包括长寿浆细胞和抗原特异性记忆 B 细胞)的产生需要与 GC TFH 细胞之间的同源相互作用。

性而受到阻碍。移植患者中抗供体抗体(同种异体抗体)的存在与抗体介导的排斥反应及慢性排斥反应的发展有关。因此，B 细胞的激活及对同种异体移植物的"体液应答"的诱导通常与移植转归不佳相关(图 2.9)。此外，B 细胞还可以凭借其抗原呈递能力参与 CD4+ T 细胞的激活。由于 B 细胞可以通过 BCR 直接结合可溶性抗原，因此受体 B 细胞可以结合移植物释放的可溶性抗原并将它们呈递给幼稚或记忆 CD4+ T 细胞，从而扩增或维持 T 细胞应答。

在最近的研究中，研究者发现 B 细胞也可以像调节细胞一样抑制免疫应答。结果表明，"小"B 细胞亚群可作为致耐受性 APC，调控可溶性蛋白抗原耐受性的诱导过程。最近的临床数据还发现，在 B 细胞特征明显的肾移植患者中，移植物存活率稳定，且未服用任何免疫抑制药物。这些发现与最近研究者在各种耐受条件下对 Breg 的认识保持一致。本章描述了几种 Breg 表型，包括但不限于边缘区(MZ)群体或 CD1d^hi CD5+亚群。Breg 的功能特征是可以产生高水平的 IL-10。实际上，最近研究发现 T 细

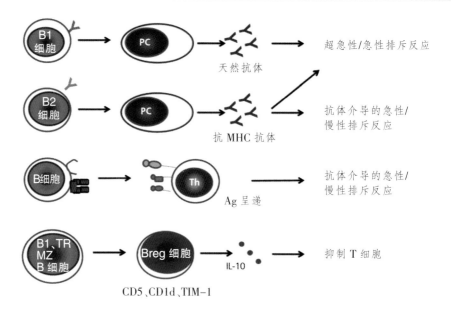

图 2.9 B 细胞在移植排斥中的作用。B 细胞是产生抗体的细胞。预先存在的抗体(移植患者中的天然 ABO 抗体或抗 HLA 抗体)介导超急性或急性移植物排斥。移植后产生同种抗体可导致抗体介导的急性和慢性移植物损伤。B 细胞还会将间接供体抗原呈递扩增至 CD4+ T 细胞。调节性 B 细胞(Breg)通过抑制 T 细胞应答发挥了保护作用。

胞 Ig 结构域和黏蛋白-1(TIM-1)分子是 Breg 的标志物。超过 70% 的 IL-10+ B 细胞表达 TIM-1,而 TIM-1 与 B 细胞连接可诱导有调节活性的 B 细胞。B 细胞在移植中可能还有其他功能。有报道称,在人和小鼠中发现了移植物内有 B 细胞簇的形成,B 细胞簇被认为是自身免疫疾病中的异位生发中心。B 细胞在这些三级淋巴器官中的表型和功能尚不清楚,但是其中慢性排斥反应中的作用已经得到证实。

移植中的靶向 B 细胞

在肾移植等候名单中,大约 30% 的患者为"致敏"体质,这些患者在移植前体内有预先形成的高水平抗供体 HLA 抗体。为了证实 B 细胞是抗体产生过程中的关键介质,研究者在猴子中使用抗 CD20 的单克隆抗体(利妥昔单抗)预防性地耗竭了 B 细胞,从而减少了同种异体抗体的从头合成,并且减弱了胰岛和心脏同种异体移植物的慢性排斥反应。目前,这一发现已经进入临床试验阶段。此外,B 细胞耗竭联合静脉注射免疫球蛋白(IVIG)已经用于体内同种抗体处于高水平患者的"脱敏"治疗。骨髓瘤癌症患者使用的蛋白酶体抑制剂硼替佐米可以诱导产生抗体的浆细胞发生凋亡,现已用于移植患者的脱敏治疗策略。然而,由于硼替佐米的副作用大,限制了其在临床上的广泛使用。一些新型疗法旨在通过控制 B 细胞的存活、激活或分化来发挥作用。目前,这些疗法正处于治疗系统性红斑狼疮和其他自身免疫疾病的临床试验阶段。例如,TACI-Ig (也称为阿塞西普或依那西普)是与 BLyS 和 APRIL 结合的可溶性受体,能够提高 B 细胞存活率并中和其作用,属于 TNF 家族细胞因子。贝利木单抗(Benlysta)是一种单克隆抗体,可特异性识别和抑制 B 淋巴细胞刺激因子(BLyS)的生物活性。其他靶向 B 细胞或生长因子表面受体的药物也在临床开发中。

由于 B 细胞需要从 Tfh 细胞获得帮助才能分化为记忆细胞和产生抗体的浆细胞,靶向 Tfh 诱导所需的共刺激途径是调节性 B 细胞应答的替代策略。靶向共刺激分子,包括 CD28、CD154 和 ICOS,在各种模型中能够显著提高移植存活率;这种共刺激途径也可能会影响 Tfh 细胞,从而间接调节抗供体特异性抗体反应。

自然杀伤性 T(NKT)细胞

NKT 细胞表达限制性的 TCR 谱和传统的 NK 细胞标志物 NK1.1。然而,NKT 细胞在多个方面与 NK 细胞和常规 T 细胞有所不同(图 2.10)。NKT 细胞在 CD1 分子存在的情况下识别脂质抗原,与经典 T 细胞不同的是,NKT 细胞识别 MHC 分子呈递的肽抗原。大多数 NKT 细胞表达恒定的 TCR (小鼠 Vα14 Jα18, 人类 Vα24 Jα18),并且与数量有限的多样性的 Vβ 链配对。这些被称为经典或恒定的 NKT(iNKT)细胞。常规

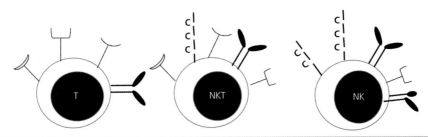

αβ T 细胞	NKT 细胞	NK 细胞
TCR 克隆表达	TCR 克隆表达	KIR(或 Ly49)克隆表达
TCR 结合 MHC:肽	TCR 结合 CD1d:脂质	结合 MHC-I:肽或其他分子
重排抗原选择受体(TCR)	重排、抗原选择的单态受体(TCR)	种系编码的、可选择的拼接和(或)多态性受体
TCR +共刺激	TCR +共刺激	抑制和激活信号的平衡

图 2.10　NKT 细胞、T 细胞和 NK 细胞的比较。NKT 细胞兼有 NK 细胞和 T 细胞的特征。与经典 T 细胞不同的是,NKT 细胞被 CD1d 分子呈递的脂质抗原活化。与 NK 细胞类似的是,NKT 细胞表达种系编码的抑制和激活受体。因此,NKT 细胞起到桥接固有免疫应答和适应性免疫应答的作用。

αβ T 细胞被胸腺上皮细胞呈递的 MHC-肽复合物所选择,而 NKT 细胞则是被皮质胸腺细胞表面上的 CD1d-脂质抗原复合物所选择。NKT 细胞的特征之一是在激活后数小时内能够产生大量的 Th1 和 Th2 细胞因子。NKT 细胞表达编码 IFN-γ 和 IL-4 的 mRNA,因此能够快速发挥效应子功能。NKT 细胞与 NK 细胞、中性粒细胞、巨噬细胞、DC、B 细胞和 T 细胞在功能上存在相互作用。

NKT 细胞和移植反应

尽管一些数据表明 NKT 细胞参与了移植免疫应答,但目前尚不清楚 NKT 细胞是否可以在 CD1d 分子存在的情况下直接识别同种异体抗原,或者是否在移植过程中被免疫激活产生的细胞因子环境所激活。NKT 细胞促进移植排斥或耐受取决于它们对这些抗原的应答。

据报道,在胰岛移植模型中,NKT 细胞可以促进门静脉移植胰岛的移植物丢失。此外,野生型糖尿病小鼠需要 400 个同生胰岛才能实现血糖正常,而 NKT 缺陷小鼠只需要 100 个胰岛就可以实现血糖正常,这表明 NKT 细胞在移植排斥中产生不利影响。在其他模型中,NKT 细胞在诱导心脏同种异体移植物、大鼠异种移植物和角膜移植物的耐受性方面发挥了不可或缺的作用。NKT 细胞延长移植物存活的机制在很大程度上尚未阐明,但是研究者已经发现了免疫调节细胞因子(包括 IL-10 或 IFN-γ)参与其中。

总结

由于以 T 细胞为靶点的免疫抑制治疗方案成为预防急性细胞排斥的主要临床策略,因此本章重点介绍了参与移植排斥反应的各种细胞类型。现有的治疗药物似乎可以有效地预防某些细胞类型介导的排斥反应,但是对另外一些细胞类型的排斥反应的预防作用则不明显。尽管如此,我们仍然需要采取相关措施以限制移植前免疫和非免疫机制引起的器官损伤,并在移植后诱导供体特异性耐受,这一点非常重要。目前已经明确仅以 T 细胞为中心的策略不足以诱导无限期移植物存活。通过比较各种模型中免疫细胞的生物学数据与临床移植现有研究所发现的情况,我们可以更加深入地了解移植排斥的机制并识别潜在的新治疗靶标。未来,移植转归的改善也可能取决于针对固有和适应性免疫系统各种途径的新型药物和生物制剂的出现。

(赵杰 译)

延伸阅读

Clatworthy MR. Targeting B cells and antibody in transplantation. Am J Transplant 2011;11(7):1359–1367.

Cua DJ, Tato CM. Innate IL-17-producing cells: the sentinels of the immune system. Nat Rev Immunol 2010;10(7):479–489.

Ezzelarab M, Thomson AW. Tolerogenic dendritic cells and their role in transplantation. Semin Immunol 2011;23(4):252–263.

Ford ML, Larsen CP. Overcoming the memory barrier in tolerance induction: molecular mimicry and functional heterogeneity among pathogen-specific T-cell populations. Curr Opin Organ Transplant 2010;15(4):405–410.

Garcia MR, Ledgerwood L, Yang Y, Xu J, Lal G, Burrell B et al. Monocytic suppressive cells mediate cardiovascular transplantation tolerance in mice. J Clin Invest 2010;120(7):2486–2496.

Geissmann F, Manz MG, Jung S, Sieweke MH, Merad M, Ley K. Development of monocytes, macrophages, and dendritic cells. Science 2010;327(5966):656–661.

Halloran PF. T cell-mediated rejection of kidney transplants: a personal viewpoint. Am J Transplant 2010;10(5):1126–1134.

Idoyaga J, Steinman RM. SnapShot: dendritic cells. Cell 2011;146(4):660–660 e662.

Jordan SC, Kahwaji J, Toyoda M, Vo A. B-cell immunotherapeutics: emerging roles in solid organ transplantation. Curr Opin Organ Transplant 2011;16(4):416–424.

Kim CH, Butcher EC, Johnston B. Distinct subsets of human Valpha24-invariant NKT cells: cytokine responses and chemokine receptor expression. Trends Immunol 2002;23(11):516–519.

Liu K, Nussenzweig MC. Origin and development of dendritic cells. Immunol Rev 2010;234(1):45–54.

Lu LF, Lind EF, Gondek DC, Bennett KA, Gleeson MW, Pino-Lagos K et al. Mast cells are essential intermediaries in regulatory T-cell tolerance. Nature 2006;442(7106):997–1002.

Mantovani A, Cassatella MA, Costantini C, Jaillon S. Neutrophils in the activation and regulation of innate and adaptive immunity. Nat Rev Immunol 2011;11(8):519–531.

Murphy SP, Porrett PM, Turka LA. Innate immunity in transplant tolerance and rejection. Immunol Rev 2011;241(1):39–48.

Orr MT, Lanier LL. Natural killer cell education and tolerance. Cell 2010;142(6):847–856.

Parsons RF, Vivek K, Redfield RR, 3rd, Migone TS, Cancro MP, Naji A et al. B-lymphocyte homeostasis and BLyS-directed immunotherapy in transplantation. Transplant Rev (Orlando) 2010;24(4):207–221.

Stegall MD, Dean PG, Gloor J. Mechanisms of alloantibody production in sensitized renal allograft recipients. Am J Transplant 2009;9(5):998–1005.

Vivier E, Raulet DH, Moretta A, Caligiuri MA, Zitvogel L, Lanier LL et al. Innate or adaptive immunity? The example of natural killer cells. Science 2011;331(6013):44–49.

Wieckiewicz J, Goto R, Wood KJ. T regulatory cells and the control of alloimmunity: from characterisation to clinical application. Curr Opin Immunol 2010;22(5):662–668.

Zhu J, Paul WE. Heterogeneity and plasticity of T helper cells. Cell Res 2010;20(1):4–12.

第 **3** 章

免疫系统中的可溶性介质

Charles A. Su, William M. Baldwin III, Robert L. Fairchild

本章概述

- 细胞因子介导免疫系统中细胞间的通信。
- 在损伤后立即产生急性期细胞因子,它能对炎症的反应强度进行调控。
- 常见 γ_c 链家族的细胞因子主要介导淋巴细胞稳态、存活和效应分化。
- 由抗原呈递细胞产生的细胞因子引导 T 淋巴细胞分化,以便在免疫应答期间获得特定功能。
- 细胞因子还参与抑制有利于同种异体移植物存活的免疫应答。

引 言

免疫细胞应能够接收并应答环境中的信号。这些信号被转导到细胞核后,激活基因表达,从而调节细胞运动、定位和(或)特定功能的表达。这些信号对于指导细胞行为和应答损伤的功能是必不可少的。信号的传递可以在细胞接触期间或通过可溶性分子介导。本章将重点介绍组织炎症发生、持续和(或)消退期间在免疫系统功能中发挥关键作用的细胞因子家族,特别是它们在同种异体移植物应答中的作用。

细胞因子

细胞因子是几乎所有细胞都会产生的一类小分子量的可溶性蛋白质,可介导细胞间的通信。细胞因子参与形态发生、淋巴结构的发育、骨髓中白细胞和其他细胞的产生、炎症的诱导、扩增和消退,以及可作为免疫应答过程中的效应子和调节分子。细胞之间可以通过靶细胞上特定细胞因子的特异性受体传递信息。不同的细胞因子通过各自的信号转导机制将信号传递给靶细胞。这种传递过程从细胞因子与受体结合开始，直至诱导转录因子促进基因表达时结束(图 3.1)。显而易见，移植的各个阶段:从缺血再灌注损伤(IRI)到导致同种异体移植失败的急性和慢性损伤，甚至诱导和维持对同种异体移植物的耐受性均与特定细胞因子的活动相关。本章将简要总结特定细胞因子及其受体的特点，并简要评述已知在同种异体移植物损伤和保护中发挥作用的关键细胞因子的作用。

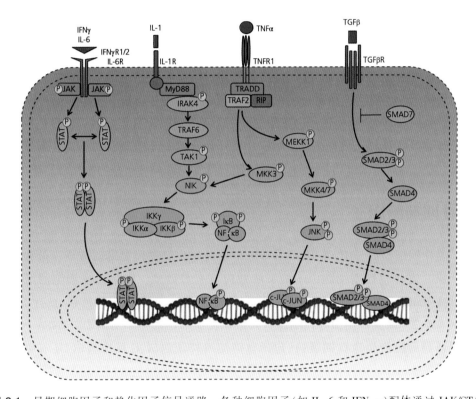

图 3.1　早期细胞因子和趋化因子信号通路。各种细胞因子(如 IL-6 和 IFN-γ)配体通过 JAK/STAT 途径传递信号。当两个 JAK 紧密相邻时，发生反式磷酸化，配体介导受体多聚化后可活化 JAK。JAK 活化后对 STAT 进行磷酸化，使其二聚化并进入细胞核，然后结合特定的调节序列以激活或抑制靶基因的转录。促炎细胞因子(如 IL-1)通过 NF-κB 活化的途径发出信号。MyD88 在 TLR 或 IL-1R 家族的受体与下游信号激酶之间发挥了适配器的作用。磷酸化的 IκB 释放来自细胞质 NF-κB-IκB 复合物的 NF-κB 二聚体，使其易位至细胞核以介导基因转录。TNF-α 通过与三聚体受体——TNFR1(p55)和 TNFR2(p75)结合发挥作用。配体结合可导致信号转导物募集，从而激活 NF-κB 或 MAPK 途径。作为可以易位至胞核并激活转录因子(如 c-Jun)的蛋白激酶，两种 MAPK 激酶(MAPKK)——MKK4 和 MKK7 磷酸化并激活 JNK。TGF-β 激发的信号经 Smad 家族蛋白质转导。Ⅰ 型受体识别并磷酸化 Smad2 和 Smad3，Smad2 和 Smad3 与 Smad4 结合，生成参与 DNA 结合和转录因子募集的复合物。Smad7 抑制 Smad2 和 Smad3 磷酸化。

急性期细胞因子(即 IL-1β、IL-6 和 TNFα)在器官移植物再灌注后立即产生。造成这种情况的一部分原因是受到组织驻留的巨噬细胞和内皮细胞产生的氧自由基的刺激,氧自由基在缺血期的生成量明显增加,细胞由有氧代谢的呼吸方式转变为无氧糖酵解的呼吸方式,但是,在再灌注期间会突然提供含氧的血液。急性期细胞因子对多个导致移植物损伤的下游炎症过程产生刺激作用。在同种异体移植时,受体淋巴器官中的供体抗原反应性 T 细胞活化并分化成不同的功能表型, 常见的 γc 细胞因子在上述过程中发挥了至关重要的作用。供体抗原引发 T 细胞向同种异体移植物转运及其活化,可导致细胞因子介导的移植组织损伤。迄今为止,IFN-γ 是在排斥反应期间供体抗原诱导的 T 细胞所产生的最常见细胞因子。在一些动物模型中,研究者发现供体抗原特异性 T 细胞可分化成产生 IL-17 的细胞,因此,移植组织的排斥反应可能表现出不同的病理学特征。T 细胞对组织特异性抗原的应答很可能在 IL-17 的产生期间出现,特别是在肺同种异体移植物排斥期间。最后,了解 TGFβ 信号在引发供体抗原反应性 T 细胞及慢性移植物损伤发展过程中的作用也具有十分重要的意义。本章详细讨论了这些细胞因子的产生机制及其对急性和慢性同种异体移植物损伤的影响。

急性期细胞因子

急性期细胞因子 IL-1、IL-6 和 TNFα 是炎症反应过程中出现最早、最常见的炎性介质。这些急性期细胞因子的下游效应具有多效性,包括内皮细胞的活化伴随 Weibel-Palade 小体向腔面动员、表达 von Willebrand 因子和 P-选择素、诱导 ICAM-1 和 ICAM-2, 以及产生引导白细胞进入组织炎症部位的化学引诱物。TNFα 和 IL-1β 也可诱导肝脏产生急性期蛋白,包括血清淀粉样蛋白 A、C 反应蛋白,还有重要的补体 C3。

IL-1 家族细胞因子

IL-1β

尽管 IL-1α 和 IL-1β 在结构上具有关联性, 但二者是在组织炎症中起关键作用的不同细胞因子。通过刺激 Toll 样受体(TLR)或 TNFα 产生的单核细胞和巨噬细胞是 IL-1α 和 IL-1β 的主要来源。然而,在炎性应激期间,几乎所有细胞都产生 IL-1α 和 IL-1β。在转化后,大部分 IL-1α 均保留在源细胞的胞质溶胶中。相反,IL-1β 是一种没有生物活性的前体形式,当机体出现炎症反应时,经 TLR 活化的半胱天冬酶 1 加工后激活,从源细胞中释放。IL-1β 的关键促炎作用是刺激肝脏产生急性期蛋白,包括 C-反应蛋白和血清淀粉样蛋白。IL-1β 还会刺激产生趋化因子(包括 IL-8 和 CXCL1),而这些趋化因子均是关键的中性粒细胞化学引诱剂。IL-1β 还可以调节骨髓中来自造血前体细胞的不同细胞亚群的发育。在对细菌和真菌的适应性免疫应答期间,IL-1β 促进 CD4+ T 细胞向产生 IL-17 的 Th17 细胞的分化。

IL-1α 和 IL-1β 通过与 Toll-IL-1 受体超家族的成员——IL-1 1 型受体结合发出信号。与大多数 TLR 类似,IL-1β 与 IL-1R1 的结合通过 MyD88 适配器分子和 IL-1 受体相关激酶(IRAK)转导信号,以诱发 IKK 介导的 IκB 磷酸化。这种磷酸化可引起 IκB 释放 NF-κB,并且 NF-κB 向细胞核的转移有助于与编码促炎介质靶基因的启动子结合。IL-1 2 型受体可与 IL-1α 和 IL-1β 两种细胞因子结合,但是结合后只能作为“诱饵”受体发挥作用,不能发挥转导信号作用。需要注意可溶性 IL-1 受体,这一点很重要,IL-1Rα 与 IL-1β 结合后可以作为 IL-1β 结合的拮抗剂,阻断其与功能性 IL-1R 1 型受体的结合。在组织炎症期间也会诱导 IL-1Rα 的产生,而且 IL-1Rα 和 IL-1β 之间的平衡至少在一定程度上影响了炎症的强度。作为辅助性证据,IL-1Rα 功能缺失突变的婴儿迅速出现自身炎症反应,包括皮肤脓疱疹、血清 C 反应蛋白水平升高、中性粒细胞增多和骨骼异常。

IL-6

IL-6 相关细胞因子包括白血病抑制因子(LIF)、制瘤素 M 和 IL-6。这些细胞因子是由 4 个 α-螺旋束结构组成的小分子量蛋白质。它们也需要与 gp130 受体亚基结合,以便将信号转导到表达受体的靶细胞中。IL-6 可以介导多种靶细胞群的一系列功能,通过参与促炎症反应和诱导 T 细胞发育成特定的功能表型来诱导抗凋亡分子 Bcl-2 的表达,从而改变淋巴细胞的存活时间,以及促进 B 淋巴细胞向产生抗体的浆细胞的分化。尽管 gp130 几乎在所有细胞上表达,但 IL-6 介导的信号传导需要细胞因子首先与肝细胞和白细胞产生的 IL-6Rα 受体的亚基链结合。然后,IL-6/IL-6Rα 二聚体与两条受体链形成具有细胞内信号传导结构域的复合物。这些复合物激活 JAK 介导的 STAT3 磷酸化和 STAT3 二聚体易位进入细胞核,从而结合应答基因的启动子元件并诱导基因转录。

在啮齿动物模型和临床肾移植中,心脏和肾脏同种异体移植物的再灌注期间和急性排斥期间均可观察到 IL-6 转录物。在小鼠模型中,移植缺失 IL-6 的心脏或肾脏同种异体移植物可导致同种异体移植物存活时间延长 3 倍,这种情况与 Treg 活性增加相关。在 MHC 完全不匹配的心脏同种异体移植中,IL-6 的抗体中和作用消除了 CD4 T 细胞介导的排斥反应,并且与 CTLA-4Ig 联合应用可以使同种异体移植物的存活时间超过 60 天。

在心脏同种异体移植物慢性损伤期间,IL-6 在移植物肥大和纤维化过程中起关键作用。与之一致的是,体外研究表明 IL-6 具有增强心肌成纤维细胞表达胶原 mRNA 和增殖的能力。IL-6 通过增加 TGFβ 受体向质膜内的非脂质筏的转运来增强促纤维化 TGFβ 信号向细胞传导。最近的研究表明,IL-6 和 TGFβ1 通过诱导结缔组织生长因子(CTGF)在心脏同种异体移植物中的慢性排斥反应中发挥协同作用,这似乎是介导慢性损伤期间纤维化进展的关键因素。

TNFα

TNFα 的活性形式是一种 17kD 的细胞因子,主要由单核细胞和巨噬细胞产生,在组织炎症中发挥关键作用;TNFα 诱导多种炎症成分的表达。TNFα 诱导 IL-6、多种趋化因子、环氧化酶 2(COX2)、诱导型一氧化氮合酶(iNOS)、黏附分子,并激活内皮细胞,使含有 P-选择素和血管性血友病因子的 Weibel-Palade 小体易位至细胞表面。TNFα 通过中和抗体或工程化可溶性 TNFα 受体,在减轻脓毒症和内毒素休克、类风湿关节炎、克罗恩病和牛皮癣的炎症和组织病理学表现方面发挥了关键作用,TNFα 也因而受到重视。

TNFα 以 26kD 前体蛋白的形式产生,在细胞膜上表达并被 TNFα 转换酶(TACE/ADAM17)切割成分泌形式,然后构成非共价结合的三聚体。TNFα 三聚体的作用通过两种不同的受体转导:TNFR1 和 TNFR2。两种受体的细胞内结构域不同,表明两种受体的细胞内途径和功能存在差异。重要的是,TNFR1 激活胱天蛋白酶-8 介导的细胞凋亡,而 TNFR2 介导 NF-κB 的激活,引发多个下游炎症成分的转录。细胞死亡或细胞存活取决于 TNFR1 和 TNFR2 信号传导之间的平衡状态。最近,研究者发现在半胱氨酸蛋白酶-8 受到抑制的细胞中,暴露于 TNFα 可导致强烈的程序性坏死,即"坏死性凋亡"。

TNFα 是多种炎症反应过程的关键介质。TNFα 在带血管蒂的同种异体移植物和同种异体移植物再灌注的数分钟至数小时内产生。此时,TNFα 的中和作用可导致 TNFα 及 IL-1β 而非 IL-6 显著降低。TNFα 可以促进炎症组织部位的间质性树突状细胞向外迁移。TNFα 还可以上调树突状细胞表面上的 MHC Ⅰ类和Ⅱ类分子表达,提示 TNFα 可能是引发供体抗原反应性 T 细胞的启动子。

许多研究已经证明了抗 TNFα 抗体在动物模型中发挥了延迟器官同种异体移植物排斥反应的有益作用。最近的一项研究表明,在同种异体移植再灌注时给予单剂量的抗 TNFα 单克隆抗体(mAb),可以减轻移植后的炎症反应,包括减少中性粒细胞和巨噬细胞化学引诱物的产生,以及这些白细胞和内源性记忆 CD8+ T 细胞在移植后进入同种异体移植物发生的浸润。TNFα 单克隆抗体治疗还可抑制供体反应性 T 细胞的发生并延长 MHC 完全不匹配的心脏同种异体移植物的存活时间。在大鼠模型中,运用 TNFα 中和抗体联合低剂量环孢菌素 A 可以延长心脏同种异体移植物存活时间,加上 CD4 耗竭抗体可以延长 60% 的 MHC 不匹配小肠移植物的长期存活时间,这表明 TNFα 中和作用在移植环境下产生有益影响。

IL-18

与 IL-1 类似,IL-18 转录后作为无生物学活性的前体,通过胱天蛋白酶-1 切割加工产生活性细胞因子。IL-18 受体是 T 细胞、NK 细胞和巨噬细胞表达的异型二聚体。在典型的 IL-1R 家族信号传导途径中,IL-18 与受体结合诱导 MyD88 的募集,进而激活 IRAK-1,然后磷酸化 IκB,激发 NF-κB 的释放及其向细胞核的易位,从而诱导促炎细胞因子基因表达。IL-18 诱导 T 细胞和 NK 细胞产生 IFN-γ,并且在 IL-12 存在的情况下作用进一步增强。

IL-18 在小鼠模型的缺血性肾脏再灌注期间表达上调,而 IL-18 或半胱氨酸蛋白酶-1(和 IL-18 加工)的基因缺失可以减轻这种损伤。在急性肾小管坏死患者和接受死亡供体肾移植术后出现移植功能延迟的受体尿液中检出高水平的 IL-18 蛋白,提示其可以作为近端肾小管损伤的生物标志物。IL-18 在大鼠肾同种异体移植模型的急性排斥反应时表达上调,尽管野生型和 IL-18$^{-/-}$ 小鼠肾同种异体移植在相似时间受到排斥。IL-37 是 IL-1 家族的新成员,可抑制 IL-18 依赖性促炎细胞因子的产生。有趣的是,尽管尚未报道 IL-37 的小鼠同源物,但研究者已经发现人类 IL-37 对小鼠细胞具有活性。最近,已经证明肾脏和其他上皮细胞均表达 IL-37,提示减少缺血-再灌注损伤期间炎症的潜在内源性控制机制。作为限制移植中炎症的潜在靶标,IL-1、IL-18 及其家族成员同样具有吸引力。

常见的 γc 细胞因子家族

细胞因子是一个大家族,能够与包含常见 γc 链(CD132)的多单位受体结合,也具有多种功能。这些细胞因子包括 IL-2、IL-4、IL-7、IL-9、IL-15 和 IL-21,并以 4 个 α-螺旋束结构排列。这些细胞因子受体由一条特异性的私有 α 链和共有的 β 链或共有的 γc 链组成,可以实现从结合表面受体的细胞因子到 JAK-STAT 介导细胞内信号通路的信号转导(图 3.2)。

IL-2

IL-2 是当前使用钙调磷酸酶抑制剂(CNI)和 IL-2 受体靶向抗体(抗-CD25)的免

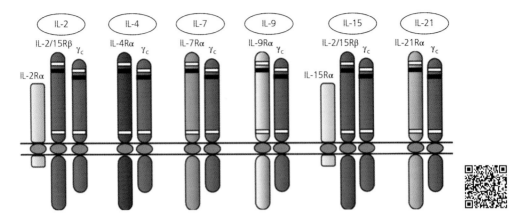

图 3.2　常见的 γ_c 细胞因子。γ_c 家族细胞因子的受体为多聚体细胞表面结构。IL-2 和 IL-15 受体是三聚体结构,由私有 α 链和共有的 IL-2R β 链及共有的 γ_c 链组成。IL-4、IL-7、IL-9 和 IL-21 受体是由特异性的 α 链和共有的 γ_c 链组成的二聚体。

疫抑制治疗方案的中心靶标。它主要由活化的 CD4+ T 细胞产生,但也可以由 CD8+ T 细胞产生。IL-2 在同源肽/MHC 复合物的 TCR 结合过程中快速产生,并且是肽/MHC 特异性 T 细胞活化期间负责克隆扩增的主要细胞因子。尽管 IL-2 可以通过 Fas (CD95)以细胞周期依赖性的方式下调抗凋亡蛋白(c-FLIP)来增加对细胞凋亡和活化诱导细胞死亡的敏感性,但是 IL-2 似乎对细胞增殖产生明显作用,对诱导耐受的作用则不明显。

　　IL-2 受体由 3 个亚基组成:α(CD25)、β(CD122)和共同的 γ_c 链。β 链和 γ_c 在 T 细胞表面持续表达并降低 IL-2 的结合亲和力。在肽/MHC 复合物和 T 细胞受体结合过程中,通过 CD3 和 CD28 介导的共刺激转导信号诱导 IL-2 受体 α 链 CD25 的表达,与 β 链和 γ_c 形成复合物后提高 IL-2 的结合亲和力。表达转录因子 FoxP3(Treg)的 CD4+ T 细胞持续表达 CD25,从而使 Treg 具有在静态条件下结合 IL-2 的竞争优势。Treg 需要 IL-2 信号传导才能存活和扩增,但可以维持在低水平。

　　CD4+ T 细胞是同种异体反应性 T 细胞应答启动期间 IL-2 的主要来源。IL-2 可以促进同种异体移植物受体中同种异体反应性 CD4+ 和 CD8+ T 细胞的克隆扩增,通过运用抗 CD25 mAb 可以减弱在受体中的这种效应。在临床移植中,该策略通常用于诱导治疗。虽然在理论上存在一定程度的担忧,即运用抗 CD25 mAb 治疗可能会干扰 Treg 细胞延长移植物存活时间的作用,但在临床实践中并非如此。实际上,研究者已经观察到运用抗 CD25 mAb 诱导治疗在改善同种异体移植结果方面非常有效,特别是当移植物来自活体供体时。

IL-7

IL-7 作为胸腺 T 细胞发育过程中的"变阻器"发挥关键作用,并且可以调节外周 T 细胞数量及其体内平衡。骨髓、皮肤及肠上皮细胞中的基质细胞是 IL-7 的主要来源,而树突状细胞和巨噬细胞是 IL-7 的次要来源。IL-7 受体是在胸腺细胞、幼稚 T 细胞及 B 细胞上表达的异型二聚体,由 α 链(CD127)和共有的 γ_c 链(CD132)组成。在 T 细胞对外源肽/MHC 复合物的应答期间,反应性 T 细胞上的 IL-7Rα 链表达下调,并且 IL-7 不能促进 T 细胞的克隆增殖。有趣的是,调节性 T 细胞低水平表达 IL-7R α 链,这可能反映了来自外周中自身肽/MHC 复合物的连续或频繁 TCR 介导的刺激。

IL-7 由胸腺上皮细胞产生,为发育中的 T 细胞提供了关键的存活和分化信号。IL-7 通过诱导稳态循环和抗凋亡分子(例如,Bcl-2 和 Mcl-1)的表达来维持外周 T 细胞的存活。记忆 T 细胞也表达 IL-7R α 链,并且通过受体信号传导维持存活。在淋巴细胞减少的情况下(例如,在给予淋巴细胞耗竭抗体后或在 HIV 感染过程中),基质细胞可增加 IL-7 的产生,诱导剩余的 T 细胞稳态增殖或 T 细胞进入淋巴细胞减少的环境,直至 T 细胞数量达到稳态。重要的是,这种稳态增殖可导致增殖 T 细胞向记忆表型的转变。

在急性和慢性抗体介导的肾移植物排斥期间,在外周血和移植物中观察到 CD127 高水平表达的同种异体反应性 T 细胞增多。此外,为限制高风险同种异体移植物受体使用的淋巴细胞耗竭策略中,稳态增殖和增殖性 T 细胞从幼稚表型转化为记忆表型可能发挥了特别重要的意义。作为原理验证,在心脏同种异体移植物受体中应用 T 细胞耗竭策略,可以导致同种异体反应性记忆 T 细胞的产生,这些记忆性 T 细胞可阻碍共刺激阻断策略诱导免疫耐受。目前,研究者正在考虑将抗 CD127 抗体靶向记忆细胞靶向疗法应用于已经采用过淋巴耗竭方案调节的患者的可能性。

IL-9

最初,IL-9 被视为其他 T 细胞(主要是产生 IL-4、IL-5 和 IL-13 的生长因子)衍生的生长因子。最近的研究已经确定了产生 IL-9 的特定 T 细胞群,该细胞群不产生 IL-4 或 IFN-γ。产生 IL-9 的 CD4+ T 细胞被称为 Th9 细胞,通过 TGFβ 和 IL-4 的组合可以对其实现最佳的体外诱导。IL-9 结合由 IL-9 受体 α 链和共有 γ_c 链组成的受体。

IL-9 还可以促进肥大细胞向外周组织的扩增和募集,并刺激肥大细胞产生促炎症(如 IL-1β、IL-6 和 IL-13)和抗炎(如 TGFβ 和 IL-10)细胞因子。在一些移植模型中,诱导和维持对皮肤同种异体移植物的耐受性需要 Treg 产生 IL-9。然而,这种机制的致耐受作用是有条件的。肥大细胞脱颗粒容易破坏移植耐受性,并引发其他耐受性移植物的排斥。

IL-15

IL-15 是 T 细胞的生长和存活因子，特别是通过与 IL-15R α 链、IL-2R β 链（CD122）和 γ_c 链构成的受体结合对 CD8+ T 细胞和 NK 细胞进行调控。巨噬细胞、单核细胞和树突状细胞是 IL-15 的主要产生者，特别是在急性期细胞因子介导的炎症期间。同样，IL-15 可以由肾小管上皮细胞和其他实质细胞产生。与 IL-2 受体不同，IL-15R α 链单独构成对 IL-15 具有高亲和力的受体。因此，IL-15 可以与树突状细胞或巨噬细胞上表达的 IL-15R α 链结合，并且这种 IL-15/IL-15R α 复合物被"反向呈递"给应答细胞以引发 T 细胞增殖和存活。

在急性排斥反应发生期间，临床肾移植物中可检出 IL-15 转录物。Strom 等已经生成了突变型 IL-15/Fc 构建体，将其设计成 IL-15 与其受体结合的拮抗剂，并检测了其在小鼠模型中促进胰岛和心脏同种异体移植物长期存活的能力。在一个 MHC 完全不匹配的模型中，使用融合蛋白的治疗受体能够适度延长 60% 的胰岛移植物的存活时间和 40% 的同种异体移植物的长期存活时间，但是，与 CTLA-4Ig 联合治疗时延长同种异体移植物的存活时间更为明显。除了亚适量的抗 CD154 mAb 之外，受体运用其他构建体治疗后，MHC 完全不匹配的心脏同种异体移植物的存活时间延长，50% 有心跳的供体皮肤同种异体移植物对后续攻击产生耐受性。在非人灵长类受体中应用的类似策略表明，运用拮抗剂 IL-15/Fc 构建体联合激动剂 IL-2/Fc 构建体和西罗莫司的短期治疗延长了胰岛和心脏同种异体移植物的存活时间。总之，这些研究证明了 IL-15 在同种异体移植物排斥中起重要作用，具体机制有待进一步的深入研究。

IL-12 细胞因子家族

在结构上，IL-12 家族的细胞因子均是由两条链构成的异型二聚体分子；细胞因子家族成员共享这些亚基链及其受体链。这为这些细胞因子的功能多样性和冗余性提供了结构基础。IL-12 细胞因子家族在引导 CD4+ T 细胞向特定功能表型的分化过程中发挥了关键作用。虽然 IL-12 在同种异体移植排斥反应中的作用已在小鼠模型中得到充分证实，但其他家族成员的作用尚不清楚，仍需要进一步研究。

IL-12

IL-12 是由 35kD（p35）和 40kD（p40）两个亚基组成的异型二聚体。每个亚基在不同的染色体上编码，并且每个亚基的表达调节存在差异。当产生过量的 p40 时，p40 链可以形成同型二聚体，并且在小鼠中这些同型二聚体可以拮抗 p35-p40 异型二聚体与其特异性受体的结合。多种细胞均可产生 p35 亚基，但 p40 亚基和功能性 IL-12 异型二聚体主要由树突状细胞、单核细胞和巨噬细胞，以及通过 TLR 的结合激活的嗜中性粒细胞产生。

与此类似，IL-12 受体由两个亚基组成，即 β1 和 β2 链，并且两者的表达和结合是与 IL-12 高亲和力结合所必需的因素。β2 链通过 JAK2 和 STAT4 的激活将信号转导到携带受体的细胞中，并且 STAT4 在磷酸化后，易位到细胞核中以激发基因表达。IL-12 与受体的结合也可诱导 T-bet 的表达，T-bet 是上调 CD4 T 细胞 IL-12R β2 表达的关键转录因子，并引导 CD4 T 细胞发育成熟为产生 IFN-γ 的 Th1 细胞，Th1 细胞对细胞内病原体的应答具有至关重要的作用。IL-12 还刺激 NK 细胞的生长和活化以产生 IFN-γ。研究表明，炎性组织部位内 IL-12 的产生可引起浸润性记忆 CD8 T 细胞增殖并表达效应功能，包括 TNF-α 和 IFN-γ 产生及穿孔素/颗粒酶 B 介导的细胞溶解。

在小鼠 MHC 完全不匹配的心脏同种异体移植受体模型中，IL-12 的中和或 IL-12 p40 的基因缺失不会抑制产生 IFN-γ 的供体反应性 T 细胞的发育或者同种异体移植物的排斥反应。然而，在先前的研究中，在 CD8 T 细胞耗尽受体中中和 IL-12 确实显著地延长了同种异体移植物的存活时间，提示产生 IFN-γ 的供体-反应性 CD8 T 细胞不受 IL-12 的支配，而 IL-12 能够像效应 T 细胞一样对急性排斥反应发挥介导作用。

IL-23

IL-23 是二硫键连接的异型二聚体，由 19kD 链和 IL-12p40 链组成。功能性 IL-23 异型二聚体由活化的树突状细胞和巨噬细胞产生，主要来源于肠道、皮肤和肺部。这些细胞在 TLR2、NOD2 和 C 型凝集素（例如，来自真菌的树突状细胞植物血凝素-1 和 β-葡聚糖凝胶多糖）的刺激下产生 IL-23。除了共用受体亚单位 IL-12R β1 以外，IL-23 还有一个亚单位"IL-23R"，其中的 p19 链具有特异性，可以通过 JAK/STAT 转导途径的激活诱导基因转录。该刺激可以促进 CD4 T 细胞向产生 IL-17 的表型（即 Th17）分化，并稳定分化的 T 细胞以维持 Th17 表型。

IL-27

IL-27 是由 28kD 链和 EB 病毒诱导的基因 3(EBI3)链组成的异型二聚体。树突状细胞和巨噬细胞是 IL-27 的主要来源，但 IL-27 也是内皮细胞在 TLR 配体刺激下产生的细胞因子。p28 和 EBI3 链由 TLR 配体以及 CD40 结合诱导产生。IL-27 与由 IL-27R α 链与 IL-6 和 OSM 受体共有的 gp130 链组成的异型二聚体受体结合。α 链赋予 IL-27 异型二聚体特异性，gp130 通过激活 JAK 促使 STAT1 磷酸化，从而介导细胞因子与其受体结合后的信号转导。STAT1 激活诱导 T-bet 的表达，诱导 IFN-γ 产生、CXCR3 表达，以及在免疫应答期间涉及 CD4 T 细胞向 Th1 细胞分化的其他细胞过程。IL-27 还可以分别抑制 Th2 和 Th17 细胞分化所需的关键转录因子 GATA-3 和 RORγt 的表达，从而阻碍 CD4 T 细胞向 Th2 和 Th17 细胞分化。矛盾的是，IL-27 不仅具有促炎作用，还在免疫应答下调过程中表现出抗炎作用。这些作用部分是由 IL-27 抑制 IL-2 的产生和刺激细胞产生 IL-10 引起的。

IL-27 在移植模型中的作用尚未阐明。在接受了耐受性诱导策略的大鼠受体模型中，IL-27 p28 和 EBI3 mRNA 在长期存活的心脏同种异体移植物中表达，并且水平高于出现慢性排斥反应的心脏同种异体移植物。这一发现在移植物存活中的意义仍有待研究。

适应性免疫细胞因子

IFN-γ

IFN-γ 是一种多效细胞因子，可以诱导多种促炎作用；大多数细胞表达受体，因此能够对 IFN-γ 产生应答。IFN-γ 受体由两条链组成，其中 IFN-γR1 主要作用于细胞因子的结合，IFN-γR2 转导 JAK1/JAK2-STAT2 介导的信号，促进炎症、吞噬作用和细菌杀灭过程中的基因表达，以及适应性免疫反应的启动和维持。

IFN-γ 主要由抗原启动期间的 NK 细胞和 CD4 或 CD8 T 细胞产生。CD4 T 细胞需要通过抗原呈递细胞产生 IL-12 和(或)IL-27，以及转录因子(包括 T-bet)活化后直接发育成产生 IFN-γ 的 Th1 表型。CD8 T 细胞不需要在 IL-12 刺激下即可发育成产生 IFN-γ 的细胞，但需要使用 T-bet 或另一种转录因子脱中胚蛋白来引导 IFN-γ 的产生。它们是激活 IFN-γ 介导炎症中多种基因所必需的转录因子(包括趋化因子受体 CXCR3)，与 IFN-γ 诱导的趋化因子 CXCL9/Mig、CXCL10/IP-10 和 CXCL11/I-TAC 结合。在这些趋化因子的指导下，产生 IFN-γ 的 CD4 Th1 和 CD8 T 细胞募集到炎症部位。

IFN-γ 具有多种促炎性作用。重要的是，IFN-γ 对于消除细胞内寄生虫具有至关重要的意义，因为它可以刺激消化寄生虫所需的 NAPDH 氧化酶复合物的产生和组装，并且刺激溶酶体-吞噬体融合以产生消化所需的吞噬溶酶体。IFN-γ 还可刺激参与将肽转运到内质网的蛋白质的产生和组装，在递送至细胞表面之前与 MHC Ⅰ 类分子结合并上调 MHC Ⅰ 类和 Ⅱ 类分子的表达细胞。有趣的是，IFN-γ 可以诱导 MHC Ⅱ 类分子结构上不表达 Ⅱ 类分子，包括肾小管上皮细胞。因此，IFN-γ 表达细胞产生的细胞排斥可以导致 MHC 表达增强,随后成为 Ⅰ 类和 Ⅱ 类引导同种抗体的靶点。

通常在肾脏、心脏和胰岛移植物的急性损伤期间观察到 IFN-γ 转录物和蛋白质,并且抗 IFN-γ 抗体延长同种异体移植物存活时间的作用已经得到了证实。此外,在 ELISPOT 测定中对产生 IFN-γ 的供体抗原特异性 CD4 和 CD8 T 细胞进行计数是在实验和临床研究中评估受体中是否存在供体-反应性 T 细胞及其水平的常用方法。

除了促炎功能以外,IFN-γ 还具有免疫调节功能。在基因敲除模型中,IFN-γ 将损害免疫耐受的建立。在不存在 IFN-γ 信号传导的情况下,多个 T 细胞应答的幅度增强,持续时间延长,这表明 IFN-γ 在维持适应性免疫应答的稳态中发挥了作用。这种稳态功能的潜在机制之一是 IFN-γ 上调活化 T 细胞上 Fas 表达,促进诱导活化的细胞死亡。这将导致效应 T 细胞数量减少,从而有利于移植物存活。

IL-17

IL-17 细胞因子家族实际上包括 6 个成员,它是一个复杂系统的组成部分。IL-17A 至 IL-17F 以二硫键连接的同型二聚体形式存在。IL-17A 和 IL-17F 由 CD4 和 CD8 T 细胞产生,并与二聚体受体 IL-17RA 和 IL-17RC 结合。上皮细胞、内皮细胞和白细胞表达 IL-17RA 和 IL-17RC,并对抗原诱导的 T 细胞生成的 IL-17 产生应答。信号通过衔接分子 Act1 从 IL-17RA 链转导,导致 NF-κB 活化和细胞因子基因转录。IL-17 与该受体的结合刺激了多个促炎细胞因子的产生,正如在 IL-17 介导的肠道、中枢神经系统和皮肤的免疫应答所观察到的。对内皮细胞和上皮细胞的刺激可诱导 IL-6 和 IL-8 的产生,导致强烈的中性粒细胞浸润。此外,IL-17 是细胞外细菌和真菌感染应答的关键细胞因子,在多种自身免疫疾病(包括多发性硬化、类风湿关节炎、牛皮癣和克罗恩病)发展和恶化过程中也发挥了重要的作用。

IL-17 在这些免疫性疾病中的作用引发了人们对同种异体移植物中急性和(或)慢性损伤的潜在作用机制的质疑。实际上,研究者已经在同种异体移植物再灌注后早期,以及在小鼠心脏同种异体移植物模型和临床肾脏移植物的急性排斥发作期间观察到 IL-17 转录物。然而, 野生型 C57BL/6 (H-2^b) 和 B6.IL-17$^{-/-}$ 受体在相似的时间对 BALB/c (H-2^d) 心脏同种异体移植物产生排斥,提示 IL-17 在这些同种异体移植物的急性排斥反应中作用有限。相比之下,在 B6.IL-17$^{-/-}$ 受体中,FVB (H-2^q) 心脏同种异体移植物的存活时间显著延长,移植后第 60 天存活率约为 40%。这种延长与同种异体移植物中 Treg 细胞数量的增加有关。MHC Ⅱ 类 MHC-异种、H-2^{bm12} 心脏移植物在缺失 T-bet 表达的转基因 C57BL/6 受体中出现严重的血管病变和失败,通过中和抗 IL-17 抗体可以抑制这种排斥反应。在另一个小鼠模型中,产生 IL-17 的供体-反应性 CD8 T 细胞介导 B6 小鼠 BALB/c 心脏同种异体移植物的急性排斥反应。运用抗 CD154 单克隆抗体调节对 T-bet$^{-/-}$受体进行调节，并且这种排斥反应可以通过中和抗 IL-17 抗体予以消除。总之，这些结果表明在心脏同种异体移植物小鼠模型的急性损伤期间存在 IL-17。然而，IL-17 似乎不是引发同种异体移植失败的必要因素，除非在受体的免疫系统因缺失 T-bet 而受损的情况下，IL-17 才代表宿主 Th1 应答受损。

Burlingham 和 Wilkes 在人类肺移植患者中的开创性研究结果显示，产生 IL-17 的 CD4 T 细胞对胶原蛋白 V 具有反应性，并且这种依赖 IL-17 的应答强度与闭塞性细支气管炎的发病率和严重程度相关。在小鼠的组织相容性不匹配的原位肺移植模型中，闭塞性细支气管炎的发生与脾脏 mRNA 和 IL-17 的血清蛋白水平相关，并且中和抗 IL-17 抗体可以抑制同种异体移植物纤维化病理学的发展。在另一个肺纤维化模型中，经支气管内给予自体肺抗 MHC Ⅰ 类 mAb，可以产生胶原蛋白 V 的自身抗体和促进肺纤维化的 K-α1 微管蛋白抗体；然而，通过运用抗 IL-17 抗体处理，可以减弱这种抗体应答反应和肺病理学表现。

免疫调节细胞因子

TGF-β

转化生长因子属于一类细胞因子的"超家族"。在哺乳动物中存在三种形式的 TGF-β，其中 TGF-β1 是免疫系统的主要形式。TGF-β 是一种不能与其受体结合的潜在前体，只有加工成二聚体后才能与其受体结合。TGF-β 二聚体与成对链（TGFβR Ⅰ 和 TGFβR Ⅱ）组成的四聚体受体复合物结合，启动细胞内信号向细胞核转导。这种结合可激活 SMAD 蛋白的磷酸化，随后，SMAD 蛋白易位至细胞核并与靶基因的启动子结合以调节转录。

TGF-β 是适应性免疫应答和预防自身免疫疾病的关键调节因子。TGF-β 或 TGFβR Ⅱ 的基因缺失可导致 T 细胞增殖和活化加速，从而引发小鼠的致死性自身免疫病症。TGF-β 直接抑制 T 细胞的增殖及其对溶解性 T 细胞和 Th1 细胞的功能分化。TGF-β 还抑制 B 淋巴细胞的活化和分化，包括抑制重链和轻链的产生，但是，TGF-β 促进 B 细胞向产生 IgA 的细胞分化。作为 TGF-β 介导的免疫调节的另一种机制，TGF-β 通过稳定 Foxp3 为 CD4+ Foxp3+ 调节性 T 细胞的发育及其体内平衡提供了关键信号。此外，在某些模型中，这些 Treg 通过产生 TGF-β 来介导免疫调节并抑制自身免疫疾病。在非免疫效应方面，TGF-β 通过对基质形成的直接作用及对重塑酶的作用，能够最大限度地诱导纤维化。这一点对肾移植具有重要意义，因为 CNI 疗法通过诱导源于实质细胞的 TGF-β 的表达发挥作用。

TGF-β 是一种有效的免疫调节细胞因子,目前多个研究正在探讨通过增加 TGF-β 的产生和抑制同种免疫反应来提高同种异体移植物的存活率。全身输注表达人 TGF-β1 的腺病毒载体后, 将同基因胰岛成功地移植到糖尿病组织 NOD 小鼠的肾囊,80% 以上的移植物存活时间超过 50 天,而未采用上述治疗的受体第 18 天即出现排斥反应。同样, 在小鼠模型中, 用携带人 TGF-β1 的脂质体或表达 TGF-β1 的腺病毒载体灌注 MHC 完全不匹配的心脏同种异体移植物, 可以延长 CD8 耗尽受体中同种异体移植物的存活时间。在治疗组中,超过 50% 的同种异体移植物的存活时间超过 60 天,而未接受治疗的受体在第 8 天即出现排斥反应。然而, 在长期存活的同种异体移植物中观察到间质纤维化和新内膜血管病变, 而在未使用 TGF-β 载体治疗的同种异体移植物中则未观察到上述现象。如上所述,TGF-β 与多个器官的纤维化和动脉病发展有关,而显著的纤维化作用超过了本身的免疫抑制,这在一定程度上阻碍了其在治疗上的应用。

TGF-β 的另一种策略是扩增 Treg 细胞群。TGF-β1 已经被用于通过注入自身免疫或同种异体移植受体中来扩增 Treg。在雷帕霉素和 TGF-β 的条件下获得的细胞培养物, 已被证实可以诱导来源于人类幼稚 CD4 T 细胞的功能强大的 CD4+ CD25+ Foxp3+ Treg。在 SCID 小鼠模型中,Treg 细胞与人类 T 细胞共同转移可以有效抑制移植物抗宿主病。这些策略目前正在从临床前模型向人类患者应用转换。

IL-10

IL-10 是一种同型二聚体。IL-10 的主要活性是通过与单核细胞上的受体结合来减弱炎症。其对抗原呈递细胞(即单核细胞/巨噬细胞、树突状细胞)的作用包括下调 MHC 和共刺激分子以及减弱促炎细胞因子,即 IL-1β、TNF-α 和 IL-12p40。IL-10 抑制 T 细胞增殖和 IL-2、IFN-γ 和 GM-CSF 的表达。相反,IL-10 促进 B 细胞增殖和存活及 Ig 类转换。

IL-10 通过与由两条 IL-10R1 和两条 IL-10R2 链组成的四聚体受体结合来发挥介导作用。IL-10 首先与两条 IL-10R1 链结合,通过构象变化使两条 IL-10R2 链结合成到一个复合物中。该四聚体复合物的形成可激活 JAK1 和 Tyk2,从而使 STAT3 磷酸化。磷酸化 STAT-3 二聚体易位进入细胞核,然后诱导靶基因的表达(包括 IL-10、TNF-α 和 IL-12p40)及细胞因子信号转导 3(SOCS3)的转录抑制因子,以抑制 IL-10 靶细胞中的 JAK 和 STAT 功能。

IL-10 的主要来源是单核细胞/巨噬细胞和一些 CD4+ Foxp3+ 调节性细胞群。虽然树突状细胞、B 细胞和 NK 细胞也可以产生 IL-10,但它们在炎症过程中被认为是次要来源。最近, 研究者在几名接受 HLA 不匹配骨髓移植并且对供体 HLA 抗原耐受的 SCID 患者中分离出一些新的 CD4 T 细胞群(Tr1),这些细胞群具有免疫抑制性和供体

HLA 特异性并产生大量 IL-10,与小鼠中的发现保持一致。此外,研究者已经在小鼠流感感染模型中发现了经流感病毒抗原诱发的可产生大量 IL-10 的 CD8 T 细胞群;中和 IL-10 可增加肺部感染的炎症和致死性损伤。

IL-10 作为炎症的关键调节因子, 基因突变中 IL-10 的缺失导致小鼠的自身免疫,并且弥漫性肠道炎症具有与克罗恩结肠炎相似的特征。IL-10 的免疫抑制功能引起了移植领域研究者极大的兴趣,因为它可能会诱导免疫耐受和延长同种异体移植物的存活时间。在小鼠模型中,使用腺病毒载体将编码病毒 IL-10 的基因输入同种异体移植物,可以适度地延长心脏同种异体移植物的存活时间。此外,用编码 IL-10 的反转录病毒载体转导 MHC 完全不匹配的心脏同种异体移植物,能够延迟 T 细胞移植物浸润的发生时间, 并且在小鼠模型中将心脏同种异体移植物的存活时间延长 12~39 天,而在大鼠模型中可以延长 7~14 天。鉴于上述结果,IL-10 可能无法单独应用,必须与其他方法联合使用才能实现长期植入。

总之,参与炎症和免疫反应的可溶性介质代表了一种多样化且极其复杂的生物反应网络。虽然已经明确这些可溶性介质存在于移植免疫应答过程中并且具有潜在的诊断用途,但是,它们的多样性和复杂性使其在治疗中的应用面临巨大的挑战。目前已经在小动物模型中进行了多项观察性研究,而人类研究的转化还需要仔细选择。尽管面临上述挑战,但小分子靶向疗法已经展示了令人刮目相看的临床效果,例如,通过药物抑制 IL-2 和其他 T 细胞生长因子,可以有效减少排斥反应。类似的,其他细胞因子和趋化因子的靶向疗法也被证实在临床移植中发挥了有益的作用。

(史晓峰 译)

延伸阅读

Adachi, O., T. Kawai, K. Takeda, M. Matsumoto, H. Tsutsui, M. Sakagami, K. Nakanishi, and S. Akira. 1998. Targeted disruption of the MyD88 gene results in loss of IL-1- and IL-18-mediated function. Immunity 9:143–150.

Akira, S., K. Takeda, and T. Kaisho. 2001. Toll-like receptors: critical proteins linking innate and acquired immunity. Nat Immunol 2:675–680.

Auffray, C., M. H. Sieweke, and F. Geissmann. 2009. Blood monocytes: development, heterogeneity, and relationship with dendritic cells. Annu Rev Immunol 27:669–692.

Charo, I. F., and R. M. Ransohoff. 2006. The many roles of chemokines and chemokine receptors in inflammation. N Engl J Med 354:610–621.

Devarajan, P. 2006. Update on mechanisms of ischemic acute kidney injury. J Am Soc Nephrol 17:1503–1520.

Dinarello, C. A. 2009. Immunological and inflammatory functions of the interleukin-1 family. Annu Rev Immunol 27:519–550.

Groom, J. R., J. Richmond, T. T. Murooka, E. W. Sorensen, J. H. Sung, K. Bankert, U. H. von Andrian, J. J. Moon, T. R. Mempel, and A. D. Luster. 2012. CXCR3 chemokine receptor-ligand interactions in the lymph node optimize CD4+ T helper 1 cell differentiation. Immunity

37:1091–1103.

Hildalgo, L. G., and P. F. Halloran. 2002. Role of IFN-gamma in allograft rejection. Crit Rev Immunol 22:317–349.

Katstelein, R. A., C. A. Hunter, and D. J. Cua. 2007. Discovery anad biology of IL-23 and IL-27: related but functionally distinct regulators of inflammation. Annu Rev Immunol 25:221–242.

Kee, B. L., R. R. Rivera, and C. Murre. 2001. Id3 inhibits B lymphocyte progenitor growth and survival in response to TGFb. Nat Immunol 2:242–247.

Korn, T., E. Bettelli, M. Oukka, and V. K. Kuchroo. 2009. IL-17 and Th17 cells. Annu Rev Immunol 27:485–517.

Li, M. O., Y. Y. Wan, S. Sanjabi, A.-K. L. Robertson, and R. A. Flavell. 2006. Transforming growth factor-b regulation of immune responses. Annu Rev Immunol 24:99–146.

Liao, W., J.-X. Lin, and W. J. Leonard. 2013. Interleukin-2 at the crossroads of effector responses, tolerance, and immunotherapy. Immunity 38:13–25.

Ma, A., R. Koka, and P. Burkett. 2006. Diverse functions of IL-2, IL-15, and IL-7 in lymphoid homeostasis. Annu Rev Immunol 24:657–679.

Mosser, D. H., and X. Zhang. 2008. Interleukin-10: new perspectives on an old cytokine. Immunol Rev 226:205–218.

Plantanias, L. C. 2005. Mechanisms of type-I- and type-II-infterferon-mediated signalling. Nat Rev Immunol 5:375–386.

Pratt, J. R., S. A. Basheer, and S. H. Sacks. 2002. Local synthesis of complement component C3 regulates acute renal transplant rejection. Nat Med 8:582–587.

Raue, H.-P., C. Beadling, J. Haun, and M. K. Slifka. 2013. Cytokine-mediated programmed proliferation of virus-specific CD8+ memory T cells. Immunity 38:131–139.

Rot, A., and U. H. von Andrian. 2004. Chemokines in innate and adaptive host defense: basic chemokinese grammar for immune cells. Annu Rev Immunol 22:891–928.

Townsend, J. M., G. P. Fallon, J. D. Matthews, P. Smith, E. H. Jolin, and N. A. McKenzie. 2000. IL-9-deficient mice establish fundamental roles for IL-9 in pulmonary mastocytosis and goblet cell hyperplasia but not T cell development. Immunity 13:573–583.

第 **4** 章

共刺激分子

Maria-Luisa Alegre，Anita S. Chong

> **本章概述**
>
> - 在结构上，共刺激分子由三个主要家族构成：免疫球蛋白(Ig)家族、肿瘤坏死因子受体(TNFR)家族和 T 细胞免疫球蛋白黏蛋白(TIM)家族。
> - 共刺激可以刺激或抑制 T 细胞活化。
> - 共刺激信号对于免疫和免疫耐受的产生具有至关重要的意义。
> - 共刺激分子是免疫耐受诱导中颇具前景的治疗靶标。

引 言

研究者早已发现至少需要两个信号才能完全激活淋巴细胞。在 T 细胞中，第一信号在同源抗原接合后由 T 细胞受体(TCR)递送，而第二信号在 T 细胞的共刺激受体与相邻 APC 的配体结合时递送。在没有共刺激信号的情况下，与 TCR 结合通常会诱导 T 细胞无反应性或凋亡，因此，共刺激分子可作为决定 T 细胞命运的关键因素。幼稚 T 细胞几乎不表达共刺激受体(例如，CD28 和 CD27)，但是在激活后上调多个其他受体的表达，其中一些在 T 细胞分化成效应细胞和记忆细胞后仍然保留。虽然一些共刺激分子可以支持 T 细胞活化，但是其他分子可以通过抑制 TCR 信号的传导来终止正在进行的免疫应答。有研究者对共刺激分子在移植中的作用机制提出如下假设：阻断正性共刺激信号或竞争性地触发负性共刺激信号，应能特异性地灭活主动识别抗原的 T 细胞(即移植中的同种异体反应性 T 细胞)，但保留其他特异性的 T 细胞。这一假设激起了人们的兴趣。这种方法应有助于促进供体特定应答丧失，甚至引发免疫耐受。目前已经发现了几种共刺激分子家族，包括免疫球蛋白超家族、TNFR 超家族和免疫球蛋白黏蛋白家族。本章将逐一讨论这些家族中的成员,以及其在同种免疫应答中的作用和移植存活的治疗靶向。

共刺激分子

经典的 T 细胞活化过程涉及 TCR 刺激、携带同源抗体的 APC 共刺激受体和次级淋巴组织结构的共刺激配体(图 4.1)(Li 等,2009)。但是,也有例外情况,例如,并非所有受体(能够发出信号)都在 T 细胞上,而且 APC 上有配体。共刺激受体 CD40 主要在 APC 而不是 T 细胞上表达,而其配体 CD154 在活化的 T 细胞而不是 APC 上表达。CD40 信号可以使 APC 上的 MHC 分子和共刺激配体上调,从而增强其激活 T 细胞的能力。此外,一些共刺激配体可以通过胞质尾区传递信号,从而在表达配体的细胞中发

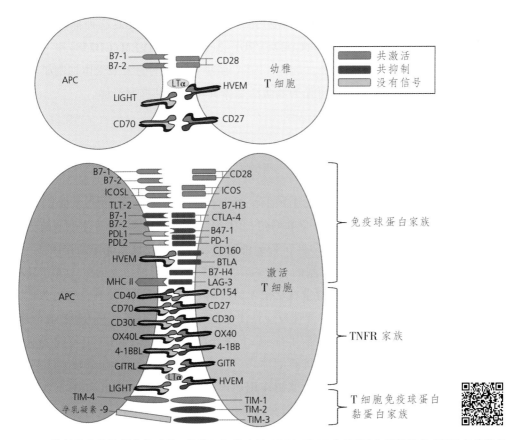

图 4.1 共刺激和共抑制家族成员。幼稚 T 细胞表达 CD28、CD27 和 HVEM,尽管只有 CD28 在幼稚 T 细胞中的作用被人们充分认识。活化的 T 细胞表达多种免疫球蛋白、TNFR 和 TIM 家族成员。共刺激受体和活化配体以绿色表示,而共抑制受体以红色表示,未发出信号的分子以灰色表示。

挥受体的作用。例如,CD28 的配体 B7-1(CD80)在通过 PDL-1 连接时可以作为 T 细胞上的共抑制受体。目前已知一些配体具有几个受体,而一些受体具有几个配体,有时产生相反的效应,从而使 T 细胞活化过程变得复杂。此外,T 细胞活化可以发生在次级淋巴器官和包括移植器官本身在内的组织中。最后,非造血细胞(例如,上皮细胞和内皮实质细胞)可以表达有限的共刺激配体和 MHC 分子,特别是在炎性条件下。因此,递送至 T 细胞的共刺激信号不仅可以由专职 APC 提供,而且可以由 T 细胞附近的许多实质细胞类型提供。总之,它们对同种异体移植反应的作用非常复杂,阻碍了研究成果向临床移植应用的快速转化。

免疫球蛋白(Ig)超家族

Ig 超家族是 CD28/B7 家族的成员。它们包括 CD28 和 ICOS 及其配体 B7-1(CD80)、B7-2(CD86) 和 ICOSL(CD278),以及越来越多的抑制性受体,即 CTLA-4(CD152)、PD-1(CD279)、BTLA(CD272)、B7-H4、B7S3 和 BTNL2;这种抑制性受体的相应配体是 B7-1/B7-2、PDL-1(CD274)/PDL-2(CD273)、HVEM(CD258) 和三种尚未确定的配体。APC 表达的抑制性配体 VISTA 通过 T 细胞上的未知受体抑制 T 细胞功能。此外,B7-H3(CD276)既可作为共激活受体又可作为共抑制受体。

激活分子
CD28/B7-1,B7-2

一般注意事项

CD28 是 T 细胞上的原型共刺激受体,参与几种关键的免疫反应,包括:①幼稚 T 细胞的激活;②Th1 和 Th2 的分化和增殖;③T 细胞存活的增强;④通过稳定细胞因子 mRNA 促进细胞因子的产生;⑤调节 Treg 细胞在维持外周免疫耐受中的作用。

CD28 的参与对幼稚 T 细胞的有效激活和预防细胞凋亡和无反应性诱导具有非常重要的意义。因此,研究者寻求在移植术后应用 CD28 抑制剂,使其在与同源抗原初次相遇时能够灭活或消除同种异体反应性 T 细胞。CD28 与 B7-1 和 B7-2 结合,其中 B7-1 可以在多种细胞类型(包括 T 细胞)上诱导产生,B7-2 在 APC 上持续表达并在 APC 活化时进一步上调。相同的配体以比 CD28 更高的亲和力结合 CTLA-4,但 CTLA-4 连接对 T 细胞应答产生抑制作用而不是激活作用。CTLA-4 的重要性通过 CTLA-4 缺失小鼠发生淋巴细胞增殖和自身免疫发展的事实得到证实。因为 CTLA-4 仅在活化后在 T 细胞中表达,所以 B7 家族成员的功能是首先通过 CD28 增强 T 细胞应答,然后通过 CTLA-4 抑制 T 细胞应答。

活化的 T 细胞在小鼠和人类中持续表达 CD28。然而,在衰老和慢性 HIV 感染期间,CD28 阴性的 CD8+ T 细胞亚群在人体中蓄积。这种情况与疫苗无反应性和 HIV 疾病的进展有关。这些细胞具有效应记忆表型,可维持强烈的同种异体反应性,并且对 CD28 阻断有抗性,因此构成了诱导移植耐受的潜在障碍。重要的是,最近已证实 CD28 表达缺失的 T 细胞在阻断黏附分子时容易受到抑制,这表明控制此类细胞或许可以提供一个新的治疗方向。

CD28 以二聚体的形式存在于 T 细胞表面,并定位于免疫突触微团簇中的 TCR 结合区域,与 APC 上的 MHC/抗原结合。这些微团簇保留了 TCR 活化的 PKCθ,导致 T 细胞信号活化持续。CD28 信号传导是一个复杂的生物学过程。在 CD28 配体中,B7-1 主要以二聚体的形式表达,而细胞表面的 B7-2 主要以单体的形式表达。CD28 通过 PI3/Akt/mTOR 和 NF-κB 激活两条主要通道。这两条通道不但控制细胞存活,并且在 T 细胞分化中起重要作用。Th1 和 Th17 分化必需 mTOR 中的 mTORC1 组分参与, 而 Th2 分化必需 mTORC2 组分参与。此外,mTOR 缺失可导致诱导调节 T 细胞(iTreg)而不是效应调节 T 细胞分化。在不存在 mTOR 的情况下,已经分化的 Th1 细胞活化将诱导无反应性。最后,mTOR 似乎通过 mTORC1 对 CD8+ T 细胞获取记忆进行负调节。mTOR 抑制产生的功能性结果与移植相关,因为 mTOR 是免疫抑制药物西罗莫司的靶标。

CD28 通过与配体 B7-1 和 B7-2 结合,上调抗凋亡分子 Bcl-xL,提高 T 细胞存活率,并通过稳定细胞因子 mRNA 促进增殖和细胞因子产生,确保端粒活性处于最佳状态,并增强葡萄糖代谢。活化的 T 细胞需要通过增加葡萄糖代谢来发挥功能,通过葡萄糖转运蛋白 Glut1 的表达可以实现这一点。CD28 还可调节递送至活化 T 细胞的信号强度,它与微环境中细胞因子类型共同决定活化幼稚 T 细胞的分化。

CD28 的另一个重要作用是调节胸腺发育和维持外周的 Treg。实际上,在 CD28 缺陷型小鼠、B7-1/B7-2 缺陷型小鼠和运用 CD28 抑制剂治疗的野生型小鼠中, 均观察到胸腺和外周中的 Treg 数量有所减少。CD28 也是 Treg 抑制功能所必需的成分,因为 Treg 在 CD28 条件性消除的小鼠中会引起严重的自身免疫反应, 主要影响皮肤和肺部。这一发现对 CTLA-4-Ig 在移植中的治疗应用具有重要意义,因为降低表达 CD28 的 T 效应细胞的活化可能无意中减少了 Treg 的数量。除了对 T 细胞的内在控制以外,CD28 还可以诱导 B7 家族成员对 APC 的反向信号进行传导。研究者已经证实,树突状细胞与 CD28 结合促进了小鼠中以 B7-1 和 B7-2 依赖性方式产生 IL-6 和 IFN-γ (图 4.2)。例如,IL-6 促进传统 T 细胞增殖及其逃避 Treg 介导的抑制作用;IL-6 在某些条件下还可促进 Th17 分化。

移植中靶向 CD28/B7 轴

CD28 已经广泛用于移植,并且是治疗靶点从实验室走向临床的一个良好示例(Li

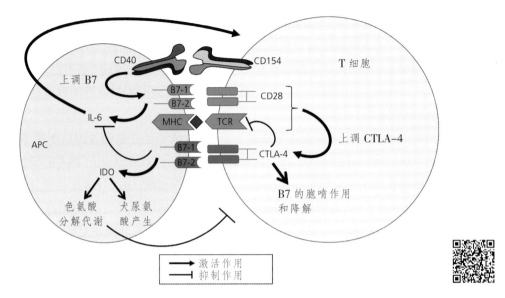

图 4.2 CD28 和 CTLA-4 参与的结果。TCR 识别抗原联合 CD28 与低水平的 B7 配体结合可导致 CD154 表达，与 CD40 结合后进一步上调 APC 的 MHC 和 B7 分子，从而增强 T 细胞活化。CD28 与 B7 的结合可导致树突状细胞以 B7 依赖的方式产生 IL-6，从而促进 T 细胞增殖。然后，活化的 T 细胞上调 CTLA-4，与磷酸酶结合后抑制 TCR 信号。此外，鉴于 CTLA-4 对 B7 家族成员表现出更高的亲和力，CTLA-4 与 B7-1 和 B7-2 的结合亲和力高于 CD28，并且还可以通过胞啃作用捕获这些配体，使得 APC 难以对 T 细胞产生正性共刺激。最后，CTLA-4 向 B7 的信号传导可引起 IDO 的上调和激活，从而抑制 T 细胞应答，并且还会抑制 IL-6 的合成。

等，2009）。目前抑制 CD28 主要通过两种方法，即靶向配体 B7-1 和 B7-2，以及阻断 CD28 受体自身。

目前阻断 B7-1 和 B7-2 主要通过两种方法：阻断这些配体的抗体和 CTLA-4-Ig。其中 CTLA-4-Ig 是一种融合蛋白，含有 CTLA-4 的细胞外结构域和 IgG 抗体的 Fc 片段。只有 CTLA-4 对 B7-1 和 B7-2 的亲和力高于对 CD28 的亲和力时才会产生 CTLA-4-Ig，CTLA-4-Ig 可以阻断 B7 与 CD28 的进一步相互作用。因此，抗 B7 抗体和 CTLA-4-Ig 通过阻断 B7 配体与 CD28 结合的能力，导致 T 细胞遇到抗原时无反应或发生凋亡。然而，这些试剂还可以阻断 B7 配体与已经活化的 T 细胞上 CTLA-4 结合的能力，从而防止 T 细胞固有 CTLA-4 产生抑制作用。此外，由于 CD28 信号对于 Treg 的稳态和功能具有十分重要的意义，因此阻止 CD28 参与的试剂也可能会降低 Treg 的"适应性"。虽然 CTLA-4-Ig 或抗 B7 抗体可以延长移植动物模型中同种异体移植物的存活时间，但是它们不能在更加严格的啮齿动物模型或非人类灵长类动物中诱导免疫耐受性，这一点可能不足为奇。人们一直希望将这些制剂与目前临床上使用的免疫抑制药物结合起来以提高其疗效。虽然钙调神经磷酸酶抑制剂在完全不匹配的模型中可以拮抗 CTLA-4-Ig 的治疗效果，但是 CTLA-4-Ig 联合西罗莫司可以促进移植物的耐受性。

CTLA-4-Ig 可以在表达 B7 的树突状细胞上诱导反向信号传导，从而增强 IDO 的表达水平和功能。IDO 是一种降解色氨酸并产生犬尿氨酸产物的酶。由于色氨酸是 T 细胞增殖的必需氨基酸，并且犬尿氨酸可以独立诱导 T 细胞死亡，因此 IDO 被认为是有效的免疫抑制分子。IDO 是维持同种异体妊娠的必要元素，并且其在 CTLA-4-Ig 延长胰岛同种异体移植物存活时间中发挥了关键性作用。相反，人源化形式的 CTLA-4-Ig（阿巴西普或亲和力更高的突变体贝拉西普）不能诱导 IDO，可能是因为这些分子的 Fc 片段突变，从而减少了 FcR 的结合。阿巴西普和贝拉西普均获批用于临床，一些中心已经运用贝拉西普联合巴利昔单抗诱导、霉酚酸酯和皮质类固醇作为预防肾移植排斥的治疗方案。相较于钙调神经磷酸酶抑制剂，贝拉西普更加安全，它可以将肾移植物的存活时间延长至 5 年并且恢复优异的肾功能，尽管早期急性排斥反应和感染的发生率相对偏高。同样的，在 EBV 不匹配的供体-受体移植对中，出现淋巴瘤的风险可能增加。

B7-1 和 B7-2 的靶向疗法可能会产生不同的结果。尽管最初人们认为 B7-1 与 CTLA-4 的结合力高于与 B7-2 的结合力，但是后来观察到 B7-1 和 PD-L1 之间存在新的相互作用，其中 B7-1 可以作为 T 细胞上的共抑制受体。这种相互作用在体内具有功能性，使用阻断 B7-1/PD-L1 相互作用的特异性抗体可以加速单一Ⅱ类不匹配模型中心脏同种异体移植物的慢性排斥反应发生。CD28 的最新靶向疗法是开发 CD28 受体的自身抗体。这些试剂具有保留 CTLA-4/B7 和 B7-1/PD-L1 相互作用的优点，可以发挥 CTLA-4 和 B7-1 对 T 细胞的固有抑制作用，以及内源性 CTLA-4 诱导树突状细胞中 IDO 的自然能力。然而，CD28 靶向疗法可能会减少 Treg 的体内稳态。遗憾的是，抗 CD28 抗体的生成一直困难重重，因为 T 细胞表面 CD28 的二聚体性质使得大多数二价抗体具有刺激性，可以产生非预期的正性共刺激信号。实际上，已经发现一些抗人 CD28 抗体可以激活 T 细胞，导致Ⅰ期研究的志愿者出现严重的短暂多器官衰竭。最近，已经生成了拮抗性单价抗 CD28 抗体并在非人灵长类动物中进行了测试。在体内，当这些抗体作为单一疗法使用时可以延迟急性排斥反应，并且可以协同钙调神经磷酸酶抑制剂防止心脏和肾脏同种异体移植物的急性和慢性排斥反应，从而诱导产生供体特异性低反应性。这与外周和移植物中 Treg 蓄积和 IDO mRNA 表达增加有关，提示 CD28 靶向疗法在体内相较于 B7 靶向疗法更具理论优势。

ICOS/ICOSL

一般注意事项

ICOS 作为 CD28 的家族成员，也可以共激活 T 细胞 (Simpson 等，2010)。由于 ICOS 在幼稚 T 细胞上的表达水平非常低，因此大多数共刺激功能在活化的 T 细胞中发生，表达于未极化的 T 细胞，以及 Th1、Th2、Th17、T 滤泡辅助细胞(T_{FH})和 Treg 上。FHICOS 也在 B 细胞上表达，ICOS 基因缺陷患者最突出的特征是有常见的变异性免疫缺陷伴生发中心形成缺陷，以及与 IgA、IgE 和 IgG 的某些同种型出现类别转换，提示 ICOS 在 B 细胞应答中发挥重要的作用。实际上，ICOS 缺陷型小鼠缺乏 T_{FH} 细胞，而这种 T 细胞类型专注于辅助 B 细胞和形成生发中心。重要的是，RING 型泛素连接酶家族中的成员——Roquin 可以在转录后调节 ICOS 表达。Roquin 突变的小鼠不能降解 ICOS mRNA(sanroque 小鼠)，因此表现出 ICOS 水平升高，导致生发中心形成增强、T_{FH} 分化和狼疮样疾病。

除了在 T_{FH} 细胞发育中的作用以外，ICOS 通过与配体结合对 Th1、Th2 和 Th17 细胞的分化和效应功能也发挥了十分重要的作用，可以促进它们的增殖、存活和效应细胞因子的产生，虽然关于其在小鼠与人 Th17 分化中的作用，以及其对 Th2 细胞的作用是否处于分化水平或已分化细胞的扩增水平仍然存在争议。ICOS 也与记忆性 T 细胞有关，因为 ICOS 缺失和 CIVD 患者的记忆细胞数量均有所减少了，但是这种现象是否与记忆的产生或维持减少尚未完全清楚。最后，ICOS 在维持 Treg 稳态、控制产生 IL-10 的 Treg 及外周耐受方面也具有十分重要的意义，尽管 ICOS 并不是 iTreg 分化中的必需因素。

移植中靶向 ICOS/ICOSL

ICOS 阻滞或 ICOS 缺失可以延长心脏移植物存活时间，其作用机制与移植物内 T 细胞活化、细胞因子表达减少及同种抗体产生减少相关。ICOS 的阻断时间可能对其有效性具有至关重要的作用，因为移植后早期阻断 ICOS 或基因缺失 ICOS 在延长同种异体移植物存活时间方面的效果远不如延迟阻断，这可能是因为 T 细胞上的 CD28 首先发生补偿。抗 ICOS 联合抗 CD154 可以预防小鼠模型中的慢性排斥反应。相比之下，在很少发生急性排斥的小鼠肾同种异体移植模型中，阻断 ICOS 可以加速排斥反应，表明 ICOS 在耐受诱导中起作用。这种现象是否与 Treg 中 ICOS 的功能有关仍然有待研究。

TLT-2,B7-H3

虽然配体 B7-H3 在 mRNA 水平广泛表达于造血细胞和非造血细胞，但蛋白质分布仅限于活化的 APC 和 T 细胞,这表明转录后水平受到严格调控(Yi 和 Chen,2009)。小鼠 B7-H3 包含有单个胞外免疫球蛋白结构域的单一同种型,而人基因组是包含串联重复免疫球蛋白结构域的同种型。最近,研究者确定了骨髓细胞(TREM)样转录物 2 (TLT-2)上表达的触发受体是 B7-H3 的受体,尽管这种相互作用仍然存在争议。TLT-2 在活化的 T 细胞上表达,B7-H3-Ig 可以与活化的 T 细胞结合,不依赖于其他已知的 CD28 家族成员。B7-H3 可以作为 T 细胞应答的激活剂和抑制剂。与体外的野生型树突状细胞相比,EL-4 淋巴瘤中的 B7-H3 表达可以增强 T 细胞的肿瘤消除作用和减少 B7-H3 缺陷型树突状细胞刺激 T 细胞同种异体反应。相反,重组小鼠和人 B7-H3 抑制抗 CD3 介导增殖和细胞因子产生,并且 B7-H3 缺陷型小鼠在气道炎症和 EAE 模型中较对照小鼠更早发病且程度更为严重。这些相互矛盾的结果可能是因为 B7-H3 与具有相反功能的两种受体结合,正如 B7-1 和 B7-2 与 CD28 和 CTLA-4 结合一样。在移植中,B7-H3 缺失与西罗莫司具有协同作用,可防止心脏和胰岛同种异体移植物的急性排斥,并且还会降低慢性心脏同种异体移植物血管病变的发生率,这些结果表明 B7-H3 是一种活化的共刺激分子。

抑制分子
CTLA-4/B7-1,B7-2

CTLA-4 在结构上与 CD28 相关,它能够与 B7-1 和 B7-2 结合,但对 B7-2 表现出更高的亲和力(Bour-Jordan 等,2011)。与 CD28 相反,CTLA-4 不在幼稚 T 细胞中表达,但是在 T 细胞活化时被诱导,并介导细胞周期停滞以终止免疫应答。大多数 CTLA-4 分子位于内吞囊泡中,因为 CTLA-4 通过网格蛋白依赖型内吞方式快速进入细胞。需要强调的是,该分子具有强效的抑制功能,CTLA-4 缺失小鼠迅速发生淋巴细胞增生性疾病,并在 3~4 周龄时死亡。CTLA-4 的抑制功能至少可以通过 CTLA-4 的 5 种特性得到解释(图 4.2)。首先,CTLA-4 对 B7-1 和 B7-2 具有较高的亲和力,可以阻止这些配体与 CD28 结合。其次,CTLA-4 可以在反式内吞作用或"细胞吞噬作用"过程中捕获和去除来自 APC 的 B7 分子,导致 B7 降解,并导致 APC 不能对 T 细胞产生共刺激。第三,CTLA-4 可以通过募集磷酸酶抑制 TCR 介导的信号。这可能引起 T 细胞上信号传导微团簇形成减少,从而导致 T 细胞黏附减少。目前已经有人提出了"反向停止信号传导模型",运用 CTLA-4 增强 T 细胞移动性并减少 T 细胞活化,通过抑制促进强黏附的 TCR 信号来限制 T 细胞与 APC 的接触时间,因为生产性 T 细胞应答需要较长时间的接触才能发生。第四,如前所述,CTLA-4 可以诱导 B7 向树突状细胞的反向信号传导,从而增强 IDO 的表达和功能,减少 T 细胞增殖并促进 T 细胞的死亡。最后,CTLA-4 在 Treg 中持续地高水平表达,并且已经证实其对 Treg 的抑制功能有一定的影响，因为研究者发现从表达 Foxp3 的 Treg 中选择性地消除 CTLA-4 后会导致淋巴细胞增殖和动物死亡。

在移植中，阻断 CTLA-4 与 B7-1 和 B7-2 结合已被证明可以加速 CD28 缺失小鼠出现心脏同种异体移植物排斥反应，而其与单链激动性抗-CTLA-4Fv 抗体化学交联后作用于同种异体肿瘤细胞的表面可以减少肿瘤消除，从而证实 CTLA-4 在同种异体反应中产生抑制作用。利用 CTLA-4 的抑制潜力开发治疗药物已经证明是具有挑战性的，因为目前所有的人类和小鼠 CTLA-4 抗体均为阻断剂，所以能够在体内增强 T 细胞应答，而非激动剂产生抑制作用。目前，临床上已经开发了阻断 CTLA-4 抗体的抗肿瘤免疫疗法，例如，伊匹单抗在 2011 年获得 FDA 批准用于治疗黑色素瘤，3 个月后，B7 阻断剂 CTLA-4-Ig 贝拉西普获批用于移植。

CTLA-4 是几种模型中诱导移植免疫耐受所必需的细胞因子，包括骨髓移植后产生混合嵌合体的耐受性及抗 CD154 和 DST 或抗 CD45RB 抗体诱导的外周耐受。此外，在几种小鼠模型中发现，在诱导免疫耐受后阻断 CTLA-4 可以引起急性排斥反应，这表明 CTLA-4 不仅对诱导而且对于维持移植耐受也很重要。

PD-1/PDL-1，PDL2；B7-1/PDL-1

激活后，PD-1 在 Treg、CD4+、CD8+、B 细胞、NK 细胞和巨噬细胞上表达，并且在长期刺激的"耗竭性" CD8+ T 细胞上持续表达（Francisco 等，2010）。PD-1 的 PD-L1 和 PD-L2 配体在活化的 APC 上表达。PD-L1 也存在于活化的 T 细胞和 Treg 亚群，以及持续地存在于实质细胞（例如，心脏、肺脏、肾脏和胎盘），并且内皮细胞上的 PD-L1 可以经诱导产生。重要的是，PD-L1 也可以作为活化 T 细胞上 B7-1 的配体，而 B7-1 可作为 T 细胞的共抑制受体。这些潜在的相互作用使得这些家族成员的抗体或融合蛋白的使用变得复杂化。最近，研究者发现 PD-L1 产生的抗体能阻止 PD-L1 与 B7-1 而不是与 PD-1 结合，这一发现有助于阐明这些体内相互作用的功能性后果。

PD-1 可以抑制 T 细胞增殖和产生细胞因子，PD-1 缺失小鼠出现淋巴细胞增殖，虽然这种增殖作用与 CTLA-4 缺失小鼠相比更温和。自身免疫表型取决于背景菌株，PD-1 缺失的 BALB/c 小鼠出现心肌病，而 C57Bl/6 小鼠出现狼疮样肾小球肾炎和关节炎。最近还发现 PD-1 参与可抑制 TCR 介导的停止信号和增强 T 细胞运动性，从而影响 T 细胞/树突状细胞接触的稳定性。

在移植中，研究者发现抗 PD-L1 以依赖于 PD-L1 与 B7-1 结合（而非与 PD-1 结合）的方式增强急性和慢性心脏同种异体移植物排斥。类似的，我们需要重新审视 PDL1-Ig 融合蛋白延长同种异体移植物存活时间和协同抗 CD154 或雷帕霉素诱导耐受性的能力，以确定上述作用是否由 PD-1 或 B7-1 的参与而引起。抗 PD-L1 和抗

PD-L2 的差异效应依赖于 CD28 表达，同样需要进一步的调查才能区分这种效应是阻断 PD-1 还是 B7-1 的结果。然而，PD-1 可以起重要的抑制作用，并且在长期激活的"耗竭"CD8+ T 细胞中介导低反应性。有趣的是，阻断 PD-1 可以恢复耗竭 CD8+ T 细胞的功能，从而消除慢性病毒感染，并且加剧脾细胞过继转移模型中的 GVHD。T 细胞中 PD-1 转基因过度表达可以延长次要同种异体抗原不匹配的心脏同种异体移植物的存活时间，而阻断 PD-1 可以在免疫耐受建立后诱导心脏同种异体移植物的排斥。总之，上述发现表明 PD-1 在维持移植物存活和耐受中发挥重要作用。除了抑制常规 T 细胞的功能以外，PD-1 还可以增强 T 细胞的调节作用。PDL1-Ig 可以促进幼稚 T 细胞向 iTreg 的转化并增强其抑制功能，而 APC 缺失 PDL-1 可以阻止这种转化。因此，PD-1 的靶向治疗可以利用两种耐受机制，即诱导常规 T 细胞的调节和共抑制。

BTLA, CD160, HVEM

BTLA 是另一个具有共抑制特性的 CD28 家族成员（Murphy 和 Murphy，2010）（图 4.3）。BTLA 缺少 CD28 和 CTLA-4 中的半胱氨酸二聚化结构域，因此以单体形式存在于细胞表面上。BTLA 在 B 细胞、树突状细胞和一些 NK 细胞及失能和活化的 T 细胞上表达，但是不在 Treg 上表达。BTLA 在 Th1 细胞上持续表达，表明其可以选择性地抑制 Th1 应答。BTLA 抑制固有免疫应答的作用也得到了证实。BTLA 是目前唯一发现的免疫球蛋白家族成员，其配体 HVEM 是 TNFR 家族的成员，不属于同一家族。作为 HVEM 的替代受体，CD160 是免疫球蛋白家族中 GPI 锚定的成员，也可以转导呈递给 T 细胞的抑制信号。在 BTLA 缺陷型小鼠中，观察到自身免疫性疾病的易感性增加，T 细胞和 B 细胞应答增强。

共刺激受体可以协同调节作用。在心脏同种异体移植物部分不匹配模型中，BTLA 的阻断或缺失可导致同种异体移植物的排斥反应加速。令人惊讶的是，在心脏同种异体移植物完全不匹配的模型中，靶向 BTLA 可以延长同种异体移植物的存活时间，与 PD-1 的表达增强相关。类似的，抗 BTLA 不会加速排斥反应，而是与 CTLA-4-Ig 协同诱导胰岛同种异体移植物的供体特异性耐受。这可能是由于 BTLA 在维持 CD4+ T 细胞存活方面发挥了作用，因为 BTLA 的阻断或基因缺陷会导致 GVHD 模型中供体 T 细胞存活率降低。也可能是抗 BTLA 抗体在体内具有一定程度的激动能力。据报道，环孢菌素 A 可以减少 T 细胞中 BTLA 的上调，而西罗莫司没有此种作用。最近报道了在临床中使用非耗竭（可能为激动性）抗-TRTLA mAb 可以通过依赖于 BTLA 在 T 细胞上表达的方式预防 GVHD 的发生，同时保留移植物抗肿瘤和抗病原体应答。

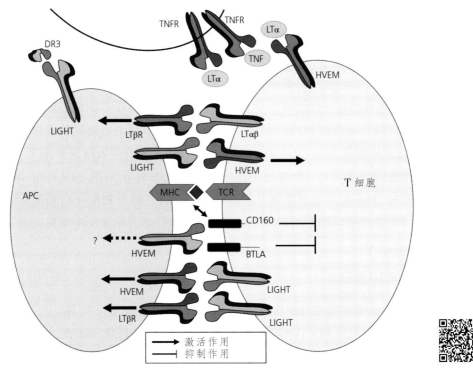

图 4.3　LIGHT、HVEM 和 CD160 通路。幼稚 T 细胞表达 HVEM,而活化的 T 细胞表达 LIGHT、LTαβ、BTLA 和 CD160。与 LIGHT 或可溶性 LTα 结合后,HVEM 可以作为 T 细胞的共激活因子发挥作用。HVEM 还可以作为 BTLA 的配体和 GPI 锚定的 CD160 发挥共抑制 T 细胞的作用。LIGHT 还可以作为 LTβR 的配体并与 DR3 结合,从而增加了该通路的复杂性。LTα 还可以作为 TNFR1 和 TNFR2 的配体(在该图中均标记为 TNFR),并且 TNFR 还可以与 TNF 结合。

B7-H4

　　与 B7-H3 一样,B7-H4 也是通过 DNA 序列同源性与其他 B7 家族成员区分开来(Yi 和 Chen,2009)。尽管表面蛋白在 mRNA 水平上广泛分布, 但是经 IL-6 和 IL-10 刺激后仅在人类的上皮细胞和骨髓细胞中表达,在小鼠中的表达仅限于造血细胞。目前 B7-H4 的受体仍然没有明确。B7-H4-Ig 可以在体外抑制抗 CD3 介导的 T 细胞活化和同种异体反应性 CTL 的产生。阻断 B7-H4 可以在体内增强 T 细胞应答, 提示 B7-H4 具有抑制作用。然而,B7-H4 缺陷型小鼠不会发生自身免疫疾病,仅在硕大利什曼原虫感染时出现轻度增强的 Th1 应答, 表明 B7-H4 的作用不如其他共抑制分子突出。有趣的是,有报道称,B7-H4 通过抑制中性粒细胞前体细胞的生长而成为固有免疫的负调节剂。

据报道，阻断或基因消除 B7-H4 在 CD28 缺陷小鼠完全不匹配心脏同种异体移植物中可加快排斥反应的发生，但对野生型小鼠没有这种影响。此外，还可诱导 B7-1/B7-2 双重缺失小鼠心脏同种异体移植物排斥反应，导致心脏移植物无法长期耐受。后续的研究表明 B7-H4 的抑制作用与 CTLA-4 活性无关。最终，研究者发现 CTLA-4-Ig 延长同种异体移植物存活时间取决于受体而非供体 B7-H4。

B7S3

B7S3 是 B7 家族的新成员，具有两种不同的剪接异构体；B7S3 在造血细胞和非造血细胞中表达。人类基因组含有单个 B7S3 同源物，而小鼠基因组包含 10 个相关的家族成员。B7S3 的受体仍然有待确定。在激活后，B7S3-Ig 持续地与 APC 结合，同时也与 T 细胞结合，并且在体外表现出阻止 T 细胞活化的效应，这表明该分子具有抑制功能。它在移植中的作用仍然有待研究。

BTNL2

嗜乳脂蛋白样 2(BTNL2)是新近发现的另一种 B7 家族成员，高度表达于淋巴组织和肠道。BTNL2 突变与结节病和肌炎的易感性升高有关。虽然 BTNL2-Ig 融合分子的受体表达于活化的 T 细胞和 B 细胞上，但与已知的 CD28 家族成员明显不同。BTNL2-Ig 在体外抑制 T 细胞活化，表明 BTNL2 具有负性共刺激分子的作用。

VISTA

T 细胞活化的 V 结构域 Ig 抑制剂(VISTA)是最新发现的 B7 家族成员，与 PD-L1 具有同源性。VISTA 在造血细胞上表达，VISTA-Ig 或表达 VISTA 的 APC 在体外抑制 T 细胞生长，而在小鼠中阻断抗 VISTA mAb 可以使 EAE 加剧。肿瘤细胞过度表达 VISTA 也可以抑制抗肿瘤免疫应答，因此，VISTA 被视为另一种负性共刺激分子。

TNFR/TNF 超家族

TNFR 超家族的成员超过 20 个，具有膜结合型和可溶型两种形式。这些受体的细胞内结构域与 TNF 受体相关因子(TRAF)适配器结合，并激活 MAP 激酶和转录因子 NF-κB。虽然 TNFR、Fas 和 TRAIL 在其细胞质尾部均含有介导细胞凋亡的死亡结构域，但不含死亡结构域的其他家族成员也可以支持 T 细胞的活化和存活。CD40 及其配体 CD40L (CD154) 是该家族中第一个被识别的共刺激配对。其他家族成员包括 CD27/CD70、CD30/CD30L、OX40/OX40L、4-1BB/4-1BBL、GITR/GITRL 和 HVEM/LIGHT。迄今为止，除了 HVEM 与 Ig 家族 BTLA 和 CD160 抑制成员的跨家族配对以外,尚未在该家族中发现共抑制配对。在所有这些受体中,只有 CD27 和 HVEM 由幼稚 T 细胞表达,而所有其他成员均在 T 细胞活化后诱导表达。然而,记忆细胞和 Treg 持续表达几种 TNFR 超家族成员。因此,这些分子可以控制效应细胞和记忆细胞应答,但不会刺激初始 T 细胞。

CD40/CD154

CD40 在树突状细胞、B 细胞和巨噬细胞上低水平表达,经激活后表达上调 (Elgueta 等,2009)。它也可以在实质细胞(如上皮细胞、内皮细胞和成纤维细胞)中诱导产生。其配体 CD154 在活化的 T 细胞、NK 细胞、嗜酸性粒细胞和血小板上表达。树突状细胞上的 CD40 信号传导可以使 B7-1 和 B7-2 的表达增加,从而增强它们对 T 细胞的抗原呈递作用。CD40 在 T 细胞依赖性 B 细胞应答中也发挥了关键作用,因为 CD40 结合可诱发 B 细胞增殖、分化、生发中心形成、抗体同种型转换和亲和力成熟,因此,对于记忆 B 细胞和长寿血浆细胞的产生具有至关重要的意义。

消除 CD154 基因片段或阻断 CD40/CD154 相互作用,可以显著延长啮齿动物的同种异体移植物存活时间,在心脏、肾脏和胰岛的同种异体移植模型中短期给予抗 CD154 也观察到了同样的效果。然而,经常可见慢性排斥反应,表明未能完全控制同种异体免疫的产生。一些研究人员将抗 CD154 与其他免疫抑制药物(如 CTLA-4-Ig 或西罗莫司)联合使用,虽然疗效有所提高,但仍然未能诱导供体特异性免疫耐受。重要的是,在非清髓性预处理方案中增加抗 CD154 mAb 后,可以诱导同种异体皮肤移植物的稳定混合嵌合状态和供体特异性耐受。抗 CD154 联合供体特异性输注(DST)还可以在心脏或胰岛同种异体移植物模型中诱导供体特异性耐受性,以及在精心设计的模型(例如,完全不匹配的皮肤同种异体移植物)中延长同种异体移植物的存活时间。在不存在 CD40-CD154 相互作用的情况下,DST 的免疫抑制作用可能是受体的树突状细胞间接呈递凋亡供体细胞后 T 细胞失活所致。事实上,抗 CD154 单克隆抗体/DST 疗法可以经过几条通路促进 T 细胞耐受,包括消除活化的 T 细胞 (特别是 CD8+ T 细胞)、将常规 T 细胞转化为 iTreg 并增强 nTreg 的抑制功能。这种治疗方法还可以防止树突状细胞的成熟,从而进一步减少 T 细胞引发的排斥反应。有趣的是,CsA 可以阻断抗 CD154 mAb 的致耐受性作用,可能是因为它通过抑制 IL-2 阻止了 Treg 的扩增,并且通过阻断 NF-AT 活化消除了诱导 T 细胞失能的机制。

抗 CD154 治疗在接受肾移植或胰岛同种异体移植的非人灵长类动物中也非常有效,尽管停止治疗后最终还是会导致移植物排斥。由于出现与 CD154 的血小板表达相关的意外血栓栓塞事件,患者的初始 Ⅰ 期临床试验已经停止。鉴于 CD154 靶向疗法在移植动物模型中取得了显著效果,目前制药公司正在积极地寻求其他 CD40/CD154 通路靶向制剂，包括阻断 CD40 抗体、不会引发血小板聚集的抗 CD154 抗体和 CD154 RNA 抑制剂。

CD27/CD70

CD27 是在幼稚 T 细胞上表达的 TNFR 家族成员之一（Denoeud 和 Moser，2011）。它也在 B 细胞和 NK 细胞上表达。其配体 CD70 在 APC 上表达，并在活化的 T 细胞和 B 细胞上表达。CD27 信号传导在 T 细胞活化、B 细胞产生 T 依赖抗体和 NK 介导的病毒感染免疫中具有重要的作用。研究者发现，在 CD27 缺失小鼠中，相较于 CD4+ T 细胞，CD8+ T 细胞对病毒感染后功能性和记忆性细胞的发育发挥了更加重要的作用。尽管 CD27 不含有死亡结构域，但是它可以募集促进 T 细胞和 B 细胞凋亡的死亡通路，而且 B 细胞中 CD70 的转基因表达会导致来自次级淋巴器官的幼稚 T 细胞大量耗竭，以及动物死于机会性感染。人类记忆 B 细胞表达 CD27，与 CD70 结合后发育成浆细胞。因此，阻断 CD27-CD70 通路也可以抑制记忆 B 细胞应答。

在移植中，阻断 CD70 已被证实在野生型小鼠中可以延长心脏同种异体移植物存活时间，并且在 CD28 缺失受体中诱导长期耐受性，抑制慢性排斥反应的发生。虽然抗 CD70 单克隆抗体对 CD4 介导的排斥反应几乎没有影响，但它可以阻止 CD8 介导的排斥反应并且减少 CD8+ 记忆 T 细胞。最近，研究者证实在首次同种异体皮肤移植期间，运用抗 CD154 和抗 LFA-1 联合抗 CD70 治疗，可以通过阻断 CD27 通路来减少记忆 T 细胞形成，从而改善二次供体心脏同种异体移植物的耐受性。类似的，在 CD27 缺失的受体中，对首次心脏同种异体移植物的致敏作用可以使 40 天后二次移植的供体心脏存活时间延长，这与记忆 T 细胞的形成减少相关。该通路的靶向疗法是否也可以使已经分化的野生型记忆 T 细胞失活仍有待研究。CD27/CD70 在 Treg 中的作用机制也仍未完全清楚。

CD30/CD30L

CD30 是 TNFR 家族的另外一个成员，不在幼稚 T 细胞上表达，而在活化的 T 细胞亚群上差异表达，Th2 细胞的表达水平高于 Th1 细胞，并且 Treg 持续表达 CD30。其结合配体 CD30L 在 APC 和实质细胞上表达。CD30 可以从效应细胞和记忆细胞中脱落，并且在肾移植受体的尿液中检出 CD30 可以作为急性排斥的预测因素。血液中可溶性 CD30 的水平也与动物和人类的肾脏、胰岛、心脏、肺和肝的同种异体移植物排斥有关。在睾丸的免疫赦免部位移植胰岛同种异体移植物后，CD30 被证实可以引起记忆 CD8+ T 细胞的凋亡。在 Treg 介导的心脏移植模型中，记忆 CD8+ T 细胞的杀伤作用也表现出 CD30 依赖性。类似的，从 CD30 缺失小鼠中分离的 Treg 在抑制 GVHD 方面不如野生型 Treg 有效。

OX40/OX40L

OX40 也在活化的 T 细胞、记忆 T 细胞和 Treg 上表达(Demirci 和 Li,2008)。除了增强 T 细胞活化以外,OX40 还可以促进 T 细胞分化为 Th1 和 Th2 表型,同时它也是产生记忆 T 细胞所必需的分子,有可能通过维持表达 Bcl-2、Bcl-x$_L$ 和存活蛋白来延长 T 细胞的存活时间。此外,在不存在 OX40 的情况下,记忆 T 细胞产生 IFN-γ 的能力明显下降。OX40 激动剂还可以防止 Treg 抑制常规 T 细胞,并减少幼稚 T 细胞向 iTreg 和产生 IL-10 的调节细胞分化。然而,与 CD28 不同,OX40 不是 nTreg 胸腺发育过程的必需因素,并且 OX40 缺失的 T 细胞具有正常的抑制能力。OX40 信号传导还被发现可以恢复失能 T 细胞的效应作用。因此,OX40 可以通过增强效应 T 细胞活化和防止调节作用,潜在地促进免疫应答,并且还可以逆转耐受性。

在 CD28 和 CD154 双重缺失小鼠或者运用抗 CD154 和 CTLA-4-Ig 治疗的野生型小鼠中,通过阻断 OX40 但保留其他共刺激分子的方式,可以阻止同种异体反应性 T 细胞的激活,并且促进同种异体皮肤移植物的耐受性。这些数据表明 OX40 的表达与 CD28 和 CD40 信号传导无关,并且 OX40 是在没有 CD28 和 CD40 参与的情况下激活 T 细胞的主要共刺激通路。此外,由于 CD4 和 CD8+ T 细胞均会影响皮肤同种异体移植的排斥反应,而且防止 CD28 和 CD40L 阻断的 CD8+ T 细胞难以控制,因此,通过阻断 OX40 可能可以抑制两种 T 细胞亚群。相反,移植时的 OX40 信号已被证实可以防止抗 CD154 mAb 介导的心脏同种异体移植物耐受,或者 CD154 缺陷小鼠胰岛同种异体移植物的排斥反应,并以 CD40 非依赖性方式促进同种抗体的产生。在建立耐受性后,OX40 信号不会引起急性排斥反应,但会引起慢性排斥反应。有趣的是,阻断 OX40 但保留其他共刺激分子也已经被证实与 CD28 和 CD154 阻断相结合后,可以延长记忆 T 细胞介导的皮肤同种异体移植物排斥时间,而 OX40 和 CD28 阻断的组合也可以延长预致敏的心脏移植物存活时间。这些结果表明,通过抑制 OX40 可成功控制同种异体反应性记忆 T 细胞。目前,大型动物因感染的异源免疫作用或者因妊娠、输血或以前的移植被致敏(Demirci 和 Li,2008)时,可产生同种异体反应性记忆 T 细胞,而这种记忆 T 细胞被认为是它们产生移植耐受性的主要障碍。

4-1BB/4-1BBL

4-1BB 是 TNFR 家族的成员,主要在活化的 CD8+ T 细胞上表达,小部分在活化的 CD4+ T 细胞和 NK 细胞上表达(Lee 和 Croft,2009)。它也可以在 Treg 上持续表达。其配体在活化的 DC、B 细胞和巨噬细胞上表达。由于其优先共刺激 CD8+ T 细胞,缺乏

4-1BB 的小鼠在病毒感染后产生 CTL 的缺陷。而且,4-1BB 还可以促进 CD4+T 细胞激活和分化成 Th2。在移植中,激动性抗-4-1BB mAb 可以加快皮肤和心脏同种异体移植物的排斥反应发生, 而阻断 4-1BB 可以通过抑制依赖于 CD8+T 细胞的排斥反应,从而延长肠道同种异体移植物的存活时间。4-1BB 也在记忆 CD8+T 细胞的形成过程中发挥了促进作用。与 OX40 相似,4-1BB 结合已被证明可以降低 nTreg 的抑制功能,但是,据报道 4-1BB 的特异性激动性抗体可以促进体内抑制性 CD8+T 细胞的产生,导致 Th17/Treg 平衡向 Treg 方向明显偏移,从而改善小鼠的 EAE。该现象背后的分子机制仍有待进一步探索。

GITR/GITRL

GITR 也在活化的 T 细胞、B 细胞、NK 细胞和 Treg 上表达, 并且也在巨噬细胞上被发现(Azuma,2010)。GITRL 在 DC 和实质细胞上表达。GITR 可以作为 T 细胞应答的共激活因子,但也可以诱导表达细胞的凋亡。GITR 可以减少抑制,尽管尚不清楚这种抑制作用是仅仅与传统 T 细胞激活后逃避抑制有关,还是也与直接调节 Treg 的抑制功能有关。最近, 研究者已经证明, 使用 GITR-Ig 融合蛋白联合抗 CD154 可以阻断 GITR 的参与,从而延长皮肤同种异体移植物的存活时间,这个过程依赖于 Treg,与上述体外结果保持一致。

HVEM/LIGHT

与大多数其他 TNFR 家族成员相反,HVEM 在幼稚 T 细胞上高表达, 但其表达水平在 T 细胞活化期间有所降低,并且随着细胞进入静止期重新恢复到高水平(Murphy 和 Murphy,2010)。事实上,它的表达动力学与其结合配偶体 BTLA 相反。HVEM 也在 B 细胞和 NK 细胞上表达。HVEM 可以结合 TNF 家族中的两个配体(LIGHT 和可溶性 LTα), 以及免疫球蛋白家族中的两个受体 BTLA 和 CD160。如上所述,HVEM 作为配体与 BTLA 和 CD160 受体结合后,将抑制信号传递给 T 细胞。相反,HVEM 作为受体与 LIGHT 配体结合能够共激活 T 细胞。LIGHT 还可以与 LTβR 和诱饵受体 3(DR3)结合,而 LTβR 又可以与膜结合的 LTαβ 异源三聚体结合,LTα 可与 TNFR1 和 TNFR2 结合(图 4.3),进一步使问题复杂化。LTαβ-LTβR 与 TNF-TNFR 系统一起控制多种生理过程(包括 T 细胞稳态、炎症、分化),并且通过激活非经典 NF-κB 通路促进淋巴器官的发育和维持。在骨髓移植中,HVEM 与 LIGHT 的相互作用(Murphy 和 Murphy,2010)具有重要的意义。与野生型细胞的转移不同,转移 HVEM 缺陷或 LIGHT 缺陷的供体细胞不会产生 GVHD。阻断抗 HVEM 抗体可以缓解野生型供体细胞引发的疾病并促进稳定造血嵌合体的建立。在胰岛移植模型中,使用 LTβR-Ig 阻断 HVEM/LIGHT 通路可以协同 CTLA-4-Ig 延长移植物的存活时间。然而,鉴于这些家族成员的复杂相互作用,以及 HVEM 作为共激活受体和共抑制配体的能力,必须采取谨慎的态度解释这些数据。

TIM 家族

2001 年,研究者在寻找哮喘易感基因和在 Th1 和 Th2 细胞上差异表达的分子时发现了 T 细胞免疫球蛋白黏蛋白(TIM)家族。小鼠的 TIM 基因家族由 8 个成员组成,其中 3 个(TIM-1、TIM-3 和 TIM-4)在人类中具有保守性。除了共刺激功能以外,TIM 蛋白还是磷脂酰丝氨酸受体,可以识别和清除凋亡细胞(Yeung 等,2011)。

TIM-1,TIM-4,磷脂酰丝氨酸

TIM-1 优先表达于分化的 Th2 细胞;但它也在 B 细胞、肥大细胞和 NKT 细胞上表达。值得注意的是,TIM-1 也称为肾损伤分子 1(KIM-1),可在急性肾损伤后的肾小管上皮中出现。早期 TIM1 被认为与 TIM-4 结合,但最近的研究对这一概念提出了挑战。TIM-1 信号可以在体外共刺激 T 细胞增殖并增加 IL-4 的产生。已经开发了几种可以与细胞外 IgV 结构域结合的 TIM-1 抗体。3B3 抗体对 TIM-1 具有高亲和力,可在体内增强体内免疫应答,加剧 EAE,并防止产生免疫耐受。相反,亲和力较低的抗体(例如,RMT1-10)可以抑制过敏原诱导的气道炎症和 EAE。在移植中,抗 TIM-1 抗体 3B3 在体内将 Treg 转化为 Th17 细胞,增强效应 T 细胞的作用,并在胰岛移植模型中拮抗耐受诱导。相比之下,RMT1-10 已被证明可延长小鼠心脏移植物的存活时间,并与西罗莫司联用产生协同作用,以依赖于 Treg 的方式诱导免疫耐受性。在缺失 Th1 应答且抗 CD154 和 CTLA-4-Ig 诱导的耐受性受到抵制的 T-bet 缺陷模型中,观察到 RMT1-10 可以恢复免疫耐受。有趣的是,RMT1-10 的致耐受性效应似乎依赖于 B 细胞。在该模型中,根据 TIM-1 表达可以识别表达 IL-4 和 IL-10 的 B 细胞亚群,并且可以标记 Breg 群体,因为这些细胞的转移可以诱导供体特异性耐受的产生。IL-4 是 B 细胞上 TIM-1 表达和 B 细胞产生 TIM-1 介导的 IL-10 的必需因子。抗 TIM-1 抗体产生相反的效应可能是由于它们与 TIM-1 的亲和力存在差异,强调了这些分子增强或减弱免疫应答的潜在挑战。

TIM-3,半乳凝素-9,磷脂酰丝氨酸

TIM-3 最初被发现表达于 Th1 细胞,但现在已经发现其也在 Th1、Th17、CD8+ T 细胞、DC、巨噬细胞和肥大细胞上表达。其配体 S 型凝集素半乳糖凝集素-9 在 Treg、B 细胞、肥大细胞和实质细胞上表达,IFN-γ 可以上调其表达。TIM-3 也是磷脂酰丝氨酸

受体。TIM-3 作为 Th1 和 Th17 细胞的共抑制受体发挥作用,部分可诱导胱天蛋白酶依赖性 T 细胞凋亡。研究已经发现阻断抗 TIM-3 抗体可诱导加速性心脏同种异体移植物排斥反应,这种作用机制与同种抗体产生增加、Th1/Th17 极化和 iTreg 诱导抑制相关。阻断 TIM-3 已被证实可以减少 Treg 的抑制并防止耐受诱导,这与 Treg 上半乳糖凝集素-9 表达保持一致。可溶性半乳糖凝集素-9 可以延长小鼠皮肤和心脏同种异体移植物存活时间,减少 Th1 和 Th17 细胞因子的产生和增强 Treg 的功能,表明该方法具有一定的治疗潜力。

磷脂酰丝氨酸,TIM-4

TIM-4 不在 T 细胞上表达,而是在 APC 上(包括树突状细胞、巨噬细胞和腹膜 B-1 细胞)表达。与其他 TIM 家族成员不同,TIM-4 的细胞质尾部缺乏任何已知的信号传导结构域,因此可能不会介导与 APC 的信号传导。然而,TIM-4 与其在 T 细胞上的受体结合可以促进 Th2 应答。有趣的是,TIM-4-Ig 已被证实可以抑制幼稚 T 细胞,但其增强预活化 T 细胞功能的机制尚未完全阐明。TIM-4 在同种异体反应中的作用仍有待阐明。

临床移植的总结和相关性

适应性免疫应答受到感染、损伤和炎症的影响。移植可导致多种炎症反应,并通过固有免疫和适应性免疫的协调作用影响移植排斥和最终生存率。共刺激分子为 T 细胞启动、分化、记忆反应、Treg 发育和 B 细胞生成提供核心帮助。虽然通过阻断共刺激通路诱导供体特异性耐受是一个颇具希望的治疗途径,但最近的研究表明其中的调节机制极为复杂。除了"正性"共刺激受体的最佳靶点以外,试剂可能对效应 T 细胞上表达多种相同共刺激受体的 Treg 产生不利影响。运用试剂阻断记忆 T 细胞的共刺激作用可能会加剧感染复发的风险。另一个挑战是了解实质细胞表达的共刺激分子的作用,以及阻断这些分子引发的特定结果,特别是抑制同种异体反应产生的结果。最后,目前临床上还没有利用共抑制分子抑制 T 细胞应答的治疗方案。

(裴广辉 译)

参考文献

Azuma, M., Role of the glucocorticoid-induced TNFR-related protein (GITR)-GITR ligand pathway in innate and adaptive immunity. Critical reviews in immunology, 2010. 30(6): p. 547–557.

Bour-Jordan, H., et al., Intrinsic and extrinsic control of peripheral T-cell tolerance by costimulatory molecules of the CD28/ B7 family. Immunological reviews, 2011. 241(1): p. 180–205.

Demirci, G. and X.C. Li, Novel roles of OX40 in the allograft response. Current opinion in organ transplantation, 2008. 13(1): p. 26–30.

Denoeud, J. and M. Moser, Role of CD27/CD70 pathway of activation in immunity and tolerance. Journal of leukocyte biology, 2011. 89(2): p. 195–203. Epub 2010 Aug 10.

Elgueta, R., et al., Molecular mechanism and function of CD40/CD40L engagement in the immune system. Immunological reviews, 2009. 229(1): p. 152–172.

Francisco, L.M., P.T. Sage, and A.H. Sharpe, The PD-1 pathway in tolerance and autoimmunity. Immunological reviews, 2010. 236: p. 219–242.

Lee, S.W. and M. Croft, 4-1BB as a therapeutic target for human disease. Advances in experimental medicine and biology, 2009. 647: p. 120–129.

Li, X.C., D.M. Rothstein, and M.H. Sayegh, Costimulatory pathways in transplantation: challenges and new developments. Immunological reviews, 2009. 229(1): p. 271–293.

Murphy, T.L. and K.M. Murphy, Slow down and survive: enigmatic immunoregulation by BTLA and HVEM. Annual review of immunology, 2010. 28: p. 389–411.

Simpson, T.R., S.A. Quezada, and J.P. Allison, Regulation of CD4 T cell activation and effector function by inducible costimulator (ICOS). Current opinion in immunology, 2010. 22(3): p. 326–332.

Yeung, M., M. McGrath, and N. Najafian, The emerging role of the TIM molecules in transplantation. American journal of translational, 2011. 11 (10): p. 2012–2019.

Yi, K.H. and L. Chen, Fine tuning the immune response through B7-H3 and B7-H4. Immunological reviews, 2009. 229(1): p. 145–151.

第 5 章

主要组织相容性复合物

Raja Rajalingam, Qiuheng Zhang, J. Michael Cecka, Elaine F. Reed

本章概述

- 主要组织相容性复合物(MHC)是一组编码细胞表面分子的基因,包括人体的 HLA 抗原,HLA 基因在个体间具有高度多态性。
- 在结构和功能上,MHC 分为三个类别。
- HLA Ⅰ 类分子被广泛表达,而 HLA Ⅱ 类分子仅限于 APC 中表达;二者均可向 T 细胞呈递抗原以触发免疫反应。
- 供体和受体间的 HLA 差异(错配)是排斥反应的主要触发因素。
- HLA 匹配可改善大部分实体器官移植中移植物的存活。
- HLA 分子为同种抗体的靶标。大部分同种抗体可攻击错配的供体 HLA 分子, 但目前也发现了针对非 HLA 分子的抗体且可能具有临床意义。

引言

人类主要组织相容性复合体(MHC)位于染色体 6p21.3,其包含大约 224 个功能基因和假基因。近 40% 的基因编码参与免疫反应的分子,包括人类白细胞抗原是移植的主要障碍。HLA 基因具有高度多态性并表现出明显的连锁不平衡。受体和受体之间 HLA 分子的差异供体激发 T 细胞、B 细胞和自然杀伤(NK)细胞反应。因此,HLA 分子是同种异体基因移植排斥反应的关键靶点。匹配 HLA 供体和受体的抗原延长了移植物在大多数实体器官和所有干细胞移植器官中的存活时间;然而,这些抗原的多态性使我们很难找到它们的匹配。许多患者产生了针对供体 HLA 抗原的抗体,致敏是移植因素的一个主要障碍。最近开发的固相分析可以确定具有高度特异性及敏感性的 HLA Ⅰ 类和 Ⅱ 类抗体,能够在致敏患者的移植中提供虚拟交叉匹配,以及指导接受脱敏治疗患者的管理。再次移植后产生的抗体的发展也会影响长期移植结果。本章概述了人类 MHC 分子及其在临床上移植的重要性。

MHC 的结构和功能

MHC 的基因组结构

人类 MHC 在结构上可以分为 MHC Ⅰ 类、Ⅱ 类和Ⅲ类基因。尽管在基因的组织和迭代方面存在一些差异,但一般 MHC 结构在所研究的大多数物种中是保守的。人类 MHC Ⅰ 类基因由高度多态性 HLA Ⅰ 类基因 (HLA-A,-B,-C)、非经典 HLA Ⅰ 类基因 (HLA-E,-F,-G)、Ⅰ 类相似基因(MICA,MICB)和其他与免疫系统明显无关的基因组成(图 5.1)。经典Ⅰ类分子的关键功能是将肽抗原呈递给 CD8+ T 细胞并作为 NK 细胞受体的抑制性配体发挥功能。非经典基因和Ⅰ类相似基因的产物不参与抗原呈递至 T 细胞的过程,但可为 NK 细胞受体的配体发挥功能。例如,HLA-E 结合来源于 HLA-A、B、C 和 G 抗原信号肽的一组限制型肽。NK 细胞通过 CD94/NKG2A 受体与 HLA-E 分子结合,抑制 NK 细胞的杀伤活性。HLA-G 分子在滋养层上表达,并且可以通过与受体 ILT2 和 ILT4 的相互作用来抑制 NK 细胞介导的裂解作用。Ⅰ类相似基因——MICA 和 MICB 的应激诱导产物与 NK 细胞上的 NKG2D 受体结合, 激活 NK 细胞以杀死受到破坏或损伤的细胞。

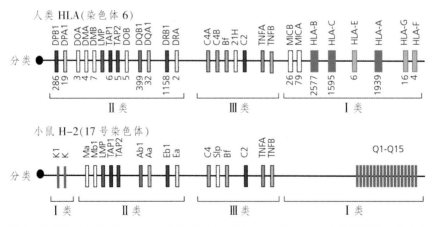

图 5.1　人类和小鼠主要组织相容性复合物(MHC)的基因图谱。第 6 号染色体上的人 MHC(上图)和第 17 号染色体上的小鼠 H-2 的部分示意图(下图)。插图并非按比例绘制。依次显示着丝粒(圆圈)和主要 HLA 和 H-2 基因(方框)。每个基因座位注明了每个人的 MHC 基因编码的不同蛋白质(等位基因)的数量。Source: Data from IMGT/HLA database, April 2014, http://www.ebi.ac.uk/imgt/hla/stats.html.

人类 MHC Ⅱ 类区域包含编码抗原呈递分子(HLA–DR、–DQ、–DP)、抗原加工分子(HLA–DM、–DO)、免疫蛋白酶体基因(LMP)和与典型的 Ⅰ 类抗原呈递相关的 TAP 转运蛋白。HLA–DR、DQ 和 DP 分子向 CD4+ T 淋巴细胞呈递抗原。DM 和 DO 基因不在细胞表面表达,而是形成异四聚体复合物,参与肽交换并加载到 DR、DQ 和 DP 分子上。HLA–DR 区域包含一个 α 链(DRA)功能基因,但也可有一个或两个 β 链功能基因(DRB1、DRB3、DRB4、DRB5),具体取决于 HLA–DRB1 等位基因类型(图 5.2)。基于 DRB1 等位基因类型和 DRB 基因含量,可以将人类 MHC 单倍型分为四种类型:DR51 组 (编码 DR15 或 DR16 和 DR51 分子)、DR52 组 (编码 DR11、DR12、DR13、DR14、DR17 或 DR18 和 DR52 分子)、DR53 组 (编码 DR4、DR7 或 DR9 和 DR53 分子)和 DR1/10/8(编码 DR1、DR10 或 DR8 分子)。MHC Ⅲ 类区域是人类基因组中最密集的区域,包含许多高度保守的免疫和非免疫相关基因(图 5.1)。

MHC 基因的进化过程依次涉及复制、多样化、共同进化和序列交换。黑猩猩作为最接近人类的动物,其经典 Ⅰ 类区域的基因组结构与人类非常相似;然而,由于该区域广泛的多态性, 人类和黑猩猩之间的核苷酸序列相似性从基因组中的约 99% 下降至 MHC Ⅰ 类区域中的 86%。小鼠的 MHC 称为 H–2 系统,位于 17 号染色体上,区域性组织与人 MHC 类似(但附加的经典 Ⅰ 类基因座位除外,它是 Ⅱ 类区域的着丝粒)(图 5.1)。小鼠 Ⅰ 类基因座位的数量和序列存在显著差异,但小鼠 MHC 分子的结构和功能与人 HLA 的结构和功能相当。此外,与灵长类动物不同,小鼠在 MHC 分子上缺乏 MICA/B 相关基因;然而,相关的基因家族 MILL 位于 17 号染色体白细胞受体复合体附近。

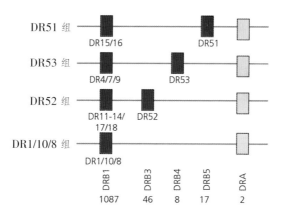

图 5.2 人类 MHC Ⅱ 类 DR 区域的基因含量存在差异。基于 DRB1 等位基因类型,可以将人 MHC 单倍型分为四组:DR51、DR52、DR53 和 DR1/10/8(蓝框),它们的 DRB 基因数目有所不同。每个基因座位下面提供了各 DRB 基因编码的血清学特异性。表明了每个 DR 基因编码的等位基因数目。Source: Data from IMGT/HLA database, April 2014, http://www.ebi.ac.uk/imgt/hla/stats.html.

HLA 基因多态性

HLA 在移植中的关注点是经典的 HLA I 类和 II 类分子及等位基因。这些 HLA 区域最显著的特征是基因产物表现出高度的多态性,这可能反映了多样性能够带来一些生存益处,以及具有呈递来自病原体的无数多肽的能力。在早期种群研究中,通过使用血清学分型方法在每个基因座上发现了数量巨大的 HLA 抗原。然而,DNA 测序方法发现了更加广泛的多态性,因为血清学定义的抗原包括在一个或多个核苷酸残基存在差异的多个等位基因变体。迄今为止,人们已经识别出 8576 种不同的 HLA I 类分子和 2649 种 II 类分子(IMGT/HLA 数据库,第 3 版,2014 年 4 月 16 日)。

HLA 蛋白之间的差异主要位于这些分子的抗原结合结构域,这些结构域结合肽并与 T 细胞受体发生相互作用。HLA 的高度多态性可能是通过增强 HLA 结合肽库的多样性对人类生存做出正向选择的结果。HLA I 类多态性主要表现在重链的前 180 个氨基酸中,HLA II 类多态性表现在 α 链和(或)β 链的前 90~95 个氨基酸中。这些基因座位的广泛等位基因多样性通过点突变、重组和基因转换产生。大多数替代基因与一个以上 HLA 等位基因共享,从而证明了序列多态性为拼凑模式,并提示存在节段互换。

HLA 单倍型和遗传

每个亲代染色体上的 HLA 等位基因称为 HLA 单倍型,这些等位基因以孟德尔方式遗传(图 5.3),并且为共显性表达。每个亲代染色体为后代提供单倍型或连锁的 HLA 基因组。儿童携带分别来自亲代 I 类和 II 类基因座位的代表性抗原。根据定义,除非发生重组,儿童与父母为单倍型匹配。据统计,同胞之间有两个完全相同亲代单倍型的概率为 25%(两个单倍型匹配或 HLA 相同),有一个单倍型相同的概率为 50%(一个单倍型匹配),有两个完全不相同单倍型的概率为 25%(零单倍型匹配)。单倍型通常从亲代完整地遗传,尽管大约 2% 的后代会在 A 和 B 基因座位之间发生交叉并导致重组。HLA 区域表现出跨 HLA-A、B、C、DR 和 DQ 的强烈连锁不平衡。连锁不平衡是指相邻 HLA 基因座位的等位基因在同一条染色体上出现的频率大于随机组合的预期值。例如,如果 HLA-A1 和 HLA-B8 分别以 16% 和 10% 的基因频率出现在群体中,则发现的概率应为 1.6%。然而,观察到的 HLA-A1-B8 组合的发生率显著高于预测的发生率(约 8%)。现有数据表明,正向选择对单倍型起作用,并且连锁基因座赋予了宿主特定的选择性优势。

HLA I 类和 II 类分子

HLA I 类和 II 类分子分别在不同的细胞群上表达。HLA I 类分子表达于体内所有

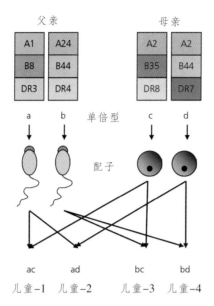

图 5.3 家族中的 HLA 单倍型分离。每名儿童分别从父母遗传一个 HLA 单倍型。因为父母具有两种不同的单倍型(父系=ab 和母系=cd),所以在后代中可能有四种不同的单倍型组合(ac、ad、bc、bd)。因此,儿童有 25%的机会获得 HLA 相同或零单倍型匹配的同胞供体,并且有 50%的机会获得单倍型匹配的同胞供体。除非发生重组,否则所有儿童都具有与父母匹配的单倍型。

有核细胞表面;它们将内源肽(如病毒肽)呈递给 CD8+细胞毒性 T 细胞,转而对感染的细胞产生应答。然而,HLA Ⅰ类的表达水平随着 Ⅰ类基因座位、等位基因及组织类型而有所变化。此外,Ⅰ类分子的表达下调与病理事件(例如,恶性转化、病毒感染和应激条件)有关,表达上调与促炎细胞因子有关。另一方面,HLA Ⅱ类分子将外源肽(即细菌肽)呈递给 CD4+辅助 T 细胞,从而调节其他免疫细胞的效应功能。因此,HLA Ⅱ类分子表达于选定的细胞类型,特别是抗原呈递细胞(APC)。TNF-α 和 INF-γ 等细胞因子可诱导 HLA Ⅰ类和Ⅱ类分子及 HLA Ⅱ类分子在其他细胞类型上表达。

HLA 结构

HLA 抗原的基本功能是呈递抗原。尽管 HLA Ⅰ类和Ⅱ类分子在结构上有所不同,但二者均具有 β-折叠片形成的平台和细胞表面质膜向末梢发出的 α 螺旋组成的凹槽。大多数多晶型残基聚集在凹槽的边缘和周围。凹槽内的精细结构包括容纳肽的口袋(图 5.4)。侧链接入不同氨基酸可以锚定具有特定特征的残基,使得 HLA 等位基因具有基本的特异性。并非所有的 HLA 抗原都能结合相同的肽链。Ⅰ类分子主要加载内质网中的降解产物,Ⅱ类分子主要加载来自内吞细胞外蛋白质的肽。T 细胞受体识别

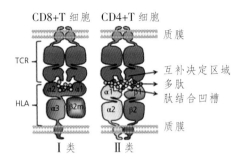

图 5.4   HLA 分子的结构。HLA Ⅰ 类和 Ⅱ 类分子分别向 CD8+ 和 CD4+ T 细胞呈递肽抗原。HLA Ⅰ 类分子是跨膜重质 α 链(由 HLA–A 、–B 或 –C 基因编码)与不跨膜的非 MHC 基因(位于 15 号染色体上)编码的轻质 β2–微球蛋白(β2m)链以非共价键结合形成的异二聚体。α 链折叠成三个结构域:α1、α2 和 α3。α1 和 α2 结构域形成抗原结合凹槽。HLA Ⅱ 类分子由两个跨膜糖蛋白链组成，即 α 链 (由 DRA、DQA1 或 DPA1 编码)和 β 链(由 DRB1、DQB1 或 DPB1 编码)。每条链包含两个结构域，并且两条链盘绕形成类似于 HLA Ⅰ 类分子的紧密四结构域结构。α2 和 β2 结构域 (例如，HLA Ⅰ 类分子的 α3 和 β2–微球蛋白结构域) 具有与免疫球蛋白 C 结构域相似的氨基酸序列和结构。Ⅱ 类分子的 α1 和 β1 结构域形成肽结合裂缝。Ⅰ 类和 Ⅱ 类之间的主要区别在于 HLA Ⅱ 类分子的肽结合凹槽末端较 HLA Ⅰ 类分子中更加开放。因此，HLA Ⅰ 类抗原分子只能容纳短肽(约 9 个氨基酸的长度)，而且肽的末端基本上包埋在 Ⅰ 类分子中。相反，Ⅱ 类凹槽具有开放末端并且可以容纳较长的肽(12~20 个氨基酸的长度)。T 细胞受体(TCR)可识别 HLA 及其与肽结合形成的复合物。

该复合物配体，并与 HLA 分子和肽抗原片段接触。暴露于多种病原体可以促进和选择提供生存优势的 HLA 多态性，因此，生活在不同地理区域的种族群体，例如，高加索人、非洲人和亚洲人，往往表现出不同的常见 HLA 同种异型。

细胞对 HLA 同种异体抗原的应答

同种异体 HLA 抗原引发强烈的免疫应答。据估计，T 细胞对同种异体 HLA 抗原的应答频率可能较一般抗原的应答频率高出数百倍。这些强烈反应导致 HLA 抗原成为个体间组织和器官移植的主要障碍。应答主要存在两种基本类型，一种是将供体 HLA 抗原"直接"呈递给受体 T 细胞，另外一种是"间接"呈递已经接过受体 APC 处理并且通过受体 HLA 分子呈递给受体 T 细胞的供体 HLA 抗原。间接呈递以与外源一般抗原相同的方式进行呈递，其中供体 HLA 抗原被宿主 APC 吸收，并且抗原肽被加载到受体的 HLA Ⅱ 类分子中以呈递给 T 细胞。"半直接"呈递途径目前了解不多，其具有"通过自身 APC 直接呈递致病肽"的特征，并涉及供体细胞膜组分(包括供体 MHC/供体肽复合物)向受体 APC 的转移过程。

除了 T 淋巴细胞和 B 淋巴细胞以外，NK 细胞(第三种淋巴细胞群)也参与同种免疫反应。长久以来，NK 细胞一直被视为固有免疫的组成部分。然而，现在已经明确 NK 细胞运用高度特异性的靶细胞识别受体系统，该系统由多种抑制和激活受体组成。杀伤细胞免疫球蛋白样受体(KIR)是人 NK 细胞的关键受体。已经识别了 14 种不同的 KIR，其中 8 种属于抑制型，6 种属于活化型。KIR 基因的数量和类型在不同的个体之间存在显著差异。抑制性 KIR 可以识别多态性 HLA I 类(HLA-A，B 或 C)分子的不同基序。在与特异性 HLA I 类配体结合后，抑制性 KIR 可抑制 NK 细胞反应性。相反，KIR 基因与配体(未知)结合后活化，从而刺激 NK 细胞反应性。KIR 和 HLA 基因家族分别定位于不同的人类染色体(分别为 19 号和 6 号)，由于二者自由分离，因此 KIR-HLA 基因组合在数量和类型上表现出广泛的多样性，可能有助于产生整体免疫。在同种异体移植中，当同种异体移植物缺乏针对该抑制性受体的相关 HLA I 类配体时，可以激活表达抑制性受体的受体 NK 细胞以介导靶细胞杀伤。

HLA 分型

传统上，HLA 抗原分型使用血清学微量细胞毒技术，这种技术依赖于存活淋巴细胞的可用性，以及精心挑选用于识别不同 HLA 抗原的抗血清。在过去的 15 年中，DNA 的分型技术取代了临床上应用的血清学方法。DNA 分型方法能够更加精确地定义 HLA 系统并且提高了分型的可靠性。HLA 的 DNA 分型所需的寡核苷酸试剂为合成品，易于标准化并且生产过程受控。此外，DNA 分型方法在测定纯合性方面具有重要的应用价值。在 HLA 分型和组织相容性检测中，使用最广泛的方法是基于通过序列特异性引物(SSP)或者通过序列特异性寡核苷酸探针(SSOP)与聚合酶链反应(PCR)扩增的选择性 DNA 杂交来识别基因组 DNA 中基因座位特异性多态性(图 5.5)。通过使用广泛的 DNA 序列数据，目前市场上已经开发出与 HLA 基因座位、等位基因或等位基因组的独特位点进行特异性杂交的寡核苷酸引物和探针，可供 HLA 分型使用。

三种结合 PCR 的基本技术分别是反向序列特异性寡核苷酸 (rSSO) 探针杂交方法、SSP 定向扩增方法和基于测序的分型(SBT)方法。rSSO 分型是一种常用的 HLA 分型方法，其检测原理是基于 Luminex® 液体微球技术(图 5.5)。通过 PCR 从样品基因组 DNA 中产生生物素化的基因座特异性扩增子，然后将扩增子变性。该产物与颜色编码的聚苯乙烯微球单一混合物相结合。每个微球包被独特的等位基因或组特异性寡核苷酸探针。将呈递互补探针给扩增子的微球杂交。通过抗生蛋白链菌素藻红蛋白耦联(SAPE)检测耦联探针的退火扩增子。这种与生物素化的扩增子结合的化学标记被 Luminex 100™ 流式检测仪器上的两个激光器之一激发。第二个激光器用于识别相关的微球颜色。运用计算机软件判断组合数据，识别阳性信号微球及其各自等位基因组的颜色。

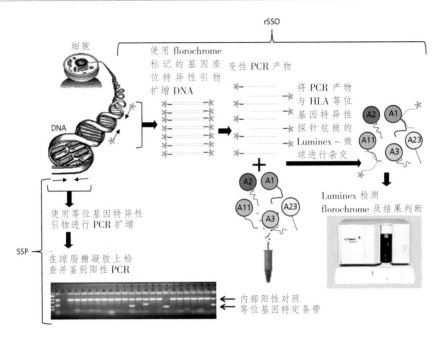

图 5.5 HLA 的 DNA 分型。上图显示了使用 Luminex 微球阵列的反向单核苷酸探针杂交（rSSO）方法。PCR 扩增 DNA 样品，并在 PCR 反应期间用生物素分子酶促标记扩增子。PCR 产物与 Luminex 颜色编码的聚苯乙烯微球的固定化探针阵列杂交。通过抗生蛋白链菌素藻红蛋白耦联检测聚苯乙烯微球退火的扩增子。这种与生物素化的扩增子结合的化学标记被 Luminex 流式检测仪器上的两个激光器之一激发。第二个激光器用于识别相关的微球颜色。运用计算机软件判断组合数据，识别阳性信号微球及其各自 HLA 等位基因的颜色。序列特异性引物分型(SSP)。下图是琼脂糖凝胶电泳图，显示了HLA Ⅰ类或Ⅱ类基因扩增对应的等位基因/组特异性 PCR 产物模式。每个 PCR 孔包括一组独特的引物，这些引物与单个等位基因或等位基因组完全匹配，并产生特定大小的产物。每个 PCR 反应包括阳性内部对照引物对，可以扩增保守基因区段（即人 β–球蛋白基因），这种区段存在于所有人 DNA 样品中，并可用于验证 PCR 反应的完整性。

    SSP 方法是一种简单的 PCR 技术，通过使用序列特异性引物对 HLA 进行基因分型。SSP 依赖于 DNA 扩增，后者使用组或等位基因特异性引物并通过凝胶电泳法检测大小正常的扩增产物。通过琼脂糖凝胶法检测大小，根据 PCR 产物的大小分离 PCR 产物。等位基因的分配仅包括确定是否已经发生扩增，即通过琼脂糖凝胶电泳观察和检测适当大小的扩增子。

    SBT 是适用于完整 HLA 分型的最全面的方法。SBT 方法提供了尽可能高的分辨率，这对于鉴别异基因造血干细胞供体和受体的相容性对，以及发现新的等位基因具有重要的意义。SBT 使用的策略是首先对多态性外显子的基因座位或组特异性进行扩增,然后对 PCR 产物进行直接测序。可以进行双向测序,并且将两条链的序列导入序列比对和分析软件中以进行等位基因分配。由于 HLA 等位基因之间共享序列,因此一些具有特定等位基因组合的基因型将导致结果不明确。这种不明确性可以通过额外的等位基因或组特异性 PCR 扩增、与信息探针杂交或直接测序扩增产物得到解决。下一代测序(NGS)技术将通过克隆扩增组合解决分类不明确的问题,这种技术不但可以提供相位信息,而且相较于此前的方法测序能力得到了提高,扩大了 HLA 基因的测序范围并且降低了成本。

HLA 命名

HLA 命名规则的应用可能困难重重,因为从血清学分型(定义抗原)到 DNA 分型(定义等位基因)的变化导致了一些冲突。如图 5.6 所示,标准 DNA 命名规则涉及抗原、等位基因组的不同区域(用冒号分隔)、沉默置换的名称(不会导致蛋白结构和功能变化)和非编码区域的差异。在临床实践中,观察到等位基因水平的造血干细胞移植的

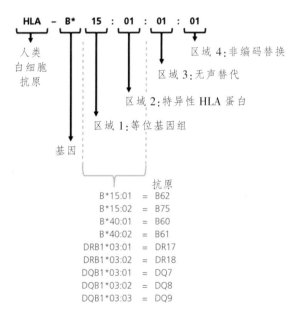

图 5.6 HLA 命名法。随着 HLA 等位基因数量的不断增加,世界卫生组织 HLA 系统因子命名委员会最近决定将冒号(:)加入等位基因命名规则中,使用冒号作为不同区域的分隔符。第一个区域代表一组等位基因,等同于血清学上定义的抗原。第一个区域中使用的数字直接表示抗原名称,但有一些例外情形,因为在 DNA 命名规则中使用了与核苷酸序列相似性相关的等位基因组(部分以蓝色列出)。第二个字段代表一组编码不同 HLA 蛋白的等位基因。第三个字段代表基因编码区内的同义突变。第四个字段代表非编码区域的基因变异。

HLA 分型(图 5.6 中的 B* 15:01)及抗原水平的实体器官移植的 HLA 分型(B62)。通常用星号后的前两位数字表示,但是,由于在 DNA 命名规则中使用了与核苷酸序列相似性相关的等位基因组,因此也有一些例外情况。

移植中的抗 HLA 抗体

妊娠、先前移植、输血或其他暴露后对供体 HLA 抗原致敏的患者,或者在移植后产生抗供体 HLA 抗体的患者,对移植免疫学是一个严峻的挑战。在移植患者中,循环供体特异性抗 HLA 抗体可以对移植物造成不同程度的损伤, 范围从肾脏同种异体移植物的肾小球病变引发致死性超急性排斥反应到大多数实体器官移植物存活时间的缩短。多年来,人们通过在交叉配型试验中使用患者血清和供体淋巴细胞来确定是否存在针对供体的循环抗体,从而避免了产生针对供体 HLA 抗原的抗体。

对于致敏候选人,该试验可以鉴别器官不适合的不匹配供体。通过排除与高致敏患者不匹配的潜在供体,可提高移植成功率;然而,如果患者产生的抗体可以与多种更加常见的 HLA 抗原发生反应,则使用相容的供体进行移植的机会也十分有限。患者在移植后产生针对供体的新抗 HLA 抗体,移植失败的风险增加,除非反应可以被控制或消除。抗 HLA 抗体对不同移植器官的影响在严重程度、特定病理损伤及其对器官造成的损伤程度上可能存在差异,但新的证据表明,供体特异性抗体可能会损害任何移植器官,包括肝脏移植物。

与患者自体抗原仅相差单个氨基酸的供体 HLA 抗原,也可能会诱发抗体的产生。另一方面,单个 HLA 抗体可以与许多不同的 HLA 抗原发生反应。研究者通过比较交叉反应组(CREG)成员——HLA 抗原在氨基酸序列方面的差异和相似性,初步鉴定了 HLA 抗体识别的多个表位。例如,163 号位置的氨基酸精氨酸和 166 号位置的谷氨酸的相关表位,仅可见于 HLA–A11、A25、A26、A43 和 A6601 抗原。从 A25 洗脱的部分抗体与所有这些 HLA 抗原均可发生反应,因为它们的靶表位在 HLA 分子表面暴露位置上受到这些特定氨基酸的影响。个体产生的抗体特异性范围是不可预测的,但数据表明这种抗体可能受同种异体抗原暴露中特定表位差异的影响。

HLA 抗体的检测和表征方法

针对 HLA 抗原的抗体试验分为两类:细胞试验和固相试验。细胞抗体试验,即 1964 年开发的血清学微量细胞毒技术,多年来一直用于交叉配型的 HLA 抗原的鉴别及致敏患者的识别。该试验运用患者血清或参比血清与患者的淋巴细胞和兔补体组合。通过活性染料鉴别被补体结合抗体杀死的细胞,并且细胞死亡程度显著表明反应结果呈阳性(图 5.7)。血清学微量细胞毒试验的关键特征是仅需要 0.001mL 血清,这使得实验室能够共享抗 HLA 试剂并利用血清学方法检查 HLA 抗原。与此类似,通过运用潜在供体的一组淋巴细胞检测患者的血清,从而鉴别致敏患者。许多实验室对试验方法进行了修改,通过改变培养时间和洗涤时间或添加抗人球蛋白试剂,增加了试验的灵敏度并减少了假阳性反应。在 20 世纪 80 年代,人们开发了检测抗肿瘤抗体的间接法流式细胞术。这种方法大大改善了检测的灵敏度(图 5.7)。

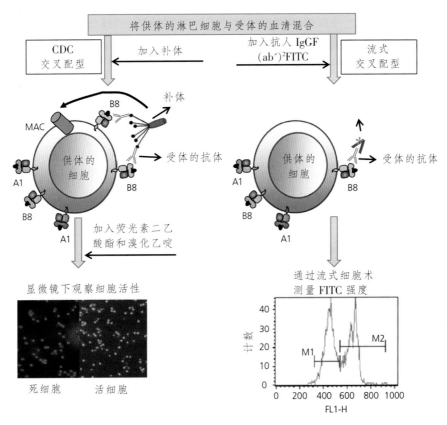

图 5.7　淋巴细胞交叉配型。左图:应用补体依赖性淋巴细胞毒性试验检测移植受体血清在补体存在下杀死供体 T 和 B 淋巴细胞的能力。通过掺入活体染料(碘化丙锭)将死亡的淋巴细胞(红色荧光)与存活的淋巴细胞(CFDA,绿色荧光)区分开来,并且将杀伤力分别评为 1 分(<20%)、2 分(20%~40%)、4 分(40~60)%)、6 分(60%~80%)或 8 分(> 80%)。评分在 4 分或以上被认为呈阳性。右图:应用荧光二抗人 FITC 标记抗人 IgG F(ab′)二抗检测受体抗 HLA 抗体与应用抗 CD3 藻红蛋白(PE)标记的供体 T 细胞及应用抗 CD19 PE mAb 标记的 B 细胞的结合情况。与细胞结合的抗体量与流式细胞仪测定的荧光强度保持一致。受体血清的中值荧光强度减去抗人 IgG 抗体与正常人对照 IgG(中值荧光强度)处理后的淋巴细胞的结合量,可以得出结果。T 细胞流式细胞仪交叉配型的分数大于 50 MCS、B 细胞流式细胞仪交叉配型的分数大于 100 MCS 时视为阳性。

固相技术在 20 世纪 90 年代出现以来,一直用于抗体检测和表征,现在已经发展成为 HLA 抗体的精确鉴别技术,甚至在广泛反应的血清中也可以准确识别(图 5.8)。这些新方法的原理是通过化学方法将从细胞中分离或通过重组 DNA 技术产生的亲和纯化的 HLA 抗原附在固体支持物上(主要是可以通过内部染料区分的微球)。由于固相试验可以检测个体 HLA 反应性,因此对于大多数患者"虚拟"交叉配型可能取得成功。虚拟交叉配型将患者血清中的抗体特异性与潜在供体 HLA 类型中的抗体特异性进行比较,以评估交叉配型的相容性(图 5.9)。美国器官获取和移植网络(OPTN)已经建立了一种方法,可以根据固相试验的抗体鉴别结果,为移植候选者输入"不可接受的"HLA 抗原。在美国,该方法适用于实际交叉配型供体的器官分配。在欧洲和英国已经建立了类似的方法用于简化对致敏患者的器官分配过程。虚拟交叉配型有助于将交叉匹配的死亡供体肾脏分配给应在拒绝供体前进行交叉配型试验的致敏患者。

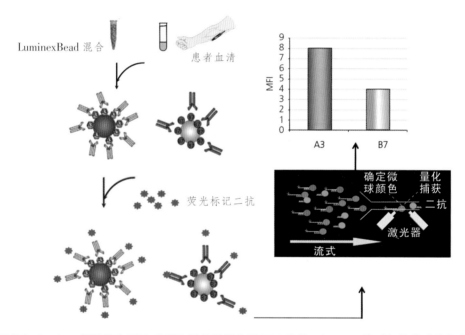

图 5.8 Luminex 使用单个 HLA 抗原包被的微球检测 HLA 抗体。Luminex 流式细胞微球法技术通过运用 100 种聚苯乙烯微球和单个 HLA 分子对抗体进行鉴别。每个微球内部的两种红色荧光染料比例不同,使得每个微球能够产生独特的信号。在患者的血清中掺入单一的抗原微球混合物后,使用藻红蛋白(PE)标记的抗人 IgG 二抗检测抗 HLA 抗体的结合情况。Luminex 微球排成单列通过两个激光探测器。其中一个检测器激发微球中的红色荧光染料,而另一个检测器激发与二抗结合的 PE。PE 荧光的结合程度用平均荧光强度(MFI)表示,对应于 HLA 抗体的特异性和强度。

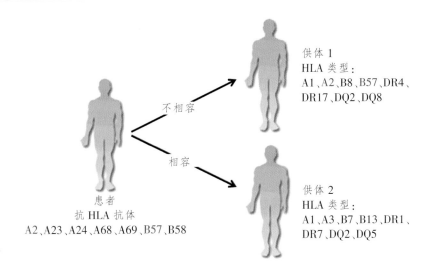

供体 1
HLA 类型：
A1、A2、B8、B57、DR4、DR17、DQ2、DQ8

不相容

相容

供体 2
HLA 类型：
A1、A3、B7、B13、DR1、DR7、DQ2、DQ5

患者
抗 HLA 抗体
A2、A23、A24、A68、A69、B57、B58

图 5.9　虚拟交叉配型。虚拟交叉配型通过运用固相流和(或)Luminex 单抗原微球阵列和供体 HLA 类型鉴别患者血清中的抗体特异性，从而预测相容性。临床的交叉配型使用患者血清和供体淋巴细胞来检测供体-反应性抗体。供体特异性抗体及其靶标用红色表示。

评估移植前后的致敏性

　　由于患者的致敏状态可能在等待移植时发生变化，因此监测移植候选者的致敏状态并提供最新的抗体谱对于性命攸关的器官移植(心脏、肺脏、肝脏、肠道)具有非常重要的意义。通常，运用改良的检测方法来识别和表征致敏患者的抗体特异性并提高虚拟交叉配型的准确性，可以扩大这些器官致敏候选者的潜在供体库，实现向位置偏僻的医院输送器官并提高对器官相容性的鉴别能力。重要的是，器官移植后产生的抗 HLA 抗体在急性和慢性同种异体移植物排斥中起作用，因此，这些抗体的检测方法具有临床意义。因此，移植后的抗 HLA 抗体评估可用于区别患者的急性和(或)慢性排斥风险。抗肿瘤 HLA 抗体的产生与心脏、肾脏、肺脏和肝脏同种异体移植物的慢性排斥呈正相关。

　　研究者发现，排斥反应的发生频率和抗供体 HLA 抗体的产生与发生移植血管病变(慢性排斥反应的标志)的风险增加有关。在前瞻性检测肾移植患者是否会产生抗 HLA 抗体时，观察到供体特异性抗体(DSA)的产生、抗体介导的排斥(AMR)反应与早期移植物失功之间存在显著的关联性。此外，在一项多中心大规模前瞻性研究中，研究者证实了移植物功能良好的患者中存在 HLA 抗体，检测结果还提示后期会出现移植物失效。这些研究表明，对移植后 DSA 进行评估有助于识别有 AMR、早期移植物失功和(或)慢性排斥风险的患者。

相较于活检,移植后抗体评估对患者的创伤性更小,价格更加经济实惠,并且可以经常重复使用,因此优势明显。移植后的抗体监测对于移植物的存活具有重要的意义,因为抗供体 HLA 抗体的出现是对同种异体移植物产生应答的早期标志物,而补体激活(如 C4d 沉积所示)是后续标志物,其他非补体介导的 AMR 机制也是如此。抗供体 HLA 抗体的出现也可能反映了免疫抑制或非黏附水平不足。

器官移植中的非 HLA 抗原

尽管对 HLA 抗原的免疫应答在同种异体移植物排斥中起着重要作用,但有证据表明,非 HLA 抗原也与急性和慢性排斥反应的发病机制有关,从而限制了实体器官移植物的长期存活。研究者已经观察到非 HLA 抗原的临床相关性,在 HLA 相同的同胞移植受体中,没有产生 HLA 抗体的患者 10 年移植物的存活率显著优于产生 HLA 抗体的患者。一些致敏的患者还会对非 HLA 内皮或上皮抗原产生抗体。许多关于非 HLA 抗原作用的直接证据均来自在不具有针对 HLA 抗原的组织反应性抗体患者中进行的研究。

抗内皮细胞抗体(AECA)主要以自身抗原为靶点,包括心脏中的波形蛋白和心肌肌球蛋白(CM)、肺中的胶原蛋白 V(Col V)和 K−α1 微管蛋白,以及肾移植中的血管紧张素 II 受体 I 型 (AT1)。尚不清楚这些自身抗体的出现是引起移植物功能障碍的原因,还是对其他损伤的移植物损伤的应答。在移植物丢失期间产生这些抗体的患者,可能在随后的移植中面临发生 AMR 的风险。通常,AECA 无法在交叉匹配试验中检出,也不能通过目前的固相抗体试验检出。由于实用性有限且试验成本高昂,目前AECA 在移植物损伤中的作用机制仍未清楚。

抗 MICA 抗体

MICA 由位于 HLA I 类区域的高度多态性基因编码, 具有至少 76 个等位基因。MICA 抗原的组织分布局限,主要表达于上皮、内皮、角质形成细胞和成纤维细胞。缺血再灌注损伤介导的细胞应激和细胞因子 (例如,IL−2、IL−4 和 IL−15) 可以诱导MICA 表达。

据报道,抗 MICA 的同种抗体与肾脏和心脏移植的急性和慢性血管排斥有关。一项大型的多中心研究发现,在供体 HLA 匹配良好的肾移植受体中,MICA 预致敏作用与移植物丢失增加有关。MICA 抗体可以介导针对内皮细胞的补体依赖性细胞毒性,表明这些抗体可引起补体介导的同种异体移植物损伤。大多数研究仅是间接或推测性地报道 MICA 在移植中的作用,因为抗体的供体特异性尚未确定。

需要注意的是,目前使用的淋巴细胞交叉配型技术无法检测到 AECA。为了解决这个问题,目前已经开发了流式细胞术交叉配型试验,通过使用原代培养的内皮细胞检测 AECA。XM-One 测定使用 Tie-2 抗体包被的磁珠,直接从供体血液中选择前体 EC。这种交叉配型方法是否可以用于鉴别临床相关的 AECA 仍然需要进一步的研究确认。

总结

移植患者对准确且高分辨率的 HLA 分型方法,以及 HLA 抗体的精确定量分析方法的需求不断增加。通过虚拟 HLA 交叉配型改善高度致敏患者的移植转归是其中重要的推动力。目前,有多种创新方法有助于实现这一目标。随着自动化和数据分析的进步,NGS 将会改善 HLA 的分型和分辨率。未来,改进同种抗体识别的表位鉴别技术和数据分析工具,对于理解 HLA 分子的免疫原性和可接受错配的鉴别也具有一定的价值。

抗体改变或降低移植物存活的机制仍未完全阐明。抗体结合后,在移植物细胞内部,激活的补体级联与细胞内信号传导通路之间产生复杂的相互作用,导致产生排斥反应或诱导适应状态。此外,人们越来越重视抗体在其他效应机制中的作用,特别是我们尚未开发直接治疗策略的白细胞募集过程。专注于抗体、补体和非效应 T 细胞通路将会拓宽我们了解适应状态和慢性排斥分子机制的视角。探明这些通路有助于开发靶向治疗药物,从而改善移植的成功率。

随着等待二次移植的患者人数不断增加,越来越多的致敏患者被添加到等候名单中,因此抗移植抗体(HLA 和非 HLA)的重要性仍将不断增长。这些抗体的鉴别是移植后抗体监测的难点。随着抗体介导的移植物损伤问题越来越受到重视,相信在不久的将来,长期移植转归将会得到明显改善。

(涂金鹏 译)

延伸阅读

van Bergen J, Thompson A, Haasnoot GW, Roodnat JI, de Fijter JW, Claas FH, Koning F, Doxiadis II. KIR-ligand mismatches are associated with reduced long-term graft survival in HLA-compatible kidney transplantation. Am J Transplant 2011, **11**(9):1959–1964.

Bjorkman PJ, Saper MA, Samraoui B, Bennett WS, Strominger JL, Wiley DC. Structure of the human class I histocompatibility antigen, HLA-A2. Nature 1987, **329**:506–512.

Breimer ME, Rydberg L, Jackson AM, Lucas DP, Zachary AA, Melancon JK, Von Visger J, Pelletier R, Saidman SL, Williams WW, Jr., et al. Multicenter evaluation of a novel endothelial cell crossmatch test in kidney transplantation. Transplantation 2009, **87**:549–556.

Cecka JM, Kucheryavaya AY, Reinsmoen NL, Leffell MS. Calculated PRA: Initial results show benefits for sensitized patients and a reduction in positive crossmatches. Am J Transplant 2011, **11**:719–724.

Colvin RB, Smith RN. Antibody-mediated organ-allograft rejection. Nat Rev Immunol 2005, **5**:807–817.

Djamali A, Kaufman DB, Ellis TM, Zhong W, Matas A, Samaniego M. Diagnosis and management of antibody-mediated rejection: Current status and novel approaches. Am J Transplant. 2014, **14**(2):255–271.

Gloor JM, Winters JL, Cornell LD, Fix LA, DeGoey SR, Knauer RM, Cosio FG, Gandhi MJ, Kremers W, Stegall MD. Baseline donor-specific antibody levels and outcomes in positive crossmatch kidney transplantation. Am J Transplant 2010, **10**:582–589.

Klein J, Sato A: The HLA system. First of two parts. N Engl J Med 2000, **343**:702–709.

Klein J, Sato A. The HLA system. Second of two parts. N Engl J Med 2000, **343**:782–786.

Loupy A, Lefaucheur C, Vernerey D, Prugger C, Duong van Huyen JP, Mooney N,Suberbielle C, Frémeaux-Bacchi V, Méjean A, Desgrandchamps F, Anglicheau D, Nochy D, Charron D, Empana JP, Delahousse M, Legendre C, Glotz D, Hill GS, Zeevi A, Jouven X. Complement-binding anti-HLA antibodies and kidney-allograft survival. N Engl J Med 2013, **369**(13): 1215–1226.

Opelz G. Non-HLA transplantation immunity revealed by lymphocytotoxic antibodies. Lancet 2005, **365**:1570–1576.

Parham P. MHC class I molecules and KIRs in human history, health and survival. Nat Rev Immunol 2005, **5**:201–214.

Porcheray F, DeVito J, Yeap BY, Xue L, Dargon I, Paine R, Girouard TC, Saidman SL, Colvin RB, Wong W, et al. Chronic humoral rejection of human kidney allografts associates with broad autoantibody responses. Transplantation 2010, **89**:1239–1246.

Reed EF, Rao P, Zhang Z, Gebel H, Bray RA, Guleria I, Lunz J, Mohanakumar T, Nickerson P, Tambur AR, Zeevi A, Heeger PS, Gjertson D. Comprehensive assessment and standardization of solid phase multiplex-bead arrays for the detection of antibodies to HLA-drilling down on key sources of variation. Am J Transplant. 2013, **13**(11):3050–3051.

The MHC sequencing consortium. Complete sequence and gene map of a human major histocompatibility complex. Nature 1999, **401**:921–923.

Wiebe C, Gibson IW, Blydt-Hansen TD, Karpinski M, Ho J, Storsley LJ, Goldberg A, Birk PE, Rush DN, Nickerson PW. Evolution and clinical pathologic correlationsof de novo donor-specific HLA antibody post kidney transplant. Am J Transplant 2012, **12**(5):1157–1167.

Zhang X, Reed EF. Effect of antibodies on endothelium. Am J Transplant 2009, **9**:2459–2465.

第 6 章

T 细胞和免疫应答的原理

Jonathan S. Maltzman, Angus Thomson, David M. Rothstein

本章概述

- T 细胞必须在激活后才能成为效应细胞。
- T 细胞活化接受多种信号控制,包括来自 T 细胞受体(TCR)、共刺激分子和细胞因子受体的信号。
- T 细胞应答的不同阶段,包括增殖、分化、凋亡和记忆产生,均受到多种机制的严格调节。
- T 细胞表现出效应或调节特性, 两者都是免疫系统产生免疫力和稳态所必需的因素。
- 器官移植的转归取决于效应器和调节免疫应答之间的平衡状态。

引　言

　　T 细胞是产生免疫应答的核心。缺失 T 细胞的小鼠出现严重的免疫缺陷并且不会对同种异体移植物产生急性排斥反应,这些发现突显了 T 细胞的重要性。通常,产生 T 细胞活化是由三组不同的信号传导通路控制,并通过 TCR、共刺激分子和细胞因子受体呈递信号。这些信号传导通路联合控制初级免疫应答期间 T 细胞的活化、分化和效应功能。然后, 活化的 T 细胞经历消退和记忆转变阶段, 其中大多数活化的 T 细胞死于细胞凋亡,仅有一小部分细胞作为记忆细胞长期存活。从短寿命效应 T 细胞到长寿记忆 T 细胞的转变过程受到选择性细胞因子、共刺激分子和某些代谢通路的严格调节。一些活化的 T 细胞也会转化为调节细胞,以防止免疫系统过度刺激并维持免疫稳态。本章将介绍 T 细胞应答的原理及这些应答提高移植物存活率的作用机制。

T 细胞激活

TCR：一种针对各种潜在抗原的受体

  T 细胞必须在激活后才能成为效应细胞。T 细胞活化始于 TCR 与抗原结合。在外周，大多数 T 细胞表达由 α 链和 β 链组成的 TCR，仅有一小部分 T 细胞表达由 γ 链和 δ 链组成的 TCR。αβ TCR 可以识别长度为 8~25 个氨基酸的抗原肽，这些抗原肽位于抗原呈递细胞(APC)表面上表达的主要组织相容性复合物(MHC)分子的特殊裂隙中。MHC 分子具有高度多态性，因此 APC 具有呈递多种抗原的能力。TCR 谱系也呈多样化。在 T 细胞发育期间，通过多个"可变"(V)、"多样性"(D)(仅 β 链)和"连接"(J)区域基因片段的随机组合重组在胸腺中产生这种多样性，每个基因组有 3~20 种不同的版本。通过 VDJ 区段的不精确连接，添加 DNA 以填补"间隙"，最后通过不同 TCR 的 α 链和 β 链的非共价配对进一步加强了这种多样性。在可能存在多达 10^{13} 个 TCR 的情况下，每个 T 细胞几乎都具有独特的 TCR（尽管在任何给定的个体中仅可检测到约 10^8 种不同的特异性）。在外周，表达高亲和力受体的 T 细胞可以识别外源性抗原，从而启动 T 细胞活化。这种特性构成了针对病原体和同种异体抗原产生 T 细胞应答的基础。

分类：根据 CD4 和 CD8 可以将 T 细胞分成两个重要亚群

  大多数外周 T 淋巴细胞的表面表达 CD4 或 CD8。这些分子分别与 MHC Ⅱ类和Ⅰ类分子的非多态区结合后，可以稳定 TCR-MHC/抗原之间的相互作用。因此，CD4细胞可以识别在 MHC Ⅱ类分子中呈递的抗原，而 CD8 细胞识别在 MHC Ⅰ类分子中呈递的抗原。严格来说，CD4 细胞在启动免疫应答中起主要作用，并且在启动后为CD8 细胞、其他 CD4 细胞和 B 细胞提供辅助。相反，MHC Ⅰ类分子在所有有核细胞上普遍表达，并且主要呈递源自细胞内蛋白质的多肽。因此，CD8 细胞在病毒感染或恶性细胞的免疫监视中起特殊作用，并且主要发挥细胞毒性细胞的功能。然而，Ⅰ类和Ⅱ类肽的加工分离并非绝对。在"交叉呈递"过程中，可以将外源衍生肽加载到Ⅰ类分子上，从而呈递并激活潜在的反应性 CD8 T 细胞。

  在某些模型中，CD4 和 CD8 细胞必须同时识别单个 APC 上的同源抗原，才能让CD4 T 细胞为 CD8 细胞毒性 T 细胞和记忆细胞的合理增殖提供帮助。随后，人们发现将抗原呈递给 CD4 细胞可以通过 CD154-CD40 的相互作用激活树突状细胞（DC）并"授权"DC 激活 CD8 细胞毒性 T 细胞。显而易见的是，CD8 细胞的初始活化或 CD8 记忆细胞的产生不需要 CD4 帮助。相反,CD4 帮助对于再次暴露于抗原后 CD8 记忆细胞的后续扩增和存活必不可少。CD4 T 细胞是白细胞介素-2(IL-2)的主要来源,白细胞介素-2 是 CD8 细胞扩增的必需生长因子。活化的 CD4 T 细胞还可以为 B 细胞提供帮助,包括增殖、Ig 类别转换、亲和力成熟和 B 细胞记忆的发展,以及最终的浆细胞应答。

　　MHC Ⅱ类限制性 CD4+ T 细胞是通过直接和间接通路排斥心脏或胰岛同种异体移植物过程中的必要因素。排斥反应具有冗余性。即使在没有 CD8 细胞毒性细胞的情况下,CD4 T 细胞也可以通过直接效应功能(Fas 配体、细胞因子)和招募激活的固有细胞或者通过向 B 细胞提供“帮助”促使抗体亲和力成熟和 IgG 类别交换,从而发挥对排斥反应的介导作用。然而,在某些情况下(例如,同种异体皮肤移植),仅 CD8+ 细胞就足以引发排斥反应。应当注意的是,分离的 MHC Ⅱ类分子如果不匹配,可以通过(间接的)交叉呈递引发直接或间接的 CD4 同种异体反应和 CD8 反应。此外,分离的 MHC Ⅰ类分子之间的差异可引起间接 CD4 细胞应答。总之,在临床移植中,保护机体免受病原体侵害的适应性免疫系统的冗余性仍然难以完全回避。

T 细胞激活:信号 1

　　TCR 分子是由 α 链和 β 链组成的跨膜蛋白,其特点是细胞质尾部很短,自身不能转导信号。因此,TCR 通过与 CD3 及其跨膜分子(γ、δ、ε 和 TCRζ)的结合,形成传递 TCR 信号的多聚体复合物。事实上,在早期的临床实体器官移植中,CD3 是小鼠抗人单克隆抗体 OKT3 的作用靶点,目前 OKT3 已停产。

　　TCR 交联可引发一系列涉及酪氨酸和丝氨酸/苏氨酸激酶的细胞内磷酸化级联反应(图 6.1)。酪氨酸磷酸化是 TCR 结合后最先检出的生化事件。通过改变酶的活性并且提供含有能识别磷酸化的酪氨酸残基的 SH2(src 同源-2)结构域的蛋白质对接位点,酪氨酸磷酸化在启动多个信号级联中发挥了关键作用。借助 SH2 和其他各种蛋白相互作用基序,可以进行信号转导蛋白的组装。这种分子间的相互作用将各种酶和基质联系起来并调节酶的活性,同时界定特殊信号级联的特异性。信号级联的组装由“适配器”或“支架”分子提供辅助,这种分子缺乏内在催化活性,但是允许信号传导所需其他信号分子的结合和桥接。

　　TCR 信号转导是一个高度复杂的过程,为了便于理解,本章详细讨论了临床移植面临的障碍。T 细胞运用多个通路进行激活,但它们并不一定都是预防和治疗排斥反应的靶标。T 细胞信号传导的核心涉及激酶的磷酸化和磷酸酶的去磷酸化。在共同受体(CD4 或 CD8)与 APC 上表达 MHC 的非变异区域结合时,src 家族蛋白酪氨酸激酶(PTK)Lck 进入 TCR 区域(图 6.1a)。酪氨酸磷酸酶 CD45 通过抑制酪氨酸 505 位点去

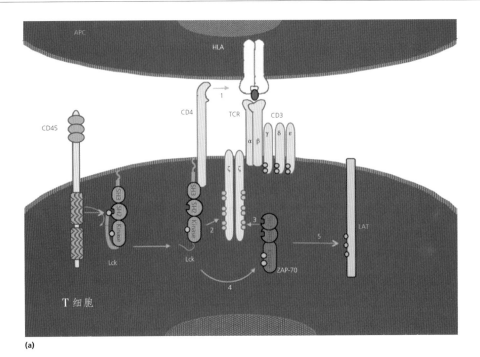

(a)

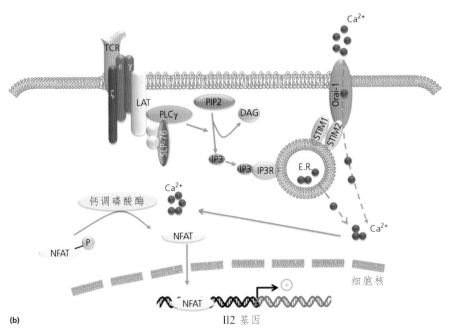

(b)

图 6.1　T 细胞受体（TCR）交联介导的序贯信号转导事件。(a)TCR 复合物由 αβ TCR、CD3 分子（γδε）和含有 10 个 ITAM 的 TCRζ-ζ 组成。活性 LCK 对 ITAM 酪氨酸进行磷酸化，产生 ZAP-70 的结合位点，在激活时对下游分子(如 LAT)进行磷酸化。(b)LAT、GADS 和 SLP-76 形成 PLCγ1 的支架，在激活时可产生 IP3 和 DAG。IP3 增加可激活 IP3R、STIM 和 ORAI，导致细胞质钙增加。细胞质钙浓度升高可激活钙调磷酸酶，使 NFAT 去磷酸化，从而实现细胞核易位和基因调节。（待续）

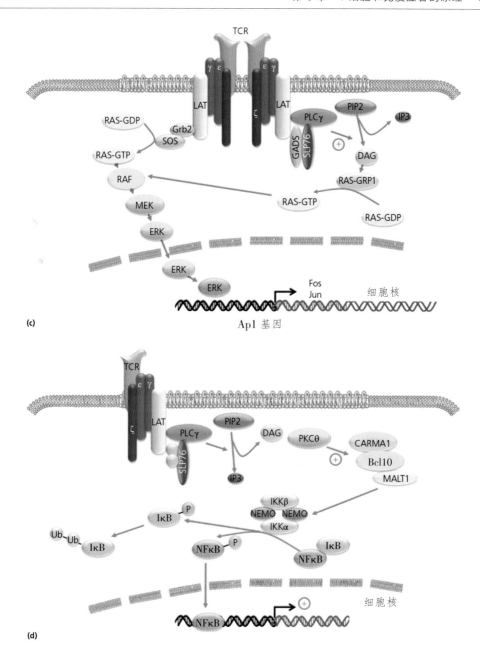

图 6.1（续） （c）RAS/MAPK 通路可通过 DAG 依赖性和 DAG 非依赖性通路激活。（d）DAG 也可与 PKCϑ结合并激活 PKCϑ,PKCϑ催化 CARMA1/Bcl10/MALT1 复合物的形成并激活 IKK 复合物。IκB 磷酸化后,与靶向泛素化降解蛋白质结合。随后释放 NFκB,NFκB 可以转移到细胞核并调节转录。

磷酸化,将 Lck 维持在"就绪状态",从而在 T 细胞活化中起关键作用。在激活后,Lck 对 CD3/TCR zeta 复合物成分进行磷酸化。该复合物位于高度特异性序列的酪氨酸残基对[称为免疫酪氨酸激活基序或 ITAM($YxxL(x)_{7-12} YxxL/I$)]。ITAM 中的两种酪氨酸发生磷酸化,可导致另一种称为"ZAP-70"的 PTK 上出现串联 SH2 结构域的结合位点。ZAP-70 还可与 TCR 复合物结合,也可以通过酪氨酸磷酸化被 Lck 激活。一旦进入细胞表面,ZAP-70 可以对多个启动通路的下游信号分子进行磷酸化,升高细胞内钙浓度并激活经典的 NFAT、NF-κB、Ras/MAPK 和 PI3K 通路。

活化的 ZAP-70 磷酸化多个跨膜适配器的酪氨酸,即活化 T 细胞(LAT)的衔接子(图 6.1b)。LAT 磷酸化后,可募集适配器 GADS 和 SLP-76,并与磷脂酶 Cγ1(PLCγ1)一起成为多分子"信号体",其中包含几种其他信号蛋白,例如,Vav、Nck 和 Tec PTK、Itk。膜定位和 Itk 磷酸化介导的 PLCγ1 活化可导致磷脂酰肌醇 4,5 二磷酸(PIP2)水解成肌醇 1,4,5-三磷酸(IP3)和二酰基甘油(DAG)。细胞溶质 IP3 与内质网(ER)上的 IP3 受体结合,引发钙储存的释放,导致细胞内钙浓度增加,以及 ER 钙传感器 STIM1 和 STIM2 的激活。然后,STIM1 和 STIM2 将信号转导至跨膜钙离子通道 Orai,致使细胞外钙流入细胞内(图 6.1b)。

目前广泛应用于临床的钙调神经磷酸酶抑制剂(CNI)为人们理解细胞内信号传导提供了新的视角。当细胞内钙水平增高时,可激活丝氨酸/苏氨酸磷酸酶神经钙蛋白。钙调神经磷酸酶的靶标是活化 T 细胞(NFAT)转录因子家族的核因子。钙调神经磷酸酶对 NFAT 的去磷酸化暴露核定位序列后,NFAT 易位至细胞核,对包括 IL-2 在内的多种基因进行严格调节。因此,阻断 NFAT 活性可能是实现移植中免疫抑制的有效机制。代表性药物环孢菌素 A(CsA)和他克莫司(历史上称为 FK506)分别与不同的亲免蛋白(即亲环蛋白和 FKBP12)结合。CsA 与结合 FKBP12 的亲环蛋白或 FK506 形成复合物后,抑制 NFAT 去磷酸化所需要的钙调磷酸酶活性,从而阻止 NFAT 进入细胞核。因此,CNI 主要通过抑制 NFAT 的活性和降低 IL-2/IL-2R,以及许多其他 NFAT 调节基因的转录水平发挥免疫抑制作用。

DAG 是 PIP2 水解的第二种代谢产物,可启动多个下游通路(图 6.1c)。DAG 可以通过直接刺激 Ras 胍基核苷酸释放蛋白(RASGRP)激活 Ras/MAPK 通路。此外,在将适配器 Grb2 募集到酪氨酸磷酸化的 LAT 后,也可以通过 DAG 非依赖性通路激活 Ras。反过来,Grb-2 可与另外一个鸟嘌呤核苷酸交换因子(SOS)结合。这些 GEF(SOS 和 RASGRP)有助于更高能量的 GTP 分子发生 GDP 交换,从而"再次加载"Ras 的催化活性。Ras 活化后,启动了一系列丝氨酸/苏氨酸磷酸化反应,并通过磷酸化激活多种转录因子,最终使得 IL-2 合成所需的几种基因的转录增加。目前,RAS/MAPK 通路的抑制剂尚未用于实体器官移植。

　　除了激活 Ras 通路以外,DAG 还可激活 NF-κB(核因子 κ-B)通路(图 6.1d)。在静息 T 细胞中,NF-κB 家族成员通过与 IκB(NFκB 抑制剂)的相互作用而被隔离在细胞质中。PKCϑ经 DAG 介导活化后,启动多分子复合物(由 MALT1、CARMA1 和 Bcl10 组成)的形成过程,通过激活 IKKα、IKKβ 和调节亚基 NEMO 组成的 IκB 激酶复合物 (IKK)来对 IκBα 进行磷酸化。IκBα 的磷酸化可导致蛋白质泛素化,即细胞蛋白质降解的通用靶向系统。随后释放出 NF-κB,NF-κB 进入细胞核并调节基因转录。PKCϑ的抑制剂目前虽然处于临床试验阶段,但可能为移植免疫抑制带来好处,因为其仅限于 T 细胞表达。

磷脂酰肌醇 3'-羟基激酶(PI3K)的扩增信号传导

　　TCR 和共刺激信号传导的 T 细胞也可刺激脂质激酶 PI3K 活化,从而介导酪氨酸磷酸化(图 6.2)。与 PLCγ1 一样,PI3K 也可以修饰相同的膜脂质 PIP2。然而,PI3K 并非通过 PIP2 切割成 DAG 和 IP3,而是通过磷脂化 PIP2 的脂质激酶产生 PIP3,PIP3 在细胞膜的内部小叶上产生结合位点,可供多个含有血小板-白细胞 C 激酶底物同源(PH)

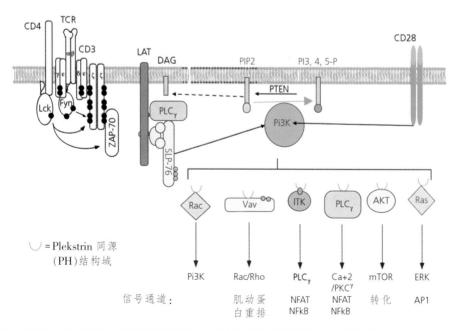

图 6.2　PI3K 介导的通路。PI3K 激酶经 TCR 和 CD28 依赖性通路激活后,可介导 PIP2(PI4,5-P)磷酸化至质膜内表面上的 PIP3(PI3,4,5-P),从而募集多种含 PH 结构域的信号蛋白,促进多个不同信号传导通路的激活。通过 PTEN 介导的 PIP3 去磷酸化,可以将信号转变为 PIP2。

结构域的信号蛋白使用。通过上述过程,不仅将这些分子定位在细胞膜附近,而且通常还提高了酶活性。接受 PH 结构域调节的信号分子包括 VAV(参与影响细胞运动和免疫突触形成的细胞骨架重排)、RAS(激活 Erk 通路,参见前文)、ITK(促进 PLCγ 活性)和 PLCγ 自身。PI3K 激活丝氨酸/苏氨酸激酶、蛋白依赖性激酶 1(PDK1),继而磷酸化 AKT,启动其他参与细胞生长和存活的大量信号(图 6.3)。

　　AKT 还可以调节哺乳动物雷帕霉素靶蛋白(mTOR)的活性。mTOR 是一种丝氨酸/苏氨酸蛋白激酶,也参与细胞生长、增殖、代谢和生存的调节(图 6.3)。mTOR 的功能取决于其与两种不同结合配体形成的复合物。mTOR 与 Raptor 形成的复合物(TORC1 复合物)可以通过激活核糖体 S6K 和抑制转化抑制因子 4EBP1 促进蛋白质转化,从而调节细胞的增殖。mTOR 与 Rictor(TORC2)形成的复合物通过反馈激活 AKT 及其下游存活通路提高细胞存活率。雷帕霉素和依维莫司属于小分子抑制剂,通过与 FKBP12 结

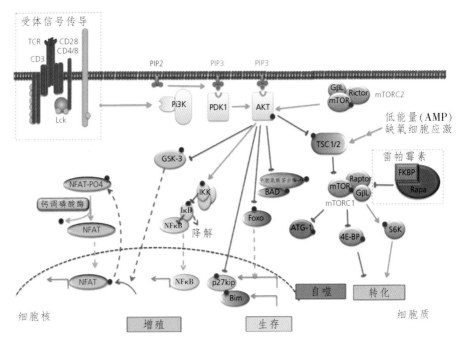

图 6.3　AKT 通过多个通路影响细胞存活。TCR 和 CD28 介导的 PI3K 活化可以产生 PIP3,并募集和活化丝氨酸-苏氨酸激酶 PDK1。PDK1 磷酸化并激活膜局部 AKT。AKT 介导的下游靶标磷酸化可以是活化(绿色箭头所示)或抑制性(红色箭头所示)。由 AKT 磷酸化引发的多条通路可以增加存活率、提高增殖能力和代谢适应性,并调节蛋白质转化和能量利用。后者通过 mTORC1 复合物中的 mTOR 进行调节。正常情况下,该通路接受 TSC1/2 的调节,可以感知能量需求和可用性。雷帕霉素与结合蛋白 FKBP12 形成复合物后对 mTOR(TORC1)发挥抑制作用。此外,mTOR 还存在于一种独特的 TORC2 复合物中,具有促进 AKT 活性的功能。

合形成复合物对 mTOR 发挥抑制作用,尤其对 TORC1 的作用最为明显(图 6.3)。目前,新型 mTOR 抑制剂(包括 TORC1 和 TORC2 复合物)正处于评估阶段,已经表现出强大的免疫抑制作用,可以抑制增殖并促进活化 T 细胞的凋亡。然而,实质细胞也使用 mTOR 进行细胞循环,这就可以解释其对非淋巴细胞和组织的抗增殖作用。

T 细胞的触发离不开序贯信号传导

T 细胞识别肽抗原会给免疫系统带来逻辑问题。APC 在细胞表面表达多种 MHC-肽复合物,从而最大限度地对肿瘤抗原或潜在病原体发挥免疫系统监测作用。然而,仅有少数 MHC-肽复合物含有特定 T 细胞的目标抗原。T 细胞通过高度能动性克服了这个问题,它能够在 APC 表面"爬行"以"扫描"其同源抗原(图 6.4)。这个过程需要黏附分子的参与,例如,淋巴细胞功能相关抗原-1(LFA-1;包含 CD11a 和 CD18 的异二聚体),一种可以与配体快速结合并分离的整联蛋白。TCR 在遇到适当的抗原时,可诱发

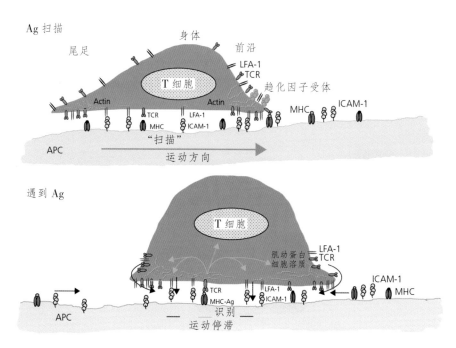

图 6.4   与抗原的相遇改变了 T 细胞的细胞骨架和黏附性。T 细胞通常扫描 APCS 的表面以进行同源相互作用。当 LFA-1 与肌动蛋白细胞骨架发生相互作用,快速形成和释放低亲和力黏附反应时可以出现这种情况。通过同源 MHC 首先触发 TCR;肽触发从内向外的信号,增强 LFA-1 亲和力并导致 T 细胞运动停滞。在这种情况下,TCR 可对另外的 MHC-肽复合物进行取样,从而实现 T 细胞完全成熟活化所需的顺序信号传导。T 细胞和 APC 的表面分子经历了空间重排后,可形成稳定的接触和免疫突触。

LFA-1 的构象发生改变(称为"由内而外的信号传导"),从而显著增加其对 APC 配体、细胞间黏附分子-1(ICAM-1/CD54)的亲和力(图 6.5)。这样会导致"停止信号"显著地减慢 T 细胞活化,而且能够对 DC 进行有效取样以用于另外的同源抗原。这种"停止信号"可以通过几个关键分子进行多样化的调节。例如,活化的 CD4 细胞的 CTLA-4 信号传导可以抑制终止信号,从而抵消进一步的抗原反应性。由于 LFA-1 在 T 细胞终止和免疫细胞通过内皮细胞的迁移过程中发挥了关键作用,因此,抗 LFA-1 作为一种有效的实验性致耐受剂也就不足为奇了,但是它也可以有效地靶向记忆和幼稚 T 细胞。

信号 2:共刺激

我们在第 4 章中对共刺激分子进行详细的讨论。本章仅对这些通路的整合做一个简要的讨论,并且提供对免疫应答的复杂性和共刺激阻断的治疗作用的认识。最初,T 细胞共刺激或"第二信号"的概念基于 T 细胞表达的 CD28 与其配体 CD80/CD86(主要存在于活化的 DC 和 B 细胞,但也可能包括细胞因子活化的上皮细胞)相互作用的研究。第二信号已被证实可以增强 IL-2 的产生和细胞存活。此外,在没有共刺激的情况下,T 细胞失能,这意味着它们再次暴露抗原后对正常的增殖没有应答,即使后续有适当的共刺激(图 6.6)。相较于产生性质不同的信号,CD28 共刺激增强 TCR 信号传导的

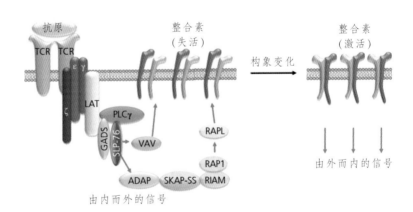

图 6.5 整合素信号传导包括由外而内的信号和由内而外的信号。首先,TCR 的交联导致 LAT-GADS-SLP-76 锚定信号体的形成。信号体募集 ADAP-SKAP55-RIAM 复合物,引起 RAP1 活化并重新定位至质膜。SLP-76 相关的 VAV 有助于肌动蛋白重组,从而实现整联蛋白在质膜中移动。RAP1 募集与整联蛋白细胞质尾部结合的 RAPL 后,导致聚集和构象变化,从而增加亲和力。具有高亲和力的整联蛋白与靶细胞的 ICAM-1 配体结合后,启动附加的"由外而内"信号级联,从而增强 TCR 信号传导。

程度仍然是一个活跃的研究领域。然而,CD28 共刺激对 PI3K 活化的促进作用已经得到明确,其中 PI3k 可以磷酸化膜磷脂,从而产生含有 PH 结构域的信号传导蛋白的结合位点(见图 6.2 和图 6.3)。总体而言,CD28 的参与增强了 TCR 信号传导。

CD80 和 CD86 可以与另外一种受体,即在活化的 T 细胞中上调的 CTLA-4 结合(图 6.6)。与 CD28 中提供阳性信号相反,CTLA-4 表现出强大的抑制作用。研究者已经提出了几种 CTLA-4 抑制功能的机制,包括通过与磷酸酶 PP2A 和 SHP-2 结合抑制近端 TCR 信号传导、与 CD28 竞争性结合 B7 以干扰信号分子聚集,以及通过改变 T 细胞与 APC 形成复合物。此外,CTLA-4 在调节性 T 细胞(Treg)上持续表达,通过诱导产生 B7 介导的 IDO(吲哚胺 2,3-双加氧酶)发挥部分抑制作用。IDO 是一种酶,可以分解代谢效应 T 细胞增殖所需的细胞外色氨酸。作为诱发耐受性的靶点,CTLA-4 是一个振奋人心的发现。

CD28/CTLA-4 的生物学机制已经转化为治疗策略。由于 CTLA-4 对配体的亲和力远高于 CD28,因此运用 CTLA-4 中的 CD80/CD86 具有高亲和力的结合区域与 Ig 融合,从而产生融合蛋白 CTLA4-Ig(图 6.6)。CTLA4-Ig 具有较高的亲和力,可以有效地抑制 CD28 与 CD80/CD86 之间的相互作用,从而阻断"信号 2"。CTLA4-Ig 在小动物

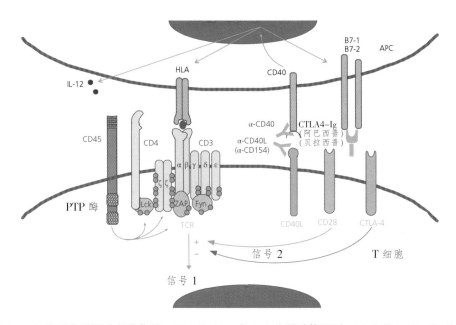

图 6.6　T 细胞活化需要共刺激信号。TCR 和 CD4 或 CD8 共同受体识别 APC 上的 MHC-肽,从而激活信号级联,称为"信号 1"。与 T 细胞上的 CD28 和 CD40L 结合后,产生"第二"共刺激信号 2。活化的 T 细胞表达可产生抑制信号的 CTLA-4。CTLA4-Ig 干扰 CD28 共刺激和 CTLA4 介导的抑制。抗 CD40 或抗 CD154 通过干扰 CD40-CD154 信号传导促进耐受性的发生。

模型中能够有效地诱导同种异体移植物耐受性。贝拉西普是第二代人源化融合蛋白，经过修饰后可以对其 B7 配体产生更高的亲和力，最近已经获批用于临床肾移植。已经证实贝拉西普每月一次给药可以产生免疫抑制作用，无须联合 CNI 治疗。然而，贝拉西普诱导耐受性(停药后的免疫静止状态)的作用尚未得到临床证实。贝拉西普在人类和啮齿动物中诱导免疫耐受性的能力存在差异，这可能与记忆 T 细胞和异源免疫应答有关。在这方面，记忆 T 细胞对 CD28 共刺激信号的依赖程度低，并且耐共刺激阻断的能力强于幼稚 T 细胞。

除了 CD28 和 CD80/CD86 以外，研究者还确定了另一组共刺激分子，其中包括 CD40/CD154 和 TNF/TNFR 超家族成员。CD40 信号传导可导致 DC 的成熟，以及 CD80/CD86 共刺激配体和 MHC Ⅱ类的上调。阻断 CD40 可以抑制 DC 成熟和 T 细胞共刺激中的重要步骤，以及炎性细胞因子(例如 IL-1 和 IL-12)的迁移。此外，CD40 是 B 细胞扩增、Ig 类转换和记忆细胞产生所需的主要通路。与之保持一致的是，阻断 CD40 可以抑制同种抗体的产生和 B 细胞 APC 功能，虽然对后者尚未完全了解，但已经证实其具有重要的意义。在啮齿动物移植模型中，抗 CD40L(CD154)单克隆抗体显著改善长期移植存活率。由于出现严重的血栓栓塞副作用，人体试验被叫停。

最近，在共刺激分子作用方面的进展有了新的见解，即对免疫应答产生正面和负面影响。由于至少有三种基因超家族[免疫球蛋白、TNF/TNF-R 和 T 细胞免疫球蛋白、黏蛋白结构域(TIM)]参与其中，再加上不同的细胞类型和不同激活阶段的分子和配体分布，进一步增加了上述作用机制的复杂性。共刺激信号可以影响效应 T 细胞的效应器分化、存活和增殖。如上所述，信号可以是刺激性或抑制性的，而且似乎大多数共刺激分子及其配体均参与双向信号传导。共刺激阻断可直接或间接作用于 T 细胞或 APC，抑制配体对中的成员之一即可产生效应。更重要的是，它们在不同类型的 T 细胞上的差异表达使得免疫应答的精细化调控成为可能。现在，临床面临的挑战是确定在促进 Treg 或其他调节细胞类型的同时，可以靶向共刺激通路以抑制效应 T 细胞和记忆 T 细胞的治疗策略(例如，Breg 细胞和单核细胞衍生的抑制细胞)。

信号 3:细胞因子信号传导和效应 T 细胞分化

细胞因子是 T 细胞和多种其他细胞类型分泌的高效生物应答修饰小分子蛋白质。细胞因子可以分为 IL、趋化因子和干扰素。细胞因子通过自分泌、旁分泌和内分泌的方式在白细胞活化、分化、增殖、存活和迁移中发挥重要的作用。细胞因子对实质细胞产生多重效应，可导致移植物的微环境发生活化和改变。有关细胞因子和细胞因子受体的进一步描述参见第 3 章。

T 细胞和其他白细胞分泌细胞因子，并通过表面受体(通常为多链蛋白)对细胞因子做出应答。来源于造血细胞的细胞因子的分泌通常接受活化状态的调节。例如,IL-2 是 T 细胞生长和存活因子,在 T 细胞活化后表达增强。它也可以利用其对参与细胞凋亡的细胞周期蛋白的影响来提高活化 T 细胞的死亡率。IL-2 受体是由 α、β 和 γ 链组成的高亲和力异源三聚体蛋白质。与 IL-2 类似,IL-2 受体(CD25)的 α 链可被活化的 T 淋巴细胞诱导, 并且 IL-2 受体在临床移植中可作为巴利昔单抗的靶标。IL-2 受体 (CD132)的 γ 链也称为常见的 γ 链(γ$_c$),因为它是多个受体(IL-4、IL-7、IL-9、IL-15、IL-21)的成分。γ$_c$ 链可与 Janus 激酶(JAK)家族的成员——JAK3 结合(图 6.7)。与受体结合后导致受体二聚化,进而导致 JAK 磷酸化这些受体细胞质尾部上的酪氨酸残基。然后,酪氨酸磷酸化将信号转导和转录激活因子(STAT)家族的成员募集到复合物中。接下来,STAT 蛋白被活化的 JAK 激酶和 STAT 磷酸化,形成能够进入细胞核的同源性和异源性二聚体,并与 DNA 结合后调节靶基因的转录。不同的 I 型受体可使用不同的 JAK/STAT 组合,从而导致交替转录程序。JAK3 基因缺失可导致严重的免疫缺陷。使用

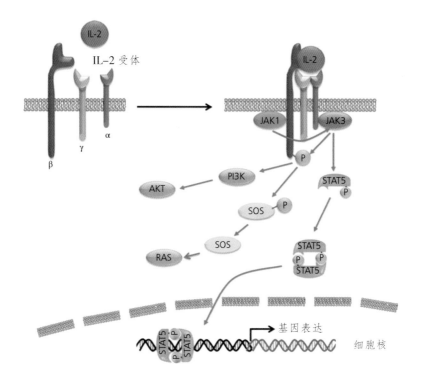

图 6.7　白细胞介素-2(IL-2)受体通用 Janus 激酶/信号转换器和转录激活因子(JAK/STAT)的信号转导。IL-2 受体由三种跨膜蛋白 α、β 和 γ 组成。通过与 IL-2 结合,可以将这些链与 JAK 和募集 STAT 蛋白连接在一起。磷酸化的 STAT 发生二聚化并易位至细胞核,以调节靶基因的转录。酪氨酸磷酸化的 IL-2R 链也可作为 PI3K 的对接位点,通过激活 AKT(图 6.3)和结合 SOS 的适配器蛋白(如 SHC 和 GRB-2)活化 Ras 通路(图 6.1c)。

托伐替尼(toficitinib)抑制 JAK3 是经 FDA 批准的免疫抑制疗法,目前正在进行移植和自身免疫的临床试验。

T 细胞分化为效应细胞

激活后,T 细胞迅速增殖并发育成具有细胞毒性和其他功能的效应 T 细胞。然而,CD4+ T 细胞可以根据信号的"平衡"状态分化成"辅助"细胞或效应细胞的不同表型,每种细胞均具有不同的细胞因子表达和功能模式。这些亚型是表观遗传改变的结果,即在细胞分裂后由后代遗传的 DNA 修饰。因此,在初始抗原呈递期间,外在细胞因子和 DC 介导的信号可诱导关键转录因子的表达,然后关键转录因子激活 T 细胞分化成不同的亚型。迄今为止,这些亚型的定义很大程度上仍然取决于广泛的细胞因子表达模式。例如,1 型辅助性 T 细胞(Th1)由 IL-12 介导的 STAT4 激活诱导,从而引发 T-bet 转录因子的表达。T-bet 可诱导 Th1 细胞的原型细胞因子——IFN-γ 和 TNF-α 的产生(图 6.8)。这些细胞参与细胞介导的细胞内病原体和肿瘤的免疫应答,并且在同种异体移植排斥中非常具有破坏性。相反,在 STAT6 介导的 GATA3 转录因子的诱导下,Th2 型细胞可分泌 IL-4、IL-5 和 IL-13 等细胞因子。这些细胞通常在寄生虫感染和过敏性疾病(如哮喘)的应答状态下受到诱导。虽然抗体产生和亚型转移有所增加,但是,

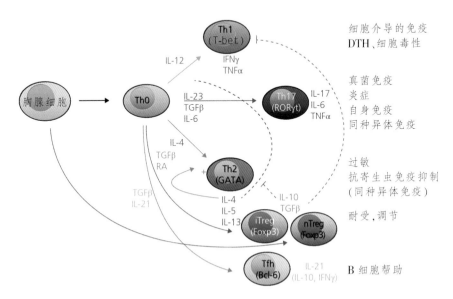

图 6.8 CD4 细胞分化为多个功能性"辅助"亚群。在初始激活后,刺激条件和细胞因子环境是通过调控主要的调节转录因子实现分化的决定性因素。细胞因子促进(实线箭头)和抑制(虚线箭头)各个亚群的分化。每个细胞群的功能参见右侧栏。

在某些条件下 Th2 免疫应答偏倚可能在移植中产生保护作用（或者侵入性低于 Th1 应答）。虽然并非绝对，但较强的 TCR 信号传导及 IL-12 和 TNFα 的存在往往有利于 Th1 应答。共刺激分子也可以促进某个通路的分化，并且一个亚群产生的细胞因子可以抑制替代通路的分化，即 Th2 细胞产生的 IL-4 可以抑制 Th1 分化，而 Th1 细胞产生的 IFNγ 可以抑制 Th2 分化。

最近研究者发现了多个不同的 Th 细胞亚群。Th17 细胞表达 RORγT 转录因子，并对真菌和细胞外细菌产生应答。IL-23 和 IL-23 受体的表达是产生 Th17 的必要条件。Th17 细胞在多种自身免疫疾病中发挥了强大的致炎作用，包括炎性肠病（IBD）和实验性自身免疫性脑脊髓炎（EAE）（啮齿类动物的多发性硬化症模型）。虽然 Th17 细胞在同种异体移植的急性排斥反应中作用不太明显，且仅在 Th1 通路受损的动物中才占据主导地位，但是 Th17 细胞可能在慢性排斥反应中发挥特殊作用。最后一个细胞亚群，即滤泡辅助性 T 细胞（Tfh），与 BCL6 转录因子密切相关，并通过 IL-21 的表达参与生发中心 B 细胞的亲和力成熟和抗体亚型转换。目前尚不确定 Tfh 细胞代表了不同的谱系，还是其他先前定义的谱系的特定状态。例如，除了特异性表达 IL-21 以外，Tfh 细胞还可以分别产生 IFNγ 和 IL-4，这些在 Th1 和 Th2 细胞较为常见。直到最近，研究者才将 Th1、Th2、Treg 和 Th17 细胞严格地划分为不同的谱系。谱系具有可塑性已经得到证实。例如，一些 Th17 细胞表达原型 Th1 细胞因子 IFNγ。此外，某些细胞似乎能够在特定条件下相互转化，特别是 Foxp3+ iTreg 和 Th17。

在上述移植状态下，Th1 应答和潜在的 Th17 应答比 Th2 细胞本身更具破坏性。但是，任何一种情况均可导致移植物损伤。T 效应子分化"偏差"被认为是促进同种异体移植物耐受的方法。虽然，共刺激阻断等实验制剂可以减少 Th1 的产生并增加 Th2 的分化，但是精确的检验结果显示，耐受性的诱导不需要 Th2 细胞因子的参与，而排斥也不需要 Th1 或 Th17 细胞因子的参与。应答的冗余性再次对临床转化提出了巨大的挑战。

从幼稚细胞发育为记忆 T 细胞

在初次免疫应答中，T 淋巴细胞被激活，以指数形式扩增，并分化为效应细胞。扩增后，细胞进入缩减期，在此期间，90%~95% 的抗原特异性细胞死亡（图 6.9）。激活和代谢需求发生变化的长寿记忆 T 细胞来源于剩余的细胞。记忆细胞的产生是适应性免疫系统的标志之一，明确来说就是其对抗原再次激发时产生"更快和更强"应答的能力。因此，记忆 T 细胞的产生是疫苗接种的主要目标。本章将介绍缩减、记忆 T 细胞生成和维护的相关机制。

在发生强烈的免疫应答后，程序性细胞死亡或凋亡对于维持免疫系统稳态具有至

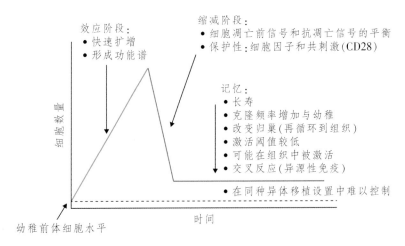

图 6.9 免疫应答的动力学。对于特定的抗原,幼稚 T 细胞出现的频率偏低。暴露后,幼稚细胞迅速扩增并分化成效应 T 细胞。在许多情况下,免疫应答清除病原体可导致抗原负载降低。在抗原缺乏、细胞因子撤除和活化诱导细胞死亡介导的活性缩减期间,大约有 95% 的效应细胞出现死亡。然而,大约 5% 的细胞存活,并扩增为长寿记忆 T 细胞,其激活模式和归巢模式均发生变化。

关重要的意义,而且也是胸腺耐受的核心机制。在缩减阶段,细胞因子撤除是促使细胞凋亡的机制之一。多种细胞因子(最常见的是 IL-2、IL-7 和 IL-15)通过 γ_c 受体发出信号,并通过改变 Bcl-2 蛋白家族成员的表达水平来提高淋巴细胞的存活率。Bcl-2 家族不是抗凋亡蛋白就是促凋亡蛋白,二者之间的平衡决定了细胞是存活还是凋亡 (图 6.10)。促凋亡 Bcl-2 家族成员(如 Bak 和 Bax)插入线粒体膜的外部小叶中,在多聚化后形成孔隙,使得细胞色素 c 可以释放到胞质溶胶中。

促凋亡分子被抗细胞凋亡的 Bcl-2 家族成员(如 Bcl-2 和 Bcl-xL)所拮抗,这些成员在阻止孔隙形成的同时还会稳定线粒体膜。第三组(BH3-only)Bcl-2 蛋白,包括 Bid、Bad 和 Bim,可以整合信号并控制细胞凋亡的启动。这些蛋白质抑制抗凋亡 Bcl-2 蛋白质,并促进线粒体膜中的促凋亡蛋白置入和(或)多聚化。多种细胞应激源,包括缺氧、氧化应激(ROS)、紫外线照射和 DNA 损伤,可以通过激活 BH3-only 蛋白促进凋亡。细胞因子撤除有利于促凋亡 Bcl-2 蛋白的表达/活化,并且随后引发细胞凋亡。

细胞色素 c 释放到细胞质后立即与 Apaf-1 结合,从而与 Apaf-1 和半胱氨酸蛋白酶前体-9 形成复合物,称为"凋亡小体"。随后,通常以无活性"前体"形式存在的蛋白酶——半胱氨酸蛋白酶被激活。与半胱氨酸蛋白酶前体结合后,通过水解切割蛋白酶前体的级联反应,将无活性的前体蛋白变成有活性的形式。在凋亡复合体中,细胞聚集导致"启动者半胱氨酸蛋白酶-9"活化,从而切割和激活半胱氨酸蛋白酶-3 和其他下游"执行者半胱氨酸蛋白酶"(如半胱氨酸蛋白酶-6 和-7),最终导致细胞凋亡、包膜空

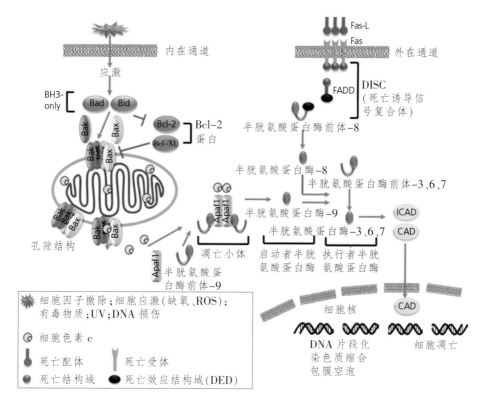

图 6.10　通过多个细胞内通路发生细胞凋亡。半胱氨酸蛋白酶-3、6 和 7 的活化启动了 DNA 片段化的最终共同通路，并导致细胞凋亡。半胱氨酸蛋白酶-3 可以通过内在或外在通路激活。内源性通路可以在细胞因子撤除和其他毒性损伤/细胞应激条件下激活。上述条件可以被 Bcl-2 家族的 BH3-only 蛋白发觉，并导致促凋亡 Bcl-2 家族成员 (Bak/Bax) 插入线粒体膜，从而释放细胞色素 c 进入细胞质。Bcl-2 家族的抗凋亡成员 (Bcl-2, BCL-xL) 可以抵消上述作用。细胞质细胞色素 c 与 Apaf-1 结合，诱导凋亡体的形成和半胱氨酸蛋白酶-9 的活化。然后，半胱氨酸蛋白酶-9 可以激活半胱氨酸蛋白酶-3。通过结合活化 T 细胞中 TNFR 家族的三聚体死亡受体 (如 FAS)，启动外部通路。与 Fas-L 结合后，含有死亡效应结构域的 Fas 死亡结构域相关蛋白 (FADD) 被募集到 FAS 细胞质尾部的死亡结构域。FADD 招募并激活半胱氨酸蛋白酶前体-8。半胱氨酸蛋白酶-8 可以直接或通过内源通路间接激活半胱氨酸蛋白酶-3，最终导致 DNA 片段化。

泡化和 DNA 片段化。以半胱氨酸蛋白酶激活的 DNA 酶抑制剂 (ICAD) 作为靶标，释放进入细胞核并裂解 DNA 的 CAD (半胱氨酸蛋白酶激活的 DNA 酶)-细胞凋亡的必要条件。随着免疫应答的启动，细胞活化导致细胞因子生成。作为生长因子，细胞因子可以促进 T 细胞增殖和存活，从而大大扩增了 T 细胞的数量 (图 6.9)。随着免疫应答的结束，大量的 T 细胞开始争夺数量有限的细胞因子。由此引发的细胞凋亡过程有助于恢复细胞因子和 T 细胞之间的平衡。

外周 T 细胞的程序性细胞死亡也是通过死亡受体家族激活介导的，该过程被称为活化诱导的细胞死亡（AICD）（图 6.10）。至于在 T 细胞活化时上调的 AICD，已经通过 TNF 受体家族成员 Fas（APO-1、CD95）和其他家族成员（TNF-R1 和 TRAIL-死亡受体（DR4，DR5）对其做了完整的阐述。配体结合（与 Fas-L、TNFα 和 TRAIL）可导致受体三聚化和死亡诱导信号复合物（DISC）的形成，其中包括含有"死亡结构域"（DD）的蛋白质 FADD（Fas 相关死亡结构域蛋白）。"死亡效应结构域"（DED）允许在半胱氨酸蛋白酶前体-8 上募集并激活类似的结构域。DISC 内部的聚类可导致半胱氨酸蛋白酶前体-8 裂解、活性半胱氨酸蛋白酶-8 释放，以及线粒体通路中执行者半胱氨酸蛋白酶的活化级联反应。与半胱氨酸蛋白酶-9 一样，活性半胱氨酸蛋白酶-8 也是一种"启动者半胱氨酸蛋白酶"，可以直接切割和激活执行者半胱氨酸蛋白酶。此外，半胱氨酸蛋白酶-8 可以切割和激活 BH3-only 蛋白 Bid，促进凋亡的 Bcl-2 家族成员形成线粒体孔，并通过线粒体通路增强细胞凋亡。半胱氨酸蛋白酶-8 由 Flice 抑制蛋白（c-FLIP）内源性调节，它是一种关键的关卡蛋白，受到 IL-2 和细胞周期介导的 T 细胞的影响。虽然 c-FLIP 的过表达可阻断细胞凋亡并限制耐受性，但是在不存在 IL-2 的情况下，低表达会抑制耐受性。最后，通过半胱氨酸蛋白酶-8 阻断受体介导的细胞凋亡可以诱导调节性坏死的发生，最近，研究者将实质细胞中的这一过程称为坏死性细胞凋亡。该通路在 T 细胞稳态中的作用尚未确定。

为了证实细胞凋亡在同种异体移植物耐受诱导中的重要性，以 T 细胞对细胞凋亡产生抵抗性的 Bcl-xL 转基因小鼠研究为例进行说明。这些小鼠可以抵抗共刺激阻断诱导的耐受性。共刺激阻断不能抑制的同种异体反应细胞也不会受到细胞凋亡/AICD 的限制，而且这些细胞可以促进排斥反应。如上所述，共刺激为 TCR 活化的 T 细胞提供了增殖信号和存活信号。因此，共刺激阻断可能会促进野生型中同种异体反应细胞的凋亡，但是在耐凋亡动物中则不能产生相同的作用。这种机制对临床治疗具有重要意义，常规免疫抑制剂（如西罗莫司）可以促进同种异体反应细胞的凋亡，而 CNI 可以阻止初始 T 细胞活化诱导的细胞凋亡并清除潜在的同种异体反应性 T 细胞。虽然大多数扩增的 CD4 和 CD8 T 细胞经历了凋亡性细胞死亡，但 5%~10% 作为记忆 T 细胞长期存活（图 6.9）。目前尚不清楚活化的 T 细胞以随机方式还是预先确定的方式产生记忆细胞。无论如何，相较于记忆形成（IL7Rα+/KLRG1lo），缩减期间的 CD127（IL7Rα）和凝集素 KLRG1 的表达可用于定义注定死亡的效应细胞群（IL7Rαlo/KLRG1hi）。缩减后，长寿记忆 T 细胞群可以通过细胞表面的标志物予以鉴别，例如，小鼠中的 CD44hi 和人类中的 CD45RO⁺（表 6.1）。如前所述，再次暴露于抗原时，辅助性 CD4 细胞可以促进 CD8 记忆细胞的增殖，其作用机制是使细胞对 TRAIL 介导的 AICD 更具抵抗性。

记忆细胞表达一系列与幼稚 T 细胞不同的细胞表面受体。有趣的是，记忆 T 细胞

表 6.1 幼稚 T 细胞和记忆 T 细胞的特征

	幼稚	中枢记忆	效应器记忆
应答速度	慢	快	快
细胞表面表型	CD44^{lo}	CD44^{hi}	CD44^{hi}
	CD45RO$^-$	CD45RO$^+$	CD45RO$^+$
		CCR7$^+$	CD45RA$^{+/-}$
		CD62L$^+$	CCR7$^-$
			CD62L$^-$
共刺激	CD28:CD80/CD86		
转运	局限于二级淋巴组织	淋巴	非淋巴
生存	TCR 依赖	长寿细胞因子依赖性	长寿细胞因子依赖性

TCR,T 细胞受体。

可以进一步分化为中枢记忆(T_{CM})和效应记忆(T_{EM})T 细胞。细胞群的迁移模式和功能在表型上均有差异。T_{CM} 表达高水平的趋化因子受体 CCR7 和 L-选择蛋白(CD62L)。这种受体的组合使得 T_{CM} 可以通过高内皮微静脉从血液迁移到次级淋巴组织,并转运到次级淋巴器官的 T 细胞区。这样就形成了再次遇到抗原时重新激活免疫应答的储库。相反,人们在组织中发现了 T_{EM} 表达。它们在稳定状态下表达效应细胞因子,并且准备快速地应答抗原再暴露。

记忆 T 细胞的代谢需求发生变化,准备对抗原再次暴露产生更快速的应答;它们在激活需要的共刺激信号方面也存在差异。例如,记忆 T 细胞对 CD28 共刺激的依赖性低于初始 T 细胞,并且人类 CD8 T 细胞亚群完全不表达 CD28。共刺激通过替换细胞表面受体(例如,ICOS、CD2 和 OX40)为这些细胞提供了必要的共刺激信号(参见第 4 章)。由于对共刺激信号的依赖性降低,记忆 T 细胞的重新激活可能不需要次级淋巴组织(淋巴结和脾脏)参与。相反,它们可以直接识别抗原并在同种异体移植物中产生免疫应答。

预先存在的同种异体反应性记忆 T 细胞是移植成功的主要障碍。据估计,移植组织中最先产生应答的细胞约有 50% 是记忆细胞。同种异体反应记忆 T 细胞可能在以下几种情形中产生:预致敏(输血、既往移植和妊娠)、异源免疫(通过与病原体的交叉反应),或者在淋巴细胞减少的环境下发生扩增时,特别是在经过淋巴细胞缺失诱导的细胞增殖的耗竭治疗后。这些细胞对淋巴细胞清除策略、共刺激阻断和其他常规免疫抑制和耐受诱导疗法的反应性低于幼稚细胞。因此,它们是诱导移植耐受的主要障碍。许多实验室正在积极地探讨如何开发在移植环境下处理记忆 T 细胞的最佳方法。

调节性 T 细胞

CD4+ T 细胞亚群——Treg 的主要功能是抑制免疫应答。虽然已经发现了许多调节细胞,包括 CD4 T 细胞、CD8 T 细胞和"双阴性"T(DNT)细胞,但目前研究得最为透彻的还是表达转录因子 Foxp3 的 CD4 Treg。Foxp3 正常表达缺失的人类和小鼠出现了严重的系统性自身免疫,提示这些细胞具有强大的作用。天然调节性 T 细胞(nTreg)在胸腺中发育为独特的谱系,并表达针对自身抗原的高亲和力 TCR(图 6.11)。nTreg 可以包含约 10% 的稳定状态的外周 CD4 T 细胞,并且有趣地表现出"活化的"表型,持续地表达 CD25、CTLA-4 和其他 T 细胞活化标志物。这些细胞的详细作用机制尚未完全阐明,但无疑涉及细胞之间的相互作用(如 CTLA-4)、代谢/生长因子缺失(色氨酸和腺苷降解及 IL-2 耗竭)和抑制性细胞因子(IL-10 和 TGFβ)(图 6.12)。在 TGFβ 和(或)视黄酸存在的情况下, 也可以通过活化作用在体外诱导 Foxp3+Treg。90% 的非 Foxp3+细胞可以产生这种诱导的 Treg (iTreg), 但是 iTreg 会表达与 nTreg 相同的 mRNA 模式,并且在体内似乎不及 nTreg 稳定。例如,在 Treg 和 Th17 细胞之间观察到分化转移。因此,iTreg 的作用可能不如 nTreg 稳定。值得注意的是,只有少量明确定义的 Tr1 Treg 缺失 Foxp3 表达,并且主要受到 IL-10 高水平表达的抑制。

在动物移植模型中,许多实验药物需要通过 Treg 来诱导和(或)维持耐受性。然而,这并不一定意味着有效的治疗策略可以特异性地诱导 Treg。Treg 对于确定免疫学设定点具有十分重要的意义,Treg 的耗竭会增强免疫应答。Treg 的耗竭可阻止多种药

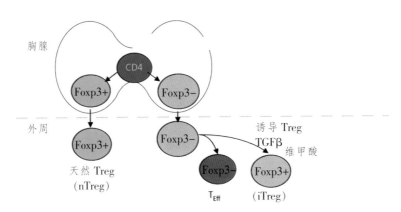

图 6.11 调节性 T 细胞可能直接来源于胸腺,也可能在外周诱导产生。表达转录因子 Foxp3 的调节性 T 细胞 (Treg) 可以在胸腺发育期间以 CD4 单阳性细胞的形式出现, 并且被称为 "天然 Treg" (nTreg)。或者,在 TGFβ 或视黄酸存在的情况下,刺激 CD4+Foxp3–常规 T 细胞可导致 Foxp3 的诱导并分化为诱导的 Treg(iTreg)。

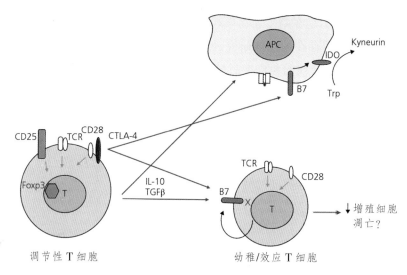

图 6.12 Treg 抑制效应 T 细胞的激活和增殖。TCR 信号传导激活的调节性 T 细胞可通过多种机制对常规 T 细胞(Tconv)发挥抑制作用。细胞因子 IL-10 和 TGFβ 可抑制 DC 成熟和炎性细胞因子的发育,并且还可以抑制 Teff 细胞在炎症通路中的活化和分化。CTLA-4 可以直接结合由活化的 CD4 细胞表达的 B7 分子并诱导阴性信号。BLA 与 APC 的 CTLA-4 结合,可导致 IDO 产生外源酶,外源酶在周围环境中分解色氨酸。增殖的 Tconv 对 Trp 耗竭具有敏感性。

物介导的耐受性。此外,Treg 在体内具有抗原反应性,并且可以延长效应器应答受限的时间,以防止排斥反应发生。在总库中,这种抗原特异性 Treg 的扩增可能在维持耐受性方面发挥了重要的作用,因为 Treg 的耗竭可以破坏已经建立的耐受性。在小鼠模型中,可以将通过 Foxp3 表达识别的 nTreg 分离出来用于离体扩增,或者常规(非调节)CD4 细胞可用于产生 iTreg,以及体内扩增。在体外扩增的 nTreg 和 iTreg 可以抑制 GVHD、同种异体移植物排斥或自身免疫,提示其在移植中可能具有一定作用。多个报道称 iTreg 可被体内的各种致耐受性因子诱导,但是,这些报道依赖于特异性 TCR 转基因小鼠模型,而这些小鼠模型均表达对抗原具有高亲和力的特异性 TCR,在同源性抗原存在的情况下,TCR 易受 Treg 发育的影响。当检测多克隆应答时,无论是否存在致耐受性试剂,Foxp3+ Treg 的作用还没有通过特异性免疫应答得到证实。替代方法可能通过增强存活率和增殖作用在体内扩展 nTreg。这些方法包括与抗 IL-2 形成复合物的 rIL-2(延长半衰期并限制 IL-2R 与 CD8 和 NK 细胞结合)和 Flt3-L(增加二次扩增 Treg 的 DC)。Treg 的扩增是否具有临床试验的高度特异性仍然有待确定。

人类的情况远比老鼠复杂。由于 Foxp3 是转录因子,因此不能通过现有技术检出活细胞中的 Foxp3。因此,Treg 的纯化取决于包括 CD25 在内的替代标志物的高水平表达,以及 IL-7Rα(CD127)的低水平表达。值得注意的是,Foxp3 在人 Tconv 细胞活化后急剧表达。因此,它不是在啮齿动物中观察到的 Treg 的完整特异性标志物。如果缺乏确切证实"调节"作用存在的功能研究,则在评估同种异体移植受体的 Treg 水平时必须考虑这一点。总之,常规的免疫抑制剂可以影响 Treg。Treg 高度依赖于 IL-2 和 CD28 的信号传导。虽然 CNI 和 CTLA4-Ig 均有效地抑制 Tconv 细胞,但它们对 Treg 造成极大危害。Treg 似乎对雷帕霉素具有部分耐药物性。类似的,抗 IL-2Rα mAb 在临床移植中广泛用于抑制活化的 T 效应细胞,但它们也可以减少外周的 Treg 数量。因此,尽管人们对 Treg 的鉴别、扩展和使用的热情不减,但是,上述问题导致 Treg 的离体扩增和转移在延长人类移植存活时间的临床应用方面受到限制。

总结

毫无疑问,T 细胞是移植排斥和免疫耐受的核心,但它们也可在复杂的环境下引导其他细胞对多种信号的应答。平衡有害与有益应答不仅与 T 细胞的身份有关,而且与应答发生的背景有关,这也是免疫系统其他细胞的共同主题。因此,T 细胞的多样性及其复杂的生物学特征为临床移植中治疗靶标的选择带来了巨大的挑战。

(赵杰 译)

延伸阅读

Afzali, B., G. Lombardi, and R. I. Lechler. (2008). Pathways of major histocompatibility complex allorecognition. Current opinion in organ transplantation 13:438–444.

Chiffoleau, E., P. T. Walsh, et al. (2003). Apoptosis and transplantation tolerance. Immunological reviews 193: 124–145.

Kanno, Y., G. Vahedi, et al. (2012). Transcriptional and epigenetic control of T helper cell specification: Molecular mechanisms underlying commitment and plasticity. Annual review of immunology 30: 707–731.

Lechler, R. I., W. F. Ng, and R. M. Steinman. (2001). Dendritic cells in transplantation—friend or foe? Immunity 14:357–368.

Li, X. C., D. M. Rothstein, and Sayegh M. H (2009). Costimulatory pathways in transplantation: challenges and new developments. Immunological reviews 229(1): 271–293.

Morelli, A. E., and A. W. Thomson. (2007). Tolerogenic dendritic cells and the quest for transplant tolerance. Nature reviews immunology 7:610–621.

Rudensky, A. Y. (2011). Regulatory T cells and Foxp3. Immunological reviews 241(1): 260–268.

Smith-Garvin, J. E., G. A. Koretzky, et al. (2009). T cell activation. Annual review of immunology 27: 591–619.

Steinman, R. M., and J. Idoyaga. (2010). Features of the dendritic cell lineage. Immunology reviews 234:5–17.

Surh, C. D., and J. Sprent (2008). Homeostasis of naive and memory T cells. Immunity 29(6): 848–862.

Wu, L., and Y. J. Liu. 2007. Development of dendritic-cell lineages. Immunity 26:741–750.

第7章

缺血和再灌注损伤

Yuan Zhai, Yoichiro Uchida, Bibo Ke, Haofeng Ji,
Jerzy W. Kupiec-Weglinski

本章概述

- 缺血再灌注损伤与器官移植之间存在重要联系。
- 器官损伤是由多种固有或获得性免疫细胞参与的炎症反应导致的结果。
- 促炎细胞因子的释放和固有免疫细胞的激活导致器官损伤持久化。
- 固有免疫传感器(TLR、RLR、NLR)参与缺血再灌注损伤。
- 鉴别新的分子通路(Tim-1/4,炎性体)可以为开发减少器官损伤的新型药物提供切入点。

引 言

缺血再灌注损伤(IRI)是器官采集和植入手术导致的必然结果。IRI 仍然是临床移植的关键问题之一。供体器官获取,保存和植入引起的组织损失都会导致移植物转归不佳,例如,原发性移植物无功能、晚期功能障碍及急性和慢性排斥发生率升高。IRI 还会影响器官移植的质量,进一步导致移植器官来源紧缺。因此,预防 IRI 的出现或最大限度地减小 IRI 造成的不良后果,不仅可以改善移植转归,还可以增加成功施行移植治疗的患者数量。尽管其重要性已经毋庸置疑,但 IRI 的机制尚未获得充分的研究,目前临床上仍然缺乏预防或减少 IRI 的有效策略。

IRI 是一个复杂的生理过程,涉及"热"和"冷"缺血损伤的因素与移植的器官无关。在低血流状态或无血流状态下发生的"热"缺血损伤是由固有免疫细胞衍生的细胞毒性分子支配。在器官离体保存期间发生的"冷"缺血损伤是由分散在微循环的内皮细胞、上皮细胞和其他实质细胞的损伤支配(Ikeda 等,1992)。虽然"热"和"冷"缺血分别影响移植物中的不同细胞成分,但是,炎症代表了器官损伤中的共同通道。促炎反应在移植受者 IRI 发生中的重要性已经得到证实。虽然详细的机制仍然存在争议,但是炎症通过细胞因子、趋化因子和活性氧(ROS)的复杂相互作用并促进固有免疫细胞的浸润和激活造成实质细胞损伤,从而在自我扩增级联中发挥核心作用已经得到普遍认可。实际上,预防局部免疫细胞活化通常可以减轻移植器官中的 IRI。

在本章中,我们讨论了在免疫激活中对 IRI 的现有理解,以及免疫静息器官向高度炎症器官的转化。虽然我们重点关注肝脏中的 IRI 级联,但是器官特异性差异也不可忽视。大多数机制研究是在节段性肝 IRI 的小鼠模型中进行的。最近,研究者建立并讨论了一种更加接近临床实际的模型,该模型结合了冷、热 IRI 组分和原位肝移植因素。

器官损伤机制

IRI 分为两个主要阶段,如图 7.1 所示,具有不同的组织损伤机制(Zhai 等,2011)。最初的缺血性损伤是由器官的血液供应丢失引起的。该过程诱导缺氧、代谢紊乱,进而导致细胞坏死。随后,局部 pH 值、糖原耗竭和三磷酸腺苷(ATP)耗竭的变化进一步加剧了组织损伤。血液供应恢复后的再灌注损伤与一系列细胞毒性机制有关,并受到强烈的组织炎症和固有及适应性免疫细胞的激活介导。在上述因素的共同作用下,最终引发了额外的器官损伤。在 ATP 耗竭和深度代谢紊乱的情况下,细胞凋亡的常见细胞程序可以在缺血器官中被细胞坏死颠覆。TNF-α 在肝脏 IRI 中发挥了关键的作用,因为使用 TNF 阻断抗体或 TNF-R1 KO 小鼠均可在大鼠和小鼠模型中预防肝 IRI 的发生。然而,TNF-α 本身不足以诱导肝细胞死亡,因为 TNF-R1 活化(通过分泌的 TNF-α)同时触发促凋亡通道和抗细胞凋亡通道。NF-κB 是肝细胞对炎症刺激做出应答的关键调节因子,激活后可上调多个细胞保护基因并防止肝细胞死亡,同时抑制肝细胞对 TNF-α 诱导的细胞死亡的敏感性。因此,NF-κB 活化以细胞类型特异性的方式在肝 IRI 过程中发挥双重作用,即在非实质细胞(NPC)中促进局部炎症发展,而在实质细胞中防止肝细胞损伤。因此,移植受体的器官 IRI 可能需要 NF-κB 信号传导的细胞特异性调节。

除了炎症以外,肝细胞还要面对各种应激因素。值得注意的是,NF-κB 抑制肝细胞 TNF-α 信号传导将会延长 MAP 激酶 c-Jun N-末端激酶(JNK)的激活,而 JNK 对于凋亡级联中关键蛋白酶——半胱氨酸蛋白酶-8 的激活具有至关重要的意义。TNF-α 诱导瞬时 JNK 活化,部分经 ROS 依赖性通道介导。NF-κB 活化可增加抗氧化剂 SOD2,从而抑制 ROS 和 JNK 活化。已经证明 JNK 通过促进 c-FLIP-long 的蛋白酶体消除来拮抗 TNF-α 信号传导期间 NF-κB 介导的抗凋亡功能。已经对 ROS 和 JNK 通

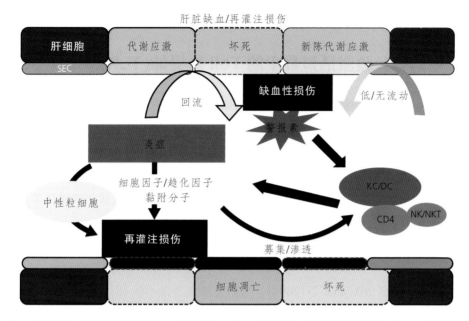

图 7.1 肝脏缺血再灌注损伤(IRI)的不同阶段。缺血性损伤是代谢紊乱的局部过程,由糖原耗竭、缺氧和三磷酸腺苷耗竭引起。再灌注损伤是一个免疫激活介导的扩增过程,在最初的细胞损伤期间,损伤相关分子模式(警报)可诱导肝脏非实质细胞产生促炎环境,直接或间接地对肝脏组织造成损害,激活中性粒细胞并从循环中募集免疫细胞。(图标代谢应激统一,低/无血流,反馈)

道在肝脏 IRI 中的作用做了充分的研究。SOD1 的过度表达阻断了 ROS 的产生,抑制了 JNK 的激活,并且保护了肝脏 IRI。运用抑制 JNK 激活的药物制剂改善大鼠冷和热缺血再灌注(IR)引起的肝损伤的迹象,降低了肝细胞死亡率并提高了动物的存活率。CD40 活化也可能导致炎症诱导的器官损伤。TNF-α 和促炎细胞因子可以进一步上调肝细胞 CD40 的表达。研究者已经证实 T 细胞衍生的 CD154 或其激动剂 Ab 与 CD40 结合可引发肝细胞凋亡,特别是当 NF-κB 活化受到抑制时。CD40 信号传导的这种促凋亡作用与通过 JNK 的持续活化诱导肝细胞表达 FasL 相关。

目前,除了最大限度地减少冷缺血时间以外,最近还在肾移植中引入脉冲式灌注,但很少有专门针对 IRI 的临床策略。最近,已有研究支持使用常温器官灌注而非低温灌注,并在肺移植领域率先开展。这种方法会降低厌氧低温条件下常见的促炎介质的表达水平,同时产生有利于器官内细胞因子表达的模式。虽然在肺移植中取得的结果令人鼓舞,但尚不清楚这种方法是否会有益于其他移植手术。细胞死亡是 IRI 的重要特征之一,可以成为直接靶标。此外,一些刚上市的新型药物进一步增强了对凋亡分子的靶向性,并且通过坏死性凋亡抑制剂调节坏死模式(例如,坏死性凋亡)。总体而言,这些作用机制可能有助于在储存后保持器官的完整性和功能性。

IRI 中固有免疫激活过程中的 Toll 样受体(TLR)

如图 7.2 所示,肝脏和其他器官 IRI 涉及多种类型的免疫细胞,包括库普弗细胞 (KC)、树突状细胞(DC)、中性粒细胞(PMN)、T 细胞和 NK/NKT 细胞。在初始阶段,肝脏中滞留的 KC 和 DC 被两个分子,即病原相关分子模式(PAMP)和损伤相关分子模式(DAMP)所激活。这些在细胞应激过程中诱发的危险分子或"警报"可加重局部炎症(IRI 的标志),并将炎症反应扩散至整个器官。在第二阶段中,活化的循环单核细胞和 PMN 被募集至器官中,维持局部免疫应答并进一步破坏组织结构。

高度保守的 Toll 样受体(TLR)系统在许多器官系统的 IRI 病理生理学中起着关键作用。已经证实 TLR4 活化通过干扰素调节因子-3(IRF-3)依赖性和 MyD88 非依赖性机制介导肝脏 IRI(Zhai 等,2004)。虽然在新生小鼠小肠 IRI 模型中,TLR2 KO 小鼠的肠道损伤时间更持久、程度更严重,但是 TLR2 缺失在肾脏 IRI 中具有保护作用,并且涉及 MyD88 依赖性和 MyD88 非依赖性通道。最近的一项研究在肾脏 IRI 中发现了 TLR4 和 MyD88 介导的信号传导。这些研究将肝脏 IRI 与肾脏 IRI 进行了比较,得出的结论是二者均依赖于 TLR4,其中肝脏损伤由 MyD88-in 介导。TLR 信号传导在心肌 IRI 中也具有重要意义,因为 TLR4 基因缺失可以减小心肌梗死面积和组织炎症。有趣的是,相较于 TLR4 缺失的免疫细胞,TLR4 缺失的肾细胞在发生肾脏 IRI 时发挥了更为强大的保护作用,表明这些受体在发生 IRI 时对移植器官起重要作用。这与管状上皮细胞通过 TLR4 与 HMGB1 和坏死实质细胞释放的预警素相互作用的能力保持一致。最近,已有研究表明器官中的程序性坏死被激活,特别是在阻断半胱氨酸蛋白酶-8 诱导的细胞凋亡和 c-FLIP 时。上述过程被称为"坏死性凋亡",该过程由 RIPK1 和 RIPK3 丝氨酸激酶介导,可以作为药物的靶标,发挥对坏死性凋亡的调节作用。当在完全同种异体移植中用作供体肾脏或心脏时,小鼠模型中肾脏 RIPK3 的丧失导致对 IRI 的抗性,HMGB1 释放降低和改善生存。这些结果还表明,通过影响凋亡或与 TLR 的相互作用从而调整供体肝、肾和心脏可能是减少 IRI 的有效策略。

有证据表明,当 TLR4 通路受到破坏后,经 STAT3 和 PI3K/Akt 依赖性机制可以介导对 IRI 的保护作用(图 7.3)。因此,STAT3 或 PI3K/Akt 缺失的信号传导可激活宿主的固有免疫应答,从而引起组织损伤。此外,第 10 号染色体上磷酸酶和张力蛋白同源缺失基因(PTEN)可以反调节细胞存活和生长过程中的 PI3K 活性,而巨噬细胞缺失 PTEN 可以增强 PI3K 活性并降低 TLR4 介导的细胞因子表达。实际上,PI3K/Akt 活化产生负反馈调节机制,抑制 TLR4 驱动的炎性基因程序,促进抗细胞凋亡 Bcl-2/Bcl-xL

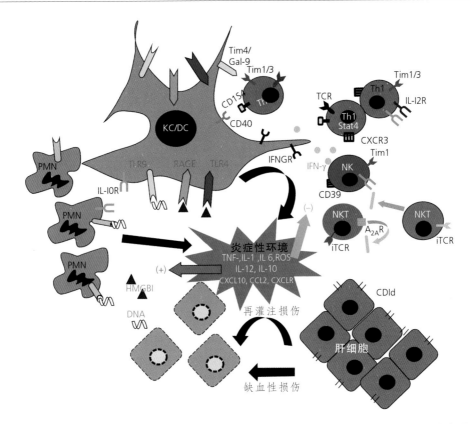

图 7.2　针对 IRI 的肝脏免疫激活机制方案。第一阶段,器官缺血诱导坏死细胞死亡,生成多种"危险"分子(如 HMGB1 和 DNA 片段),以激活 Toll 样受体 4(TLR4)、晚期糖基化终产物以及库普弗细胞/树突状细胞(KC/DC)和中性粒细胞的 TLR9 信号传导的受体。T 细胞,特别是 CD4 Th1 效应子,也可以通过 CD154-CD40 通道促进固有免疫激活过程。第二阶段, 由 T 细胞、NKT 和 NK 细胞产生的 IFN-γ 增强局部的固有免疫激活。此外,CD1d 和 CD39 分别激活 NKT 和自然杀伤(NK)细胞。免疫激活级联通过正性和负性调节环发展。促炎环境进一步激活和募集循环免疫细胞,从而促进对肝实质细胞的细胞毒性作用。IL-10 对持续的促炎症激活起反调节作用,而腺苷受体 2A 抑制 NKT 细胞的活化。Ⅱ型 NKT 细胞也可降低Ⅰ型 NKT 细胞分泌 IFN-γ 的能力。

功能,从而减少局部细胞凋亡。更重要的是,PI3K/Akt 信号传导的激活和 PTEN 活性的抑制似乎呈 STAT3 依赖性。此外,丝氨酸/苏氨酸激酶糖原合酶激酶 3β(Gsk3β)通道的必要性也得到证实, 因为该通道的失活将以 PI3K 依赖性方式减轻肝脏 IRI 的病理性损伤。以这些通道为靶标的药理学干预措施可以减轻 IRI。

最近,IRI 期间释放的内源性损伤相关分子模式(DAMP)的致病作用已经成为研究的焦点。内源性 TLR 配体可以分为两大类,分别是从坏死细胞释放的配体,例如,热休克蛋白(60,70,Gp96)、高迁移率族蛋白-1(HMGB1)、白细胞介素-33(IL-33)和

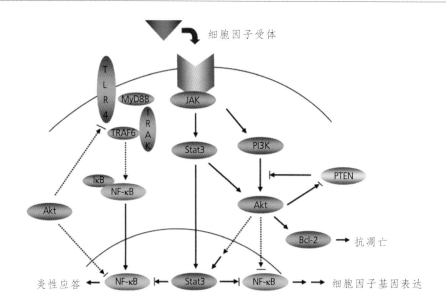

图 7.3 TLR4-STAT3-PI3K/Akt 在 IR 引发的肝脏炎症和损伤机制中的交叉调节。STAT3 或 PI3K/Akt 缺失信号转导可激活固有免疫反应,而磷酸酶和张力蛋白同源物基因(PTEN)缺失可增强 PI3K 活性并抑制 TLR4 介导的局部炎症。MyD88 信号通路阻断可激活 PI3K/Akt,同时下调 NF-κB 以抑制炎症表型。PI3K/Akt 也可以对 TLR4 进行负性调节,以抑制 IκB 磷酸化和 NF-κB 易位。

DNA/RNA 复合物;以及来自细胞外基质的降解配体,即硫酸乙酰肝素、透明质酸、纤维蛋白原、纤连蛋白 A 结构域和肌腱蛋白 C。肝脏非实质 TLR4 是 HMGB1 的主要靶标(Tsung 等,2005)。肝细胞 TLR4 在低拷贝状态下可以检出,并在早期肝脏炎症中发挥边缘效应。值得注意的是,HMGB1 生物学机制变得越来越复杂,其中的许多问题涉及 HMGB1 的分子性质(氧化,还原)、TLR4 结合(直接刺激或通过增强 LPS 活性),以及其他结合基团(例如,RAGE,一种晚期糖基化终产物的受体)的作用。RAGE 通过 Egr-1 依赖性机制调节 MIP-2 产生,并通过 Egr-1 非依赖性机制影响细胞死亡和 TNF-α 的产生,从而在肝脏 IRI 中发挥了至关重要的作用。RAGE 在肾损伤中的作用尚不明确,但是似乎 TLR 结合对 IRI 的影响更大。有趣的是,RAGE 阻断可导致肝脏再灌注晚期(18 小时)阶段的 TNF-α 表达水平升高。

　　PMN 衍生的中性粒细胞弹性蛋白酶(NE)可能也有助于 TLR4 的激活(图 7.4)。活化的 KC 和肝细胞可以产生促炎细胞因子(包括 TNF-α),小肠中的细胞和肾小管细胞也可以产生这些促炎细胞因子。TNF-α 驱动肝细胞凋亡并触发趋化因子介导的内皮细胞表达黏附分子,从而导致 PMN 从血管腔迁移到肝实质中。NE 通过浸润 PMN 可以刺激促炎性 CXCL-1/CXCL-2 的表达。通过抑制 NE 可以阻断 CXC 趋化因子程序,防止 PMN/巨噬细胞募集,并抑制局部炎症。然而,NE 不但与募集的 PMN 一起加速反馈机制中 IR 介导的损伤, 而且还可以作为内源性 TLR 配体, 对 KRC 和肝细胞上的 TLR4 进行上调。

TLR9 是微生物和无菌炎症中的一个细胞内传感器。它可以检测细菌和内源 DNA, 并用于检测诱导固有免疫激活的坏死细胞死亡。在 PMN 中表达的 TLR9 对 IR 诱导 ROS、IL-6 和 TNF-α 表达具有至关重要的作用。从坏死的肝细胞中释放的 DNA 可以通过 TLR9 诱导促炎基因模式培养的肝细胞(Bamboat 等,2010a)。由于 TLR9 通过 MyD88 发出信号,因此出现了一个问题,为什么肝脏中 TLR4 介导的损伤也有可能通过非 MyD88 依赖性通道完成? 在器官损伤的早期阶段(1~6 小时),DAMP 对 KC 和 DC 的 MyD88 非依赖性激活可能取决于可溶性 TNF-α 富集的炎性环境的直接细胞毒性。然而,在 IRI 的后期阶段(>12 小时),新招募和激活的 PMN 可能需要 MyD88 信号传导。

其他 TLR 家族成员在固有免疫激活和 IRI 中的作用仍有待阐明。例如,已经发现可以识别坏死细胞衍生的 RNA 产物的 TLR3 在鼠胃肠缺血模型中具有维持炎症的作用。这些结果需要在其他器官系统中进行验证。因此,在移植受体发生 IRI 的过程中,TLR 对不同配体的细胞反应取决于细胞类型。

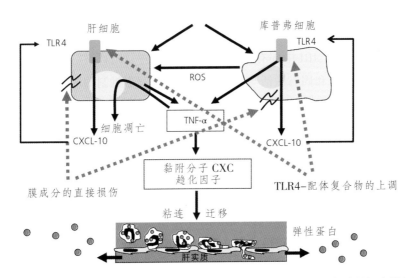

图 7.4　肝脏 IRI 的中性粒细胞弹性蛋白酶和 TLR4 介导的炎症反应。TNF-α 促进肝细胞凋亡和促炎趋化因子程序活化,从而导致 PMN 从血管腔迁移到肝实质中。NE 加速 IR 应激状态下的炎症反应,并且可以作为内源性 TLR4 配体,进一步增强 KC 和肝细胞中的 TLR4 信号传导。

IRI 中固有免疫激活的非 TLR

非 TLR 固有受体[例如,核苷酸结合域(NOD)样受体(NLR)和 RIG-I 样受体(RLR)]在调节细胞因子/趋化因子程序和局部免疫反应中的作用最近才受到移植领域研究者的关注。与嵌入细胞表面的 TLR 不同,非 TLR 分子可以识别胞质溶胶中的 PAMP。然而,与 TLR 类似,它们也可以引发局部炎症和免疫激活。与其他形式的坏死相似,由于炎症小体凋亡而导致死亡的细胞也会释放促炎介质。在无菌炎症模型中,NLR 家族的成员之一,即 NLRP3(含 NLR 家族 Pyrin 域蛋白 3),参与了 PMN 募集到肝坏死部位的过程。由于沉默 NALP3 基因减弱了肝脏损伤,减少了 IL-1β、IL-18、TNF-α 和 IL-6 的产生,降低了 HMGB1 水平,减少了局部细胞浸润(Zhu 等,2011);炎症小体信号可能是肝脏和其他器官中发生 IRI 的必要元素。当然,炎性小体介导的损伤是肾脏 IRI 和慢性炎症性器官损伤的关键组成部分。从坏死的肝细胞中释放的 ATP 可激活 NLRP3 炎性小体,从而产生"炎性微环境",反过来又可以使循环中的 PMN 黏附在肝窦内。在 IRI 和器官损伤中,TLR 和炎性小体通路之间的窜扰显然需要进一步分析。同样,潜在的治疗策略可包括 IL-1β 的抗体中和,以及炎性小体相关细胞死亡的其他介质。

IL-10 和固有免疫激活

在正常情况下,IRI 中固有免疫细胞的激活是一种自限性过程,因为损伤需要宿主控制。因此,IRI 和固有激活与抑制组织炎症的调节机制的激活有关。调节性机制与抑制性细胞因子的产生有关,涉及的抑制性细胞因子包括但不限于 TGFβ、IL-4、IL-10 和 IL-13(Zhai 等,2011),还包括新近发现的 IL-37。最近,研究者发现 IL-37 可阻断 IL-18 介导的肾上皮细胞死亡,并通过肾脏内的转基因表达来预防肾脏 IRI。在肝脏 IRI 期间,这些细胞因子可以在 IR 抗性动物中高度表达。虽然外源给药对 IR 诱导的 TNF-α 和(或)IL-1β 具有抑制作用,但内源性 IL-4、IL-10 和 IL-13 不能始终如一地发挥免疫-调节功能。虽然相较于 IL-13 正常小鼠,IL-13 KO 小鼠的肝脏 IRI 加剧,但是,IL-13 缺失和野生型(WT)小鼠在产生 IL 诱导的 TNF-α 和 CXCL8(MIP-2)方面没有显著差异。虽然肝脏本身的 IL-4 和 IL-13 的细胞来源尚未确定,但它们最重要的作用似乎是直接保护肝细胞免受 ROS 诱导造成细胞死亡。有人提出 IL-10 是 IRI 中的关键免疫调节细胞因子。在大多数实验系统中,IL-10 中和是重建 IRI 抗性器官中促炎表型的必要充分条件。多种固有免疫细胞类型(DC、巨噬细胞和 PMN)可以通过产生

IL-10 发挥功能调节作用。实际上,在肝脏 IRI 模型中,KC 可通过 IL-10 依赖性机制预防器官损伤。

哪种类型的肝脏 NPC 在 IRI 的诱导下产生 IL-10?尽管 KC 在体外内毒素的诱导下可能产生 IL-10,但其与 IRI 体内的相关性仍不清楚。相反,在肝脏处于应激状态下,常规 DC 可通过 TLR9 介导的机制产生 IL-10, 从而发挥免疫调节功能 (Bamboat 等,2010b)。因此,肝脏 NPC 是诱导 IR-炎症级联反应的重要细胞,也可能通过“背景依赖”的方式对应答的自限性发挥关键的作用。与此概念保持一致的是,巨噬细胞和 DC 可以在完全相同的 TLR 配体诱导下产生促炎和抗炎介质。

由于 IRI 激活了促炎和抗炎基因激活程序,因此,我们产生了疑问:哪些才是决定局部炎症反应最终结果的关键机制? 固有免疫应答的动力学、所涉及的细胞类型的差异及其对促炎和抗炎产物的应答, 均可能对 IRI 的最终结果产生同等作用。或者,在 IRI 的不同阶段产生的内源性配体,可能通过不同的 TLR 通道和(或)在不同的细胞类型中依次地诱导促炎和抗炎反应。解决这些关键问题可能有助于确定选择性抑制移植受体的促炎性损伤通道的新靶点。

IRI 中的 T 细胞、NK 细胞和 NKT 细胞

除了 KC 和 DC 以外,T 细胞、NK 细胞和 NKT 细胞也参与了 IRI。虽然肝脏 IRI 在无菌环境中发生,但 CD4 T 细胞在 IR 诱导的促炎反应中发挥了重要的作用(Zhai 等,2011;Zwacka 等,1997),在肾脏中的情况与之类似。实际上,CD4 缺失宿主或 CD4 T 细胞耗竭的 WT 小鼠不会发生肝脏 IR 损伤。相反,CD8 T 细胞耗竭或靶标缺失对 IRI 的严重程度几乎没有影响。CD4 T 细胞的关键作用引发人们对其在固有免疫应答激活和功能方面的种种疑问。由于幼稚 T 细胞活化通常需要特异性 Ag 激活才能分化为功能性效应物,因此它们不太可能在 IRI 的超急性阶段发挥主导作用。然而,记忆 T 细胞可以被快速地激活,分泌细胞因子或上调细胞表面共刺激分子以扩增 IRI。与此一致的是, 驻留在肝脏中的 CD4 T 细胞富含效应记忆表型,并被定义为 CXCR3+CD62L 低 CD4+ T 细胞。在不出现细胞耗竭的情况下,CD4 阻断 Ab 可以防止 CD4 TCR 介导的激活,这表明 CD4 T 细胞从头激活并非是其发挥功能的必要元素。此外,CD4 T 细胞介导的 IR 免疫应答在 allo-Ag 致敏的小鼠中出现增强,而 IRI 在效应 T 细胞数量较少的 RAG 缺陷型 TCR 转基因小鼠中有所减轻。

幼稚 CD4 T 细胞可以分化成多个 T 辅助细胞亚群,包括 Th1、Th2、Th17 或调节性 T 细胞(Treg)。T 细胞转移研究表明,Stat4 依赖型 Th1 细胞对 IRI 产生了更加深远的影响,这与 Th1 细胞在 IRI 中的致病作用保持一致。相反,Th17 或 Treg 细胞在其他器官

损伤模型中的作用仍然有待确定,至少在肝脏中是如此。有趣的是,有人提出CD154-CD40共刺激通道在IRI期间可能具有激活巨噬细胞的作用(Shen等,2009)。尽管在WT小鼠或用CD154缺失的CD4 T细胞重建的裸鼠中,CD154阻断不会受到肝IRI的影响,但CD40激动剂易于在CD4-KO小鼠中诱导器官损伤。CD40信号传导也已经表现出与各种TLR配体的协同作用,可促进DC和巨噬细胞的促炎表型,同时表达功能性IL-12p70。因此,不同的T细胞类型可以调节IRI中的免疫激活。

作为宿主免疫的新型调节剂,细胞表面蛋白的T细胞免疫球蛋白粘蛋白(TIM)家族引起了人们的高度关注。TIM-1主要在Th2细胞和一些NK细胞及NKT细胞上表达(图7.2)。值得注意的是,TIM-1也被称为肾小管细胞表达的KIM-1,其表达在急性肾损伤中具有重要意义。TIM蛋白在肝细胞上的表达尚未明确。TIM-4是TIM-1的主要配体之一,表达于巨噬细胞和DC。因此,TIM-1/TIM-4共刺激可以决定T细胞-巨噬细胞相互作用的性质和强度。通过使用肝脏"热"IRI模型,我们证明了TIM-1/TIM-4通道在肝脏IRI中的重要性,以及抗TIM-1 mAb减轻肝细胞损伤和改善肝功能的能力。在肝脏IRI中阻断TIM-1信号传导会带来有益的影响,同时伴随着局部PMN浸润/活化的减少、T淋巴细胞抑制/巨噬细胞隔离和缺血性肝脏中TIM-4+细胞的归巢减少。促炎细胞因子/趋化因子程序的诱导作用也有所减弱。图7.5是主要表达于活化T细胞上的TIM-1,它可以通过炎症及T细胞/巨噬细胞的激活介导组织损伤机制。在"直接"通道中,活化的Th2细胞上的TIM-1与TIM-4发生交联,从而直接激活巨噬细胞。在"间接"通道中,活化的Th1细胞上的TIM-1诱导IFN-γ,导致巨噬细胞活化。无论采用何种通道,活化的巨噬细胞均会产生促进最终器官损伤的细胞因子和趋化因子程序。

与TIM-1-TIM-4通道不同,TIM-3(主要在Th1细胞上表达)与其主要内源性配体(表达于巨噬细胞等多种细胞的Gal-9)之间的相互作用(图7.2)可以抑制Th1免疫并促进移植受体的免疫耐受。有趣的是,如果要防止肝脏出现过度IRI,必须要有完整的TIM-3-Gal-9"负性"共刺激信号传导(Uchida等,2010)。实际上,阻断TIM-3加剧了缺血再灌注-肝细胞损伤,增加了IFN-γ的生成,但抑制了IR应激肝脏中的IL-10表达。有趣的是,TIM-3的功能依赖于完整的TLR4轴,因为α-TIM-3 mAb不能影响TLR4 KO小鼠的IRI。图7.6是TIM-3-Gal-9通道控制IRI的潜在机制。TIM-3对活化Th1细胞的阻断作用增加了IFN-γ产生,从而增强了KC、巨噬细胞和嗜中性粒细胞的活化,并上调了TLR4的表达。活化的巨噬细胞通过TLR4通道生成细胞因子/趋化因子程序,从而促进通过TIM-3信号传导负性调节的器官损伤。目前,我们赞成以下观点,即TIM-3通道可能通过抑制IFN-γ的产生来发挥"保护"功能,从而以TLR4依赖性方式保护肝脏免受IR介导的损伤。然而,尽管可能有必要阻断"正性"TIM-1/TIM-4

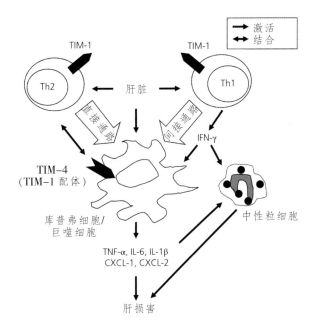

图 7.5　肝脏 IRI 中的 TIM-1–TIM-4 "正性"共刺激。Th1 和 Th2 细胞表达 TIM-1,而巨噬细胞表达 TIM-4,即 TIM-1 配体。肝脏 IR 激活 Th1、Th2 和巨噬细胞。Th2 细胞上的 TIM-1 交联 TIM-4 后直接激活巨噬细胞(直接通道),而 Th1 细胞上的 TIM-1 诱导 IFN-γ 的产生,IFN-γ 也可能激活巨噬细胞(间接通道)。因此,活化的巨噬细胞产生细胞因子/趋化因子程序,诱发最终的器官损伤。

共刺激或增强"负性"TIM-3/Gal-9 共刺激,但是,鉴于 TIM-1 和 TIM-3 信号传导在肝脏 IRI 中的作用相反,需要进一步的研究才能准确地评估它们的治疗潜力。由于 PD-1–PD-L1 通道也被证实可以促进肝脏细胞保护,因此利用负性共刺激通道的机制可能有助于保护 IRI 中的器官损伤。

　　除了 T 细胞以外,NK 细胞和 NKT 细胞也在 IRI 中起重要作用(图 7.2)。虽然在早期阶段,NK1.1 细胞(NK 和 NKT)的耗竭对 IRI 的严重程度基本没有影响,但是在后期可以显著降低肝细胞损伤。相反,NK 细胞通过 NKG2D 受体与管状细胞的 Rae-1 表达的相互作用可诱发肾脏 IRI。NK 细胞对肾脏的浸润可以通过局部去除肾脏内的骨桥蛋白表达进行阻断。在基因改变的缺失小鼠中,去除 NK 细胞可以减轻肾脏 IRI,适应性转移 NK 细胞可加重肾脏 IRI。总体而言,大量证据表明 NK 细胞在肾脏 IRI 中发挥了关键作用。在肝脏中,NKT 细胞的抑制显然具有重要意义。NKT 细胞(占肝脏 T 细胞的 50%)的活化由 CD1d 介导。CD1d 表达于大多数肝细胞并且由坏死细胞释放的糖脂抗原呈递给恒定型 NKT 细胞表达的 TCR 受体。NKT 细胞是异质性的群,与 T 细胞相似,NKT 细胞亚群在体内发挥着独特的作用。实际上,研究者已经发现 II 型 NKT 细胞

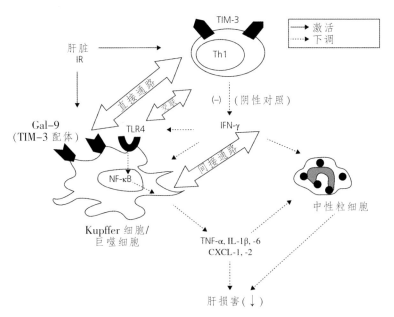

图 7.6 肝脏 IRI 中的 TIM-3-Gal-9"阴性"共刺激。IR 通过激活的巨噬细胞和 Th1 细胞诱导 TIM-3 表达。TIM-3 信号通过 IFN-γ 抑制 TLR4-NF-κB 通道对 Th1 细胞进行负性调节,而 IFN-γ 反过来可以刺激 Gal-9 并减轻巨噬细胞的活化。减少促炎细胞因子/趋化因子程序有利于改善肝细胞损伤并促进肝脏稳态。

被特异性糖脂配体硫苷脂活化后可预防肝脏 IRI。只有 CD39 将 ADP 水解为 AMP 后,IR 才能诱导 NK 细胞活化。实际上,CD39 基因缺失的肝脏对 IRI 具有抗性,并且其 NK 细胞产生 IFN-γ 减少,这可能与 P2 受体激活有关(Beldi 等,2010)。细胞类型或器官的特异性作用或许可以解释上述现象,因为内皮细胞的 CD39 表达在肾脏和心脏的 IRI 模型中具有保护性。因此,T 细胞、NKT 细胞和 NK 细胞可能通过细胞之间的直接相互作用或细胞因子调节提供共刺激信号传导,从而参与了 IRI 的不同阶段。

总结

　　IRI 仍然是临床移植的主要问题。炎症是 IRI 期间组织损伤的常见通道,与固有免疫和适应性免疫细胞的激活有关。IRI 可以促进移植物排斥反应并缩短移植物长期存活。在 IRI 中,各种细胞类型和分子通道之间存在明显的交联,但是它们在移植免疫中的作用最近才受到人们重视。虽然临床移植的焦点是抑制受体免疫应答,但是,聚焦移植物本身,通过抑制移植器官的 IRI 同样获益匪浅。结合移植受体的常规免疫抑制治疗,在(器官)植入之前,减少移植器官局部炎性介质和组织损伤可以削弱排斥反应并最终改善移植的长期存活。

（王振　译）

参考文献

Bamboat ZM, Balachandran VP, Ocuin LM, Obaid H, Plitas G, DeMatteo RP. Toll-like receptor 9 inhibition confers protection from liver ischemia-reperfusion injury. Hepatology 2010;51: 621–632.

Bamboat ZM, Ocuin LM, Balachandran VP, Obaid H, Plitas G, DeMatteo RP. Conventional DCs reduce liver ischemia/reperfusion injury in mice via IL-10 secretion. The Journal of Clinical Investigation 2010;120:559–569.

Beldi G, Banz Y, Kroemer A, Sun X, Wu Y, Graubardt N, Rellstab A, et al. Deletion of CD39 on natural killer cells attenuates hepatic ischemia/reperfusion injury in mice. Hepatology 2010;51:1702–1711.

Ikeda T, Yanaga K, Kishikawa K, Kakizoe S, Shimada M, Sugimachi K. Ischemic injury in liver transplantation: Difference in injury sites between warm and cold ischemia in rats. Hepatology 1992;16:454–461.

Shen X, Wang Y, Gao F, Ren F, Busuttil RW, Kupiec-Weglinski JW, Zhai Y. CD4 T cells promote tissue inflammation via CD40 signaling without de novo activation in a murine model of liver ischemia/reperfusion injury. Hepatology 2009;50:1537–1546.

Tsung A, Sahai R, Tanaka H, Nakao A, Fink MP, Lotze MT, Yang H, et al. The nuclear factor HMGB1 mediates hepatic injury after murine liver ischemia-reperfusion. The Journal of Experimental Medicine 2005;201:1135–1143.

Uchida Y, Ke B, Freitas MC, Yagita H, Akiba H, Busuttil RW, Najafian N, et al. T-cell immuno-globulin mucin-3 determines severity of liver ischemia/reperfusion injury in mice in a TLR4-dependent manner. Gastroenterology 2010;139:2195–2206.

Zhai Y, Shen XD, O'Connell R, Gao F, Lassman C, Busuttil RW, Cheng G, et al. Cutting edge: TLR4 activation mediates liver ischemia/reperfusion inflammatory response via IFN regula-tory factor 3-dependent MyD88-independent pathway. Journal of Immunology 2004;173:7115–7119.

Zhai Y, Busuttil RW, Kupiec-Weglinski JW. New insights into mechanisms of innate–adaptive immune-mediated tissue inflammation. American Journal of Transplantation 2011; 11:1563–1569.

Zhu P, Duan L, Chen J, Xiong A, Xu Q, Zhang H, Zheng F, et al. Gene Silencing of NALP3 pro-tects against liver ischemia-reperfusion injury in mice. Human Gene Therapy 2011; 22:853–864.

Zwacka RM, Zhang Y, Halldorson J, Schlossberg H, Dudus L, Engelhardt JF. CD4(+) T-lymphocytes mediate ischemia/reperfusion-induced inflammatory responses in mouse liver. The Journal of Clinical Investigation 1997;100:279–289.

第 **8** 章

移植的免疫应答

Denise J. Lo, Allan D. Kirk

本章概述

- 同种免疫反应涉及固有和适应性免疫系统；T 细胞和 B 细胞是细胞和抗体介导的排斥反应的主要介质。

- 急性细胞、抗体介导和慢性排斥反应之间存在明显的免疫学和组织学差异。

- 耐受策略包括免疫调节、共刺激阻断和混合嵌合体；耐受诱导机制可能与维持耐受机制不同。

- 记忆 T 细胞是耐受诱导的主要障碍。

- 了解排斥反应和耐受背后的机制将有助于推动治疗方法的创新，从而改善移植转归。

- 识别排斥反应和(或)免疫耐受的生物标志物有助于启动个体化的免疫调节方案。

引 言

　　在大多数情况下，器官移植是终末期器官衰竭公认的首选治疗方法。但是，该领域仍然存在诸多挑战。目前，临床上使用的抗排斥疗法不具有特异性，因此，需要谨慎平衡免疫不足和过度免疫抑制。遗憾的是，目前尚未建立个体免疫抑制治疗窗口的明确标准，临床处置在很大程度上仍取决于从业者的经验。由于许多免疫抑制剂以普遍存在的细胞过程为靶标，它们的使用不仅无法实现预期的免疫调节目标，还会导致严重的脱靶毒性。生物疗法(例如，抗体和融合蛋白)针对介导移植排斥的特定通道，可以预防排斥反应发生和减少非免疫效应，但是它们的长期应用直到最近才开始探索。

一般而言,免疫抑制药物、手术技术和器官保存技术方面的进步可以提高同种异体移植物的短期存活率。遗憾的是,上述发现并没有转化为有效延长移植物存活期的治疗策略。慢性移植物排斥反应通常以渐进性同种异体移植物纤维化和实质功能丧失为特征,是多个免疫和非免疫过程的累积效应导致的结果。预防慢性移植物丢失已经成为移植领域面临的主要问题。

Peter Medawar(Billingham 等,1953 年)的工作在免疫历史上具有里程碑意义,自此以后,人们一直高度关注移植耐受的概念。为了阐明耐受性的机制,研究者投入了相当多的资源,并开发了在不进行免疫抑制的情况诱导同种异体移植物产生持久耐受性的治疗策略。免疫系统是一个动态的实体,使得这一项重大任务变得更为艰巨;它不断地受到新抗原和病原体的挑战, 而这些新抗原和病原体会扰乱排斥和耐受之间的平衡。因此,耐受诱导策略同样需要适应性,以便可以将免疫系统的细微差别视同为"移动目标"。

移植排斥

免疫系统的标志是能够区分生理变化和威胁性干扰。许多特定的免疫机制经过进化可以保护宿主免受有害病原体的侵害, 同时对自身组织和良性新抗原产生耐受性,进而促进保护性免疫,最大限度地降低自身免疫性。虽然免疫系统的功能可能是预防感染或抵御"危险",但是,免疫系统在不受抑制的情况下,也能有效地识别来自不同基因型个体的器官移植。这会引发移植的免疫应答或同种异体反应。器官同种异体移植物的排斥反应是许多固有和适应性免疫细胞的结果,并且在很大程度上与外来主要组织相容性复合物(MHC)有关。固有免疫激活为适应性反应奠定了基础,T 细胞被诱发为细胞排斥的中枢介质,B 细胞通常借助 T 细胞的帮助, 在抗体介导的排斥反应(ABMR)中发挥重要作用。表 8.1 显示了免疫应答(包括同种异体移植物排斥)中固有免疫和适应性免疫的关键特征。这些应答可以在同种异体移植物的长期存活过程中急剧地或隐匿地发生。

排斥反应的临床表现

超急性排斥反应

超急性排斥反应是最剧烈的排斥反应。当针对供体多态性 MHC 抗原预先形成的高滴度抗体引起严重的补体依赖性排斥反应时,可在数分钟至数小时的再灌注期

表 8.1　固有免疫和适应性免疫的特征

特性	固有免疫	适应性免疫
功能	细菌、病毒和真菌感染的免疫	细胞免疫，抗体产生
成分	NK 细胞、巨噬细胞、树突状细胞、粒细胞、补体	T 和 B 淋巴细胞
受体	模式识别受体	T 细胞受体、B 细胞受体
抗原特异性	否	是
激活要求	受体识别病原体或危险相关分子模式（PAMP 和 DAMPS）	抗原自身 MHC 与受体结合，共刺激
克隆分布	否	是
效应器功能	吞噬作用、直接细胞毒性、炎症趋化因子和细胞因子分泌	细胞因子分泌、直接细胞毒性、抗体产生
在排斥反应中发挥的作用	不太了解	细胞和体液排斥反应

间发生超急性排斥反应。抗体结合同种异体移植物内皮上的抗原，并启动补体介导的裂解、内皮损伤和凝血级联，从而导致移植物即刻形成血栓并发生衰竭。尽管没有针对这种反应的有效治疗方法，但是如果能提高淋巴细胞毒性交叉配型的准确度，从而检出预先形成的供体特异性抗体(DSA)，就可以有效地预防同种抗体相关的超急性排斥反应。

急性细胞排斥反应

如果移植后没有产生足够的免疫抑制，同样会引发同种异体移植排斥反应。T 细胞介导的急性排斥反应(TCMR)可在移植后数天内发生，最常见于移植后 6 个月内。然而，TCMR 甚至可以在移植后期发生，例如，患者突然停用免疫抑制剂时。如前所述，急性排斥反应主要是由供体 MHC 激活的超生理数量的 T 细胞介导的直接同种异体识别引发。与超急性或慢性排斥反应(CR)不同，TCMR 可以通过强化免疫抑制治疗得到控制，快速解决急性排斥反应是减少组织损伤和保持移植物功能的必要条件。TCMR 的组织病理学模式非常刻板，表现为炎性变化和间质淋巴细胞浸润，伴有或不伴有血管炎(Cornell 等，2008)(图 8.1a,b)。淋巴细胞浸润主要为 T 细胞，同时伴有巨噬细胞。在排斥反应中，只有少数移植物浸润的 T 细胞可能具有抗原特异性。强烈的炎症、细胞因子和趋化因子信号将非抗原特异性效应物募集到移植物中。特别是效应 T 细胞衍生的 IFN-γ，可在急性细胞排斥反应(ACR)期间诱发炎症和细胞应答。IFN-γ 诱导供体同种异体移植细胞和受体单核细胞中几种重要基因的表达。趋化因子(例如，

CXCL9、CXCL10、CXCL11 和 CCL5)上调并促进额外的细胞募集。供体细胞上调 MHC 分子,从而增加同种异体识别的可能性。

抗体介导的排斥反应

抗体介导的排斥反应或"体液"排斥反应分别代表了两种 T 细胞依赖性的反应过程,但可能伴或不伴有 T 细胞浸润和相关的 TCMR。对于体液免疫,T 细胞的帮助对于产生长寿浆细胞和负责产生 DSA 的记忆 B 细胞具有至关重要的意义(图 8.2)。先前已对供体抗原致敏预存 DSA 的患者面临的风险最高。ABMR 可能是从头合成高滴度 DSA 或预先形成的 DSA 再现引起的,DSA 处于低水平且低于临床交叉配型的检测限。或者,可以在移植后不久刺激静息同种异体反应性记忆 B 细胞来产生 DSA。就临床过程而言,ABMR 可能与 TCMR 无法区分,需要通过活组织检查方可确诊。ABMR 与中性粒细胞和单核细胞的蓄积、微血管血栓形成有关;也常常(但不一定总是)会引起沉积 C4d、活化补体因子 C4b 的降解产物(图 8.1c,d)。C4d 染色可与中性粒细胞浸润、纤维蛋白样坏死和循环 DSA 高度相关(Djamali 等,2014)。

补体结合能力极大地增强了抗体促进排斥反应的效能。抗体同种型呈不同程度的经典补体级联激活(IgG3> IgG1> IgG2> IgG4)。研究者在出现 ABMR 的肾移植患者观察到 IgG3 水平增加,而在同种异体移植物稳定患者中仅观察到 IgG4 水平增加。在动物模型中,通过阻断经典补体途径可以有效防止 ABMR 的出现。此外,在肾移植中,与不结合 C1q 的 DSA 相比,与补体的 C1q 部分结合的 DSA 与不良转归相关。

慢性排斥反应

慢性排斥反应是一种广泛的排斥反应类型,是指大多数患者同种异体移植物功能随时间推移出现的晚期恶化。CR 的命名取决于不同的器官,包括慢性同种异体肾病或肾脏间质纤维化/肾小管萎缩(IF/TA)、心脏慢性冠状动脉血管病变、肺部闭塞性细支气管炎和肝脏的胆管消失综合征。尽管 CR 的临床表现具有器官特异性,但许多出现 CR 的器官均表现出统一的组织病理学特征。增生性血管病变(包括内膜增生和平滑肌细胞的新生内膜增殖)可导致慢性同种异体移植物血管病变。此外,上皮和成纤维细胞增殖及胶原沉积可促进纤维替代(与 CR 同义)的发生。同种异体移植物累积损伤可导致缺血、广泛纤维化和进行性移植物功能障碍。

与急性排斥反应相比,CR 的机制尚不清楚,主要是因为 CR 并非单一过程,而是对亚致死细胞损伤的刻板应答。缺血再灌注和其他非抗原特异性损伤可能也发挥了作用,因为这些与血管病变和 CR 增加有关。CD4 TH1 和 CD8 效应 T 细胞也在 CR 中发挥了一定的作用,最有可能通过 IFN-γ 的产生参与其中。此外,慢性同种异体移植物

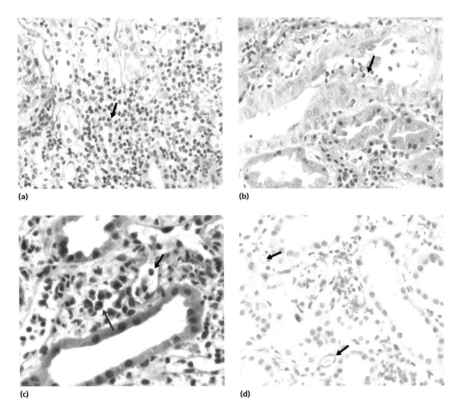

图 8.1 细胞和体液介导的急性排斥反应。肾同种异体移植物的急性细胞排斥反应表现出以下典型特征:(a)致密淋巴细胞浸润的肾小管炎;(b)动脉炎。肾同种异体移植物中的急性体液排斥反应表明(c)管周毛细血管炎(黑色箭头)和浸润浆细胞(红色箭头);(d)C4d 沉积(所有图像放大×40)。

损伤通常与同种抗体的形成有关,表明 B 细胞是 CR 产生的主要原因。如前所述,同种抗体补体结合对于 CR 引起的损伤可能具有至关重要的意义。

未解决的问题

尽管器官移植最近取得了很大进展,但我们仍然对免疫排斥反应发生的许多环节了解甚少。移植的关键难题之一是如何实现效应群的精确定位,同时保持调节细胞不受伤害。尽管常用的疗法如钙调神经磷酸酶抑制剂(CNI)和白细胞介素-2(IL-2)受体阻滞剂在预防排斥方面非常有效,但它们也是以 Treg 细胞依赖性激活和增殖机制作为靶点。共刺激阻断等相对新颖的治疗方法也可能会对 Treg 细胞产生不利影响,因这些疗法依赖于体内平衡和功能的共刺激作用。重要的是确定靶向效应 T 细胞的其他途径,同时保留调节性细胞群,以达到平衡状态并有利于调节。

CR 是一个多因素参与的过程,因此,有必要进一步弄清免疫和非免疫损伤对晚期同种异体移植失败的相对影响。同种异体移植物慢性失功缺乏有效的治疗方案的事实说明了该问题的复杂性。抗体反应是造成晚期同种异体移植失败的重要因素，因此，除了改善已经致敏患者的治疗之外，更重要的是找到有效预防同种致敏发生的治疗方案。最后，不受当前免疫抑制控制的其他非 T 和 B 效应细胞也需要考虑在内。

重点研究领域

排斥反应的无创检测

　　移植研究的一个主要领域是寻找无创性检测方法或生物标志物，以便能够检测甚至预测排斥反应，避免造成器官损伤和不良临床后遗症。例如，在肾移植中，开发尿液标志物作为无创排斥检测手段激起了人们极大的兴趣。在一项来自器官移植临床试验联合会(CTOT)的多中心研究中，研究者在检测尿液 mRNA 时，发现细胞因子和 T 细胞相关标志物(包括穿孔素、CXCL9、CXCL10、CXCR3、CD3 和颗粒酶 B)与急性排斥反应相关。类似的，一些研究者正在尝试应用来自肺移植的支气管肺泡灌洗液和所有器官的外周血。开发能够可靠且准确地预测排斥事件的无创检测将成为一个非常宝贵的临床指标。但是，在开发此类筛查或诊断试验时必须谨慎，同时还要考虑成本效益、敏感性和特异性。例如，在肾移植中，开发可靠的尿生物标志物面临着区分其他免疫相关事件的排斥反应(例如，BK 病毒的存在)的特殊挑战。病原体相关免疫反应与排斥反应

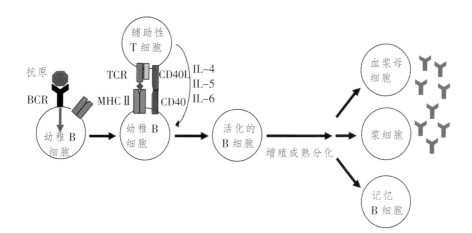

图 8.2　抗体浆细胞和记忆 B 细胞的产生。当 B 细胞受体(BCR)识别、结合并内化外来抗原时，B 细胞活化开始启动。通过主要组织相容性复合物(MHC)Ⅱ类分子对这些抗原进行加工，并将其呈递至 B 细胞表面。抗原特异性辅助 T 细胞能够识别 MHC 结合的抗原，并表达共刺激分子(包括 CD40L)，还会分泌诱导 B 细胞完全活化和增殖的细胞因子。借助这种 T 细胞的帮助，活化的 B 细胞能够成熟并分化为可分泌抗体的浆母细胞和浆细胞或长寿记忆 B 细胞。

混淆可能会误导"预防性"免疫抑制调整的发生,导致弊大于利。

抗体介导的排斥反应的治疗方法

虽然抗体介导的排斥反应的患病率和发病率一直居高不下,但是也直到最近才逐渐得到人们的重视。虽然目前大多数疗法均以 T 细胞为靶点,但随着对 ABMR 机制的深入了解,B 细胞特异性疗法正在慢慢浮现, 并且在治疗 ABMR 方面前景广阔(Djamali 等,2014)。两种 TNF 家族配体对于 B 细胞的存活、激活和分化对 B 淋巴细胞刺激物(BlyS,也称为 BAFF)和 APRIL 具有重要的意义。这些因子的同源 B 细胞受体(BCR) 包括 BMCA、TACI 和 BAFF-R (BAFF-R 单独结合 BlyS)。贝利木单抗是一种 BlyS 的人源化 mAb,已被证明可以有效地治疗 SLE,并可作为脱敏剂进行初步试验。阿赛西普(TACI-Ig)是一种融合蛋白,其包含的 TACI 的细胞外结构域可以与 IgG1 的 Fc 片段结合,通过抑制 BlyS 和 APRIL 来阻止 B 细胞刺激。在初步研究中,阿赛西普可引起循环免疫球蛋白水平和 B 细胞计数降低,作用呈剂量依赖性,并且可能对脱敏和(或)ABMR 也有潜在的治疗作用。

利妥昔单抗是一种嵌合抗 CD20 单克隆抗体,通过抗体和补体依赖性细胞毒性致使 B 细胞耗竭,现在已经用于肾移植的脱敏治疗方案。其他较为新颖的生物疗法包括蛋白体抑制剂,其在快速分裂和代谢活跃的细胞中诱导细胞凋亡及抗补体抗体。硼替佐米是一种 26s 蛋白体的抑制剂,已获批准用于治疗多发性骨髓瘤。有报道称,硼替佐米可以同时逆转 ABMR 和成功脱敏。目前,人源化抗 C5 单克隆抗体依库丽单抗已获批用于治疗补体相关疾病,该药物已被证实可以降低高度致敏个体中 ABMR 的发生率。由于成本高昂和随机研究不足,其在治疗难治性 ABMR 中的用途仍然有限。

移植耐受

移植耐受是指在没有服用慢性免疫抑制药物的情况下机体产生持久的抗原特异性免疫学无应答状态。Peter Medawar 在小鼠的获得性耐受研究中发现,哨兵事件可以充分地调节免疫系统,从而导致同种异体移植物的持续接受性(Billingham 等,1953)。在这项具有里程碑意义的工作中,研究者证实耐受性存在差异,而且任何特定的操作预计会产生高度的变异性。虽然研究者已经在多个免疫幼稚的实验动物模型中成功地诱导了耐受性(Larsen 等,1996),但是,在遗传性移植中诱导一致且稳健的供体特异性耐受性仍然遥不可及。这在很大程度上是由于人类患者的免疫暴露存在巨大差异。因此,"耐受之路"需要全面了解免疫耐受的过程和阻碍机制。

中枢耐受机制

免疫系统的一个基本特征是区分"自己与非己"。免疫系统通过建立重叠选择机制来清除自身反应性淋巴细胞并防止不适当的自我识别。这种被称为中枢耐受的选择过程始于未成熟淋巴细胞与淋巴样细胞分化场所，即初级淋巴器官。前体 B 细胞在骨髓中发育成熟，而 T 细胞前体迁移至胸腺中经历选择过程并分化成熟。

T 细胞

未成熟的 CD8/CD4 双阳性胸腺细胞经历 T 细胞受体(TCR)–β 和 α 基因座重排，产生广泛的 TCR 谱系。每个未成熟胸腺细胞的命运取决于 TCR 对与 MHC 结合的抗原肽的识别能力。绝大多数细胞不能识别有亲和力的抗原肽–MHC 复合物，只能进入默认的细胞凋亡程序。此外，识别胸腺基质抗原的细胞也会出现大量死亡。这种克隆清除或阴性选择过程清除了自身反应强烈的淋巴细胞，对预防自身免疫具有至关重要的意义。对自身 MHC 分子具有弱识别能力的 TCR 细胞接受"拯救信号"或者被阳性选择，从而产生自身 MHC 受限的胸腺细胞群。这些细胞进一步分化成为 CD8 或 CD4 单阳性 T 细胞(Griesemer 等，2010)。

B 细胞

B 细胞前体保留在骨髓中，通过随机化的 V(D)J 受体基因重排，产生丰富多样的受体库。实际上，这种随机过程产生了相当大的一部分未成功重组的 B 细胞(高达45%)，这些祖 B 细胞在此阶段丢失。表达不可接受的强烈自身反应性 BCR 的未成熟 B 细胞经历克隆清除。未成熟 B 细胞还保留 RAG1 和 RAG2 的表达，而 RAG1 和 RAG2 是负责 V(D)J 重组的主要基因，并且能够在受体编辑过程中执行进一步的重组。通过这种方式，未成熟 B 细胞可以尝试借助额外的重组事件来产生有用的、无自我识别能力的 BCR(Kirk 等，2010)(图 8.3)。

外周耐受机制

绝大多数自身反应性淋巴细胞通过中枢耐受机制被清除。然而，自身反应性细胞可以在中央淋巴器官中逃脱，在这种情况下需要外周控制。同样的，维持"自身"耐受性与成年后的非胸腺机制有关，因为成年人的胸腺已经没有作用。因此，可以通过多种冗余机制来控制在外周环境下遇到的重新合成自身抗原的自反应性细胞，其中包括调节、清除、失能或忽视等机制。成熟淋巴细胞在中央淋巴器官外形成的耐受性被称为外周耐受。

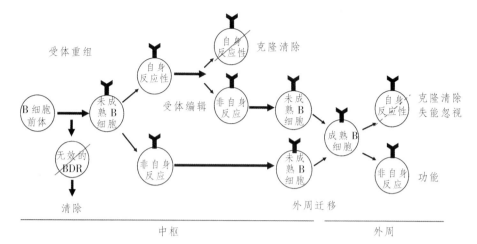

图 8.3 B 细胞中枢和外周耐受。B 细胞前体存在于骨髓中，每个细胞通过 V(D)J 基因受体重排启动发育以产生独特的 BCR。产生无功能 BCR 的细胞在此阶段丢失。检测未成熟 B 细胞在离开骨髓之前的自身反应性，该过程被称为中枢耐受。自身反应性 B 细胞被清除或者在清除之前通过进一步的受体重排而被受体编辑拯救。非自身反应性 B 细胞释放到外周，控制逃逸的自身反应性 B 细胞的其他外周机制包括克隆清除、失能和忽视。

T 细胞

与胸腺一样，与外周抗原强烈交联的 T 细胞通过编程清除。成熟的自身反应性 T 细胞的进一步外周控制在很大程度上依赖于幼稚 T 细胞对激活的共刺激（信号 2）要求。在感染、炎症或组织损伤的情况下，先天免疫系统提供上调 APC 上共刺激分子的信号，从而促进 T 细胞活化。相反，在没有共刺激的情况下，识别和结合由 APC 呈递抗原的幼稚 T 细胞，接收失活信号，从而使这些细胞对特异性抗原失去反应性或失能，如同识别自身抗原一样。T 细胞也可以被短暂地激活，但是在没有持续支持的情况下，这种激活的 T 细胞随后会发生凋亡，这个过程被称为激活诱导的细胞死亡(AICD)。

B 细胞

通过进一步的克隆清除、失能或免疫忽视，可以控制在骨髓中克服克隆清除和受体编辑的自身反应性 B 细胞(Kirk 等，2010)。与外周抗原强烈结合的成熟 B 细胞也会发生细胞凋亡或克隆清除。当细胞遇到大量可溶性抗原时，可以通过对 BCR 信号传导的脱敏作用调节对抗原的反应性，从而发生失能。弱反应性 B 细胞也可以绕过其他耐受机制，仅存在于对其同源抗原的免疫学忽视状态下。B 细胞可以通过多种外在机制持续地处于免疫学忽视状态下。BCR 结合产生的作用如此微弱，以至于不能产生细胞内信号,而且 B 细胞还可能因为缺乏 T 细胞的帮助而受到限制。

耐受性诱导策略

免疫调节

与耐受性的清除机制相反,免疫调节是一种主动过程,在这个过程中抑制细胞群可以控制或调节另一个细胞群的活性。一些调节性细胞群包括分泌 CD4+ IL-10 的 TR1 细胞、分泌 TGF-β 的 TH3 细胞、CD4-CD8-"双阴性 T 细胞"和 CD8+CD28- T 细胞。然而,最有效和最关键的免疫调节因子是 CD4+Foxp3+调节性 T(Treg)细胞(Wood 等,2012)。在胸腺切除的新生小鼠和成年大鼠均观察到自身免疫性疾病,表明 Treg 细胞对维持自身耐受的重要性,但是,健康动物中的 CD4+T 细胞过继转移可以阻止这种自身免疫反应。此外,目前已知 Foxp3 是控制 Treg 细胞发育和功能的关键转录因子,在 Scurfy 小鼠和缺失 Foxp3 基因表达的人类中可出现严重的自身免疫疾病和过敏后遗症(Hori 等,2003)。

在健康人体中,Treg 细胞约占循环 CD4 T 细胞的 5%~10%。天然 Treg(nTreg)细胞在胸腺中成熟,而诱导的 Treg(iTreg)细胞从常规效应 T 细胞转变为调节性细胞。体外研究表明,Treg 细胞需要经 TCR 激活,随后再以接触依赖的方式控制其他细胞。Treg 细胞还可以通过可溶性介质(包括 TGF-β、IL-10 和 IL-35)发挥其抑制功能。Treg 细胞已被证实可以通过抑制细胞因子的产生和分泌、下调共刺激分子和抑制增殖和失能或凋亡,实现控制效应群的目的。一旦被其同源抗原激活后,Treg 细胞可以立即抑制 T 细胞应答,这种作用与抗原特异性无关。这种连锁抑制现象可能是 Treg 诱导的功能修饰或 APC"解除"的结果(图 8.4)。Treg 细胞持续表达 CTLA-4 并且可以抑制 APC 上的 B7 分子,从而限制同种异体反应性 T 细胞活化。Treg 细胞还可以下调未成熟 APC 的共刺激和 MHC 分子表达,并诱导成熟的 APC 发生凋亡。因此,连锁抑制是少数异体特异性 Treg 细胞平衡更大的效应 T 细胞群的有效方式。

共刺激阻断

共刺激阻断是一种 T 细胞靶向治疗,旨在促进同种异体反应细胞的失能或 AICD,特别是在没有共刺激的情况下可以实现同种异体抗原识别和 TCR 信号传导(信号 1 和信号 2)(图 8.5)。共刺激阻断对需要强共刺激信号才能全面激活的幼稚 T 细胞作用最为明显。此外,已经证实共刺激阻断在临床前和临床研究中可以阻止同种抗体形成,这可能是阻断了活化的 CD4 T 细胞为 B 细胞提供帮助所致。

CD28-B7 和 CD40-CD40L 是其中最具特征的两种共刺激途径,目前已开发出多

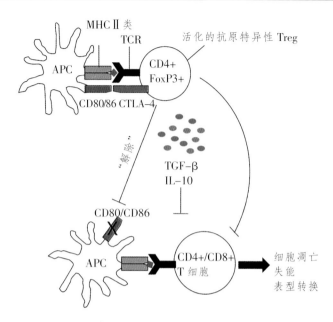

图 8.4　调节性 T 细胞诱导的连锁无反应性。活化的 CD4+CD25+Foxp3+调节性 T(Treg)细胞可以抑制 APC 以及具有相同抗原特异性的其他 T 细胞。Treg 细胞通过间接途径识别已经过 APC 的 MHC Ⅱ 类分子加工和呈递的供体抗原。二者结合后,Treg 细胞可通过接触依赖性 (CTLA-4;Fas-FasL 途径)和接触独立性(IL-10,TGF-β)机制,在功能上修饰或"解除"APC 并抑制抗原特异性 T 细胞。CTLA-4,细胞毒性 T 淋巴细胞抗原 4;IL-10,IL-10;TGF-β,转化生长因子-β。

种可以阻断二者之间相互作用的 mAb。在实验动物模型中,以 T 细胞的 CD40L 为靶点的抗 CD40L mAb 已经表现出确切的疗效(Larsen 等,1996)。然而,由于发生了意外的血栓栓塞事件,其中涉及活化血小板的 CD40L 表达,最终临床试验被叫停。尽管如此,CD40-CD40L 途径阻断剂的疗效在临床前研究中如此引人注目,以至于人们对该途径仍然颇感兴趣。数种 CD40 靶向抗体目前正处于开发阶段,而且已经在临床前模型中显示出有效性。CD40 在血小板上的表达水平不高,因此,预计 CD40L 阻断剂不会导致血栓形成并发症。

　　针对 CD28-B7 共刺激途径开发共刺激阻断剂在临床应用中受到了热烈的追捧。阿巴西普(CTLA4-Ig)和贝拉西普(LEA29Y)是两种 CTLA-4 类似融合蛋白,二者均可与 APC 上的 B7(CD80 和 CD86)分子结合,阻止 CD28-B7 共刺激。贝拉西普是第二代的阿巴西普类药物,具有高度亲和力。在大规模的多中心 BENEFIT 试验(Vincenti 等,2010)中,为期三年的研究结果显示,相较于 CNI 环孢菌素,贝拉西普治疗患者的肾功能恢复得更好,同种异体移植存活率没有显著差异。贝拉西普患者的早期急性排斥反

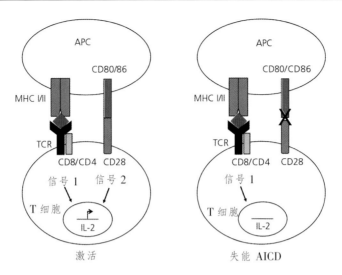

图 8.5　共刺激阻断。幼稚 T 细胞的全面激活需要信号 1[T 细胞受体(TCR)结合]和信号 2(共刺激信号)的参与。在没有信号 2 的情况下与 TCR 结合时,T 细胞失能并且无法应答。T 细胞也可以被短暂地激活,但是在没有持续支持的情况下,这种激活的 T 细胞随后会发生凋亡,这个过程被称为激活诱导的细胞死亡。

应发生率较高,这表明共刺激阻滞耐药细胞群能够介导排斥反应。这些细胞群的多种控制辅助疗法目前正处于临床前或临床试验阶段。然而,共刺激阻断作为免疫调节疗法仍然颇具前景,因为它可以避免 CNI 的肾毒性副作用,阻止同种抗体形成,并通过加快同种异体反应细胞的失能或 AICD 来促进耐受性的产生。最近,研究者已经开发出抗 CD28 结构域抗体,并且正在进行临床前试验。后续仍然需要采取进一步行动,以确定共刺激阻滞疗法及其对调节性细胞和保护性免疫的长期疗效。

供体特异性输血

　　长期以来,人们一直认为同种异体抗原暴露可导致过敏反应和同种异体反应细胞的产生,从而诱发排斥反应。然而,许多以输注供体骨髓或脾细胞的形式进行供体特异性输血(DST)的临床前和临床研究表明,DST 在特定情况下具有耐受性,特别是与共刺激阻断配对时。DST 与骨髓移植诱导的混合嵌合体的不同之处在于,输注的细胞被清除而没有试图诱导供体细胞植入或大嵌合体。当与共刺激阻断剂配对时,此种模式提供大量的供体抗原,同时抑制 T 细胞完全活化所必需的共刺激信号。因此,DST 可以有效地辅助共刺激阻断,以促进失能或 AICD 发生,其致耐受潜力取决于是否存在供体抗原。从历史上看,在接受肾脏移植前的患者中输注全血可产生免疫调节作用。虽然这种做法可能会使一部分患者受益,但也可能导致另外一些患者出现过敏反应。由于作用不明显,而且去除白细胞的血液在输注后完全丢失,因此,临床上逐渐放弃了这种做法,转而采用更强大的策略来诱导免疫耐受性。

混合嵌合体

另一个实现免疫耐受的策略是诱导混合嵌合体,即预处理的受体接受供体造血干细胞(HSC)移植,以实现原发淋巴器官中供体和受体造血细胞的共存状态(Pilat 和 Wekerle,2010)。在准备受体供体骨髓移植时,可以使用各种疗法对受体进行预处理,包括化疗、骨髓清除、胸腺照射、共刺激阻断、T 细胞耗竭和标准免疫抑制。与完全嵌合状态不同,在混合嵌合状态下,供体造血干细胞占受体骨髓的 100%,显著增加了移植物抗宿主病(GVHD)的风险。

完全依赖于外周机制(如克隆缺失)的耐受性方案可能难以承受胸腺连续输出同种异体反应性 T 细胞。相反,混合嵌合体的建立成为供体来源 APC 的连续自我更新的来源,可用于通过中枢机制引导受体"自我更新"。数个研究小组报道了骨髓和实体器官移植耐受诱导试验的临床经验。Kawai 及其同事(Kawai 等,2008)报道了在 5 名接受 HSC 和肾移植联合治疗的患者中进行试验。非清髓性预处理方案(包括环磷酰胺、胸腺照射、T 细胞耗竭、抗 CD2 抗体和环孢菌素、维持免疫抑制治疗)在 1 年后终止。所有患者均为短暂嵌合状态,没有 GVHD 病例报道。随访期(5.3 年)期间,4 例患者在停止所有免疫抑制治疗后维持稳定的肾同种异体移植功能。1 例患者因难治性 ABMR 导致移植物失功,随后治疗方案中增加了利妥昔单抗和类固醇。这些结果表明,通过混合嵌合体诱导免疫耐受在临床移植中具有可行性,尽管需要严格的诱导方案。目前临床上已经有几种用于嵌合和诱导耐受的策略,它们在有效性和部分骨髓清除相关发病率方面存在差异。

耐受性机制

记忆 T 细胞

记忆 T 细胞是耐受诱导中的公认障碍,特别是在临床移植中。在直接暴露同种异体抗原、妊娠期间、输血和既往移植后可能会出现这种细胞,其特征与幼稚 T 细胞有明显区别(表 8.2)。然而,病毒病原体暴露也会产生记忆 T 细胞库,其中一些与同种异体抗原发生交叉反应,这种现象被称为异源免疫。Adams 及其同事(Adams 等,2003)的研究证实了上述结果。他们发现,相较于幼稚小鼠,暴露于先前感染过的多种病毒的小鼠对共刺激阻滞的耐受诱导反应不佳。事实上,在人类中,高达 45% 的异源性记忆 T 细胞具有同种异体反应潜力,这表明同种异体反应性记忆 T 细胞参与其中,即使在未通过传统途径致敏的"幼稚"受体中也是如此。同种异体反应记忆 T 细胞是共刺激阻断耐受的介质,也是建立稳定的混合嵌合体的障碍。一些混合嵌合策略采用 T 细胞深度耗竭来清除成熟的 T 细胞,但这种方法可以增加患者发生严重感染并发症的风险。

稳态再增殖

淋巴细胞耗竭诱导剂目前普遍用于临床移植。耗竭剂包括多克隆抗 T 淋巴细胞/胸腺细胞制剂(即复宁,ATGAM)和抗淋巴细胞标志物的单克隆抗体,即 CD3(OKT3)和 CD52(阿仑单抗)。在手术创伤、再灌注损伤和炎性免疫激活期间,耗竭策略具有降低同种异体反应性 T 细胞的祖细胞频率的优点。此外,免疫系统获得了"重置"的机会,而且认真关注免疫系统的重建过程无疑是明智的。

淋巴细胞深度耗竭治疗后的稳态增殖已被证明是产生免疫耐受的障碍之一(Wu等,2004)。在临床试验中,阿仑单抗单药治疗可以导致单核细胞和自然杀伤(NK)细胞中度耗竭,从而引发长寿 T 细胞和 B 细胞的深度耗竭。然而,即使 T 细胞的计数降至极低水平,患者仍有可能出现急性排斥反应,并且移植物在组织学上可出现严重的单核细胞浸润。该发现表明,其他细胞群几乎不需要 T 细胞的支持就可以介导排斥反应。Cherkassky 及其同事在一项研究发现,相较于接受 IL-2 受体阻滞诱导的患者,接受抗胸腺细胞球蛋白诱导治疗的患者在移植后供体特异性反应性降低。这种结果可能提示一种新的作用机制,即在免疫抑制治疗的情况下,可以通过同种异体抗原的持续存在建立再生 T 细胞库,而无须选择性地清除同种异体反应性 T 细胞。因此,虽然实验研究表明,耐耗竭和稳态再生细胞往往是记忆样细胞,但它们可能不具有同种特异性。

表8.2　幼稚和记忆 T 细胞的特征

特性	幼稚 T 细胞	记忆 T 细胞
频率(抗原特异性)	极低(1:10 000)	易于检测(每 1000 个细胞检出 1~20 个)
共刺激	需要的	减少的
黏附分子	低 LFA-1、CD2	增加 LFA-1、CD2、VLA-4
抗原敏感性	需要高滴度	响应低频率
抗原呈递细胞	专业(树突状细胞)	非专业
归巢	淋巴组织	淋巴组织和非淋巴组织
效应器功能	无	细胞因子产生,细胞毒性
作用动力学	慢(天)	快(小时)
寿命	正常	不确定

非致耐受性免疫抑制

目前,大多数免疫抑制剂均是通过非特异性地抑制广泛的细胞通路,而不是针对引发排斥反应的特异性免疫机制来发挥作用。众所周知,CNI(例如,他克莫司和环孢菌素)能够有效地预防排斥反应,但具有脱靶毒性。他克莫司与 FK506 结合蛋白结合,可抑制钙调神经磷酸酶-钙调蛋白途径和下游 IL-2 的合成。虽然他克莫司在抑制 T 细胞活化和增殖方面表现优异,但同时也阻断了依赖于 TCR 信号传导的耐受机制,例如,失能、AICD 和促进 iTreg 细胞。

雷帕霉素(西罗莫司)可能是替代耐受诱导方案中 CNI 的有吸引力药物。雷帕霉素与 FK506 结合蛋白 12(FKBP12)形成复合物,使哺乳动物雷帕霉素靶标(mTOR)失活,而 mTOR 是细胞分化、增殖和其他生理细胞功能的关键介质。雷帕霉素可以抑制 T 细胞增殖,促进 T 细胞无反应性诱导,抑制 DC 成熟,并且促进 FoxP3 在常规 T 细胞的表达。在进行耗竭治疗时,西罗莫司可以减少效应记忆 T 细胞的产生,同时保留 Treg 细胞,保持效应细胞和调节性细胞群之间的平衡。因此,尽管 CNI 是当前维持治疗方案的主要支柱,但雷帕霉素可能更适合耐受诱导策略。

免疫耐受面临的挑战和有待解决的问题

虽然在动物模型中,针对不同作用机制的治疗方法已经表现出对同种异体移植物长期耐受性的诱导作用,但是,这些疗法目前仍然难以完成临床转化(Newell 等,2006)。事实上,免疫耐受需要几乎所有的同种异体反应细胞被消除或耐受。耗竭策略能够有效地降低同种异体反应性 T 细胞前体的发生频率,但是可能无法应对再生的记忆 T 细胞或胸腺或胸腺以外部位新出现的同种异体反应性 T 细胞。CNI 可以有效控制同种异体反应的幼稚 T 细胞和记忆 T 细胞,但不利于诱导耐受性。混合嵌合策略需要合并骨髓移植,对预处理方案要求严格,即使对于最健壮的患者也是如此。

其次,诱导耐受的必要机制可能与维持耐受的必要机制不同。一旦建立了耐受性,耐受调节可能会成为维持耐受的主要机制。共刺激阻断作为维持治疗可以促进外周同种异体反应性淋巴细胞和胸腺输出的持续失能或 AICD。然而,免疫系统环境的不断变化使得耐受性处于亚稳状态。在功能耐受的患者中,轻微感染就可以诱导免疫激活,产生少量同种异体反应细胞并克服排斥阈值。

此外,每个器官都有自己独有的特征,因此,耐受诱导存在差异倾向。细胞移植物(例如,造血干细胞和胰岛细胞)与血管化实体器官的同种异体移植物的发散型性质表明,这些移植物类型对不同的耐受诱导策略产生不同的应答。在实体器官移植中,肝脏仍然是对免疫耐受最敏感的器官,可能是因为它具有免疫赦免的特点。相反,在高免疫原性器官(例如,小肠)中,耐受诱导的难度将大大增加。

目前,由于免疫抑制治疗给患者带来了沉重的经济负担和严重的副作用,免疫抑制最小化的治疗方案出现井喷式激增。真实的免疫耐受临床替代方案是在维持稳定的移植物功能所需的最小免疫抑制药物剂量下实现功能性同种异体移植物的"几乎耐受"("接近耐受")。在采用耐受策略时,需要仔细考虑完全停用免疫抑制剂与最低剂量的维持治疗、免疫与药物水平监测的风险收益率、诱导过程中潜在的生理应变和患者个体。无论目标是真正的免疫耐受还是几乎(即"接近")耐受,作为免疫抑制最小化方案的一部分,采用耐受促进策略来改善移植成功率具有合理性。

耐受研究的关键领域

调节性 T 细胞

关于 Treg 细胞生物学和利用 Treg 细胞致耐受潜力的最佳方法,许多问题仍然未得到解答。与同种异体反应中产生的效应细胞数量相比,同种异体反应性天然和诱导 Treg 细胞的数量相对较少。通过打破平衡发挥调节作用的其中一种方法是故意诱导或扩增 Treg 细胞。人们对促进 Treg 细胞体内存活和诱导的机制产生了浓厚的兴趣。虽然理想的方法是在体内靶向和扩增同种异体反应性 nTreg 细胞,但是,同种异体反应性和非同种异体反应性 nTreg 细胞无法区分。相反,由于 iTreg 细胞来自效应 T 细胞并具有相同的抗原特异性,因此,它们可能是移植环境中有效的供体特异性抑制剂。目前,研究者正在积极探索以供体特异性 Treg 细胞的离体扩增,以及随后给予输注疗法作为潜在的耐受诱导机制。然而,iTreg 细胞已被证实具有谱系可塑性,并且可以分化为病理表型,包括在炎性细胞因子环境下的 CD4+CD25− 效应细胞和 TH17 细胞。目前,保留抑制性的细胞与其他分化成有害表型的细胞的区分特征和条件仍然未知。长期离体扩增后输注 Treg 细胞的活力和稳定性尚不确定,需要解决这些问题后才能将 Treg 疗法转化为临床应用。

生物标志物

随着研究的深入,耐受性或生物标志物的分子标签成为临床耐受性方案的重要数据,临床医生通过这些分子标签可以更加准确地判断患者解除免疫抑制的机会(Turka 和 Lechler,2009)。然而,鉴别临床上适用的生物标志物仍然面临着诸多挑战。首先,在肾移植中自发耐受很罕见。许多自发耐受的患者并非来自严格设计的研究,而是由于缺乏依从性或与免疫抑制相关的严重不良事件,从而导致停用免疫抑制药物治疗。其次,可能不存在患者的普遍耐受特征。随着移植器官的进展,耐受特征可能会有所不同,因为研究发现,肝脏和肾脏耐受患者的特征明显不同。Sánchez-Fueyo 及其同事发现,耐受性肝移植患者出现与 NK 细胞和 γδ T 细胞相关的基因转录本增加。相反,在耐受性肾病患者的两项独立研究(Newell 等,2010;Sagoo 等,2010)中,外周 B 细胞和 B 细胞相关基因转录本均出现增加。此外,耐受性信号可能随着供体-受体 HLA 不匹配的程度、免疫抑制类型和器官衰竭的病因不同而发生变化。因此,在广泛和可靠地应用生物标志物之前,仍然需要大量的努力来验证。

免疫特权和适应

免疫特权

自从研究者观察到免疫系统对同种异体移植物的应答存在差异,取决于移植物植入身体的部位,体内的某些组织可以出现正常免疫应答救免或享有"特权"免疫的概念逐步建立起来。传统上,可减弱外来抗原应答的免疫特权部位包括大脑、眼睛、睾丸和子宫。长期以来,人们认为大脑和眼前房的具有免疫特权的原因是它们都有相对不透水的血液-组织屏障,致使外来抗原无法自由进入这些部位。然而,目前发现虽然解剖免疫隔离可以在一定程度上赋予内在免疫特权,但是,这种方法只是引发这种现象的多种因素之一,并且多个组织均可以获得免疫特惠。与全身免疫耐受不同,免疫特权被认为是局部的组织特异性功能状态,是外来抗原引起了非预期弱免疫应答或无免疫应答(Forrester 等,2008)。

根据主动和被动保护机制的作用,确定各个组织的相对免疫特权。许多特权位置显示免疫调节分子[包括 Fas 配体、TRAIL、PD-1(程序性死亡 PD-1)、PD-2、TGF-β、IL-10 和抑制 NK 细胞的分子家族]的表达增加,可能有助于抑制免疫应答。外周 DC 呈递正常稳态更新产生的同种异体抗原,可以在没有共刺激的情况下随机地将同种异体抗原呈递给同种异体反应性 T 细胞,从而产生耐受效应。少数 DC 具有调节表型并产生吲哚胺 2-3 二氧化酶(IDO),是色氨酸代谢中的重要酶。有趣的是,研究者发现 IDO+DC 可改变 T 细胞应答并诱导抗原特异性 Treg 细胞的产生。

在实体器官移植中,肝脏是最容易产生免疫耐受的器官,具有独特的免疫特权。相对而言,肝脏同种异体移植物似乎不受阳性交叉配型、ABO 不相容性或 HLA 匹配的影响。移植肝脏的超急性和 CR 发生率降低, 部分病例可在严重急性排斥反应后自发恢复。同种异体肝移植也可以保护来自同一供体的其他肝外移植物,这表明肝脏可以诱导供体特异性的低反应性。有一种假设认为肝脏的免疫特权源于其长期暴露于肠道菌群产生的 LPS 内毒素。通常,LPS 可以被 TLR 识别并诱导强烈的促炎反应。相比之下,体外研究表明,新鲜分离的库普弗细胞(具有可识别 LPS 的 TLR)可分泌抗炎细胞因子 IL-10 而不是 LPS。这种细胞因子环境的改变可能会扭转局部免疫细胞的分化和功能,从而促进肝脏耐受。最近,越来越多的人认识到肾脏还具有针对其自身和其他共移植器官反应的免疫调节能力。肾免疫调节的机制尚未确定,但可能与肾小管上皮细胞结合淋巴细胞和表达多种介质(包括 IL-6、TGFβ,IL-37 和趋化因子)的能力有关。

适应

在没有同种异体移植物损伤的情况下,出现供体定向抗体的现象被称为"适应性免疫"(Lynch 和 Platt,2010)。这种现象最早见于 ABO 不相容的肾移植中,研究者发现移植前接受清除血型抗体治疗的受体在移植后再次出现抗血型抗体,但没有明显的同种异体移植物损伤。ABO 不相容的功能性同种异体移植物的活组织检查显示内皮表面上存在持久的血型抗原。类似的发现已经在预先存在或从头合成 DSA 的患者和 C4d 染色的补体沉积证据中得到证实。其中一些患者出现移植物功能障碍,而其他患者仍然维持临床功能。因此,在没有同种异体移植物损伤的情况下,表面抗原和循环抗体的共存表明同种异体移植物和受体之间未被识别的相互作用可能是造成这种看似矛盾的关系的原因。

虽然在表型方面,适应证可能与经典耐受相同,但是二者的明显不同之处在于前者仍然存在完整的免疫应答(即抗体产生),而经典耐受不存在免疫应答。在动物模型中,研究者发现了支持同种异体移植物对损伤的抗性和对补体沉积控制增加的证据。在异种移植模型中,研究者发现适应后的移植物可上调 CD59 的表达。CD59 是补体的蛋白质调节剂,其可能在防止补体膜攻击复合物的形成中发挥了重要作用。

促进适应的宿主反应包括抗体功能质量的变化,例如,将类别转换为与补体结合力不高的同型。抗体或抗体滴度的类型也可能具有临床显著意义。有人提出一种假设,即低亲和力抗体(即 ABO IgM)或亚饱和水平的 IgG 可以使内皮细胞适应并动员细胞保护和补体控制机制。尽管移植物功能充分,但适应后的移植物仍可能受到免疫毒性的影响,导致长期功能欠佳。

总结

虽然免疫学发现转化为新型治疗方法和临床移植的重大进展令人振奋,但是,未来仍需要关注延长移植物存活期和预测诱导强大的免疫耐受性的方法。排斥反应的特异性免疫途径靶向治疗可以使机体的保护功能和稳态功能不受干扰,最近迅猛发展的生物疗法确认了该疗法的重要性。免疫监测技术的进步,例如,DSA 检测,进一步改善了受体–供体匹配的准确度。可以扩大附加的移植前免疫评估,以容纳 T 细胞库的流式细胞术表征和供体特异性 T 细胞前体频率和功能检测。综合免疫分析可能是患者临床评估的关键辅助手段，可以更准确地确定患者的排斥风险、耐受潜力或对特定治疗的潜在反应。随着治疗药物的发展和技术创新，我们理解和监测免疫系统的能力也在不断地进步，这些进步将最终转化为对患者护理手段的改善，并将成为我们应对未来挑战的推动力。

（王辉 译）

参考文献

Adams AB et al. Heterologous immunity provides a potent barrier to transplantation tolerance. J Clin Invest 2003; 111:1887–1895.

Billingham RE, Brent L, Medawar PB. Actively acquired tolerance of foreign cells. Nature 1953; 172:603–606.

Cornell LD, Smith RN, Colvin RB. Kidney transplantation: mechanisms of rejection and acceptance. Annu Rev Pathol Mech Dis 2008; 3:189–220.

Djamali A et al. Diagnosis and management of antibody-mediated rejection: current status and novel approaches. Am J Transplant 2014; 14:255–271.

Forrester JV, Xu H, Cornall R. Immune privilege or privileged immunity? Mucosal Immunol 2008; 1:382–381.

Griesemer AD, Sorenson EC, Hardy MA. The role of the thymus in tolerance. Transplantation 2010; 90:465–474.

Hori S, Nomura T, Sakaguchi S. Control of regulatory T cell development by the transcription factor FoxP3. Science 2003; 299:1057–1061.

Kawai T et al. HLA-mismatched renal transplantation without maintenance immunosuppression. N Engl J Med 2008; 358:353–361.

Kirk AD, Turgeon N, Iwakoshi N. B cells and transplantation tolerance. Nat Rev Nephrol 2010; 6:584–593.

Larsen CP et al. Long-term acceptance of skin and cardiac allografts after blocking CD40 and CD28 pathways. Nature 1996; 381:434–438.

Lynch RJ, Platt JL. Accommodation in renal transplantation: unanswered questions. Curr Opin Organ Transplant 2010; 15:481–485.

Newell KA, Larsen CP, Kirk AD. Transplant tolerance: converging on a moving target. Transplantation 2006; 81:1–6.

Newell KA et al. Identification of a B cell signature associated with renal transplant tolerance in humans. J Clin Invest 2010; 120(6):1836–1847.

Pilat N, Wekerle T. Transplantation tolerance through mixed chimerism. Nat Rev Nephrol 2010; 6:5994–605.

Sagoo P et al. Development of a cross-platform biomarker signature to detect renal transplant tolerance in humans. J Clin Invest 2010; 120(6):1848–1861.

Turka LA, Lechler RI. Towards the identification of biomarkers of transplantation tolerance. Nat Rev Immunol 2009; 9:521–526.

Vincenti F et al. A phase III study of belatacept-based immunosuppression regimens versus cyclosporine in renal transplant recipients. Am J Transplant 2010; 10:535–546.

Wood KJ, Bushnell A, Hester J. Regulatory immune cells in transplantation. Nat Rev Immunol 2012; 12:417–430.

Wu Z et al. Homeostatic repopulation is a barrier to transplant tolerance. Nat Med 2004; 10:87–92.

延伸阅读

Afzali B, Lomardi G, Lechler RI. Pathways of major histocompatibility complex allorecognition. Curr Opin Organ Transplant 2008; 13:438–444.

Chalasani G et al. Recall and propagation of allospecific memory T cells independent of secondary lymphoid organs. Proc Natl Acad Sci USA 2002; 9:6175–6180.

Murphy SP, Porrett PM, Turka LA. Innate immunity in transplant tolerance and rejection. Immunol Rev 2011; 241:39–48.

第 **9** 章

造血细胞移植的原理

Sung Choi, Pavan Reddy

> **本章概述**
>
> - 造血细胞移植的适应证和具体步骤。
> - HCT 的并发症。
> - 移植物抗宿主病(GVHD):人类白细胞抗原匹配的作用。
> - GVHD 的诱导期和效应期。
> - GVHD 生物学模型的局限性。

引 言

造血细胞移植(HCT)是指运用正常的淋巴-造血系统替换异常的淋巴-造血系统。HCT 是多种恶性和非恶性疾病的特定疗法(表 9.1)。随着供体白细胞输注(DLI)、非清髓性调理和脐带血移植(CBT)等新型治疗策略的开发,同种异体 HCT 的适应证得到了扩大,尤其是在老年患者当中。感染预防疗法、免疫抑制药物、支持性护理和基于 DNA 的人类白细胞抗原(HLA)-组织分型的治疗方法的进步,改善了同种异体HCT 后的转归(Gooley 等,2010)。虽然同种异体 HCT 的数量持续增加,每年同种异体 HCT 已经超过 20 000 例,但是移植物抗宿主病(GVHD)仍然是同种异体 HCT 的主要并发症,限制了其更广泛的应用。根据同种异体 HCT 后的发病时间,可以将 GVHD 分为急性或慢性两种类型。通常根据修订的 Glucksberg 标准评估急性 GVHD (表 9.2)(Przepiorka 等,1995)。急性 GVHD 引起的移植相关死亡率为 15%~40%,仍然是同种

表 9.1 同种异体造血细胞移植的适应证

1. 血液系统恶性肿瘤
    a. 急性和慢性白血病
    b. 骨髓增生性疾病
2. 实体瘤
    a. 霍奇金淋巴瘤
    b. 非霍奇金淋巴瘤
3. 骨髓衰竭综合征(BMFS)
    a. 再生障碍性贫血
    b. 骨髓增生异常综合征
    c. 遗传性 BMFS(例如,Diamond-Blackfan 贫血、固有性角化不良、Fanconi 贫血、严重固有性贫血、
       Schwachmann-Diamond 综合征、Diamond-Blackfan 贫血)
4. 免疫系统疾病
    a. 严重的天然免疫缺陷病
    b. Wiskott-Aldrich 综合征
5. 其他血液或代谢紊乱
    a. 镰状细胞性贫血
    b. 地中海贫血
    c. 戈谢病

异体 HCT 后"致死"的主要原因。相对而言,在 HCT 后存活时间超过 3 个月的患者中,慢性 GVHD 发生率高达 50%(Weiden 等,1979)。

Billingham(1966)提出了 GVHD 发病的三个要素。首先,骨髓移植物必须含有成熟的 T 细胞。在实验性和临床同种异体 HCT 中,GVHD 的严重性与输注的供体 T 细胞的数量相关。其次,受体(即免疫受损的宿主)不能对移植的细胞产生排斥反应。免疫系统正常的患者通常会对外来供体的细胞产生排斥反应,而在同种异体移植环境中,在造血细胞输注之前采用免疫抑制治疗可以防止受体出现排斥反应。第三,受体必须表达供体没有的组织抗原。多年来,我们对该病复杂的生物学作用机制有了更深刻的了解。在此,我们在 Billingham 提出的原理背景下,对急性 GVHD 病理生理学的见解做了总结归纳,然后还讨论了潜在的治疗策略。

HCT 的原理

根据表型和临床表现,造血干细胞(HSC)可以定义为缺失已知骨髓或淋巴谱系标志物的 CD34+骨髓细胞(Korngold 和 Sprent,1987)。临床移植使用的 HSC 的特征包括

表 9.2 急性移植物抗宿主病(GVHD)的分期和分级

分期	皮肤	肝脏(胆红素)	肠道(排便量/天)
0	没有 GVHD 皮疹	<34.2μmol/L	成人:<0.5L/d
1	斑丘疹<25% BSA	2~3	成人:0.5~0.99L/d 或持续性恶心、呕吐或厌食,上消化道活检阳性
2	斑丘疹 25%~50% BSA	3.1~6	成人:1~1.5L/d
3	斑丘疹>50% BSA	6.1~15	成人:>1.5L/d
4	广义性红皮病伴有大疱形成和脱屑>5% BSA	>15	严重腹痛,伴有或不伴有肠梗阻或严重血便(与排便量无关)

* 对于 GI 分期:体重≥50kg 的患者,应使用"成人"排便量检测值。
* 根据排便量,将 GI 分为不同的时期,每个时期平均历时 3 天。如果粪便和尿液混合,则粪便排出量预计占粪便/尿液总量的 50%。
* 在第 4 期 GI 中:术语"严重腹痛"定义为:
需要使用阿片类药物或增加正在使用的阿片类药物剂量才能控制的疼痛。
(a)治疗医师确定会显著影响体能状态的疼痛。
(b)如果结肠或直肠活检阳性,但排便量<0.5L/d[<10 mL/(kg·d)],则视为 GI 的第 0 期。
* 肝脏分期不会因为高胆红素血症的其他病因而发生改变。

资料来源:Przepiorka 等(1995)。
总体临床分级:
0 级:没有任何器官出现 1~4 期表现
1 级:第 1~2 期皮疹,未累及肝脏或肠道。
2 级:第 3 期皮疹,或第 1 期累及肝脏,或第 1 期 GI。
3 级:第 0~3 期皮肤,第 2~3 期肝脏,或第 2~3 期 GI。
4 级:皮肤、肝脏或胃肠道出现第 4 期表现。

具有再生能力、静脉输注后归巢骨髓空间的能力以及低温保存的能力。这些特征有助于完全和持续地替换患者的淋巴-造血系统,包括红细胞、血小板、白细胞和组织驻留的单核/巨噬细胞,例如,肺泡巨噬细胞、肝脏的库普弗细胞、破骨细胞和皮肤的朗格汉斯细胞。静脉输注后,在这些细胞表面上表达的整合素和骨髓血管内皮细胞上的黏附分子之间的相互作用下,相当人比例的 HSC 在骨髓中得以保留。

本文基于供体和受体之间的关系及其解剖学来源介绍了 HSC 移植。当供体与受体相同时,HCT 被称为同源(相同)。在同种异体 HCT 中,HSC 由非同一性的供体提供。供体可以是与患者相关或不相关的成员。无论如何,这种类型的 HCT 存在移植物排斥的风险,例如,在实体器官移植和 GVHD 中。因此,HCT 几乎必须在使用免疫抑制药物的情况下才能进行。根据供体是否匹配主要组织相容性复合物(MHC)抗原,可以将 HCT 进一步分为 MHC 匹配或 MHC 不匹配的同种异体 HCT。

　　HSC 的主要来源通常为骨髓或外周血。在给予造血生长因子(例如,粒细胞集落刺激因子(G-CSF)或粒细胞/巨噬细胞集落刺激因子(GM-CSF))治疗后,通过单采血液成分术收集来自外周血的 HSC。大多数移植中心的目标是每千克体重注入 5.0×10^{6} CD34+ HSC 细胞。越来越多没有匹配相关或无关供体的患者使用脐带血(CB)作为 HSC 的来源(有核细胞总量为 $2.5\times10^{7}/kg$ 或 $2.0\times10^{5}/kg$ 的 CD34+细胞)。HSC 通常在不耗竭其他免疫细胞的情况下输注,其中 T 细胞负责免疫重建和 GVH 应答。

　　在输注 HSC 之前,对患者采取预处理方案可以消除患者的疾病,并且在同种异体移植的情况下,还提供足够的免疫抑制以防止移植物的排斥反应(图 9.1:第 1 期)。根据疾病的性质、干细胞的来源和患者的整体健康状况确定适用的具体方案。例如,使用匹配的同胞骨髓治疗严重联合免疫缺陷(SCID)时可能不需要预处理方案。患者通常不需要消除异常细胞,并且他们的原发性免疫缺陷可以防止移植细胞的排斥反应。相反,在患有恶性血液病的患者中,设计预处理方案的类型和强度时应以特定恶性肿瘤的敏感性为基础。尽管在恶性肿瘤的移植中往往使用更加积极的治疗方案,但是研究者发现大部分移植的抗肿瘤/白血病作用均来自同种异体移植物的抗白血病(GVL)效应(Weiden 等,1979),这表明开发较低强度或非强制性治疗方案同样有效且更容易接受。这项创新促进了同种异体 HCT 在老年人和体能下降人群中的应用。

　　随后进行 HCT,经过适当的准备工作和匹配程序后,植入供体 HSC,在临床上以外周血计数为指标。中性粒细胞作为第一个浸润植入部位的免疫细胞,通常在移植后 10~14 天内数量开始增多(图 9.1:第 2~3 期)。如果采用骨髓为干细胞的来源,则粒细胞计数在第 14~16 天达到 $100/mm^{3}$,在第 23~28 天达到 $1000/mm^{3}$。在粒细胞升高后,血小板略有恢复。如果使用甲氨蝶呤作为 GVHD 预防方案,可能会导致移植延迟数天,而使用髓样生长因子(G-CSF 或 CM-CSF)则可以加快植入。在进行同种异体 HCT 时,通常采用免疫抑制剂,主要为钙调神经磷酸酶抑制剂(CNI),例如,环孢菌素或他克莫司来预防排斥反应和 GVHD。在 HCT 后早期,通常采用 CNI 与甲氨蝶呤或霉酚酸酯或雷帕霉素联合给药。

　　HCT 的并发症:

　　(a)预处理方案相关的并发症:直接毒性视使用的具体药物而有所不同,但通常包括恶心、呕吐、皮疹和腹泻。在植入完成之前,由于全血细胞减少(感染和出血),患者有出现严重并发症的潜在风险。大多数患者在中性粒细胞减少期和脱发期间也会出现口腔黏膜炎(图 9.1:第 2 期)。某些并发症是特定的药物引起的,例如,使用高剂量的环磷酰胺可引起出血性膀胱炎。此外,接受清髓治疗方案的患者会出现两种特殊并发症,即

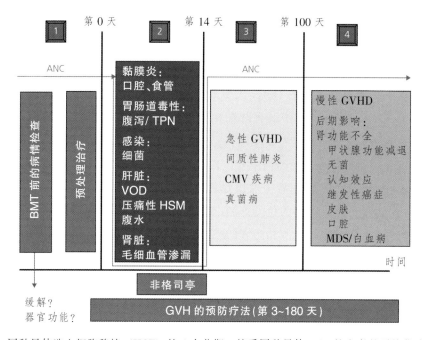

图 9.1 同种异体造血细胞移植（HCT）的 4 个分期。接受同种异体 HCT 的患者的平均住院时间为28~35 天，根据不同的特征分为 4 个时期：（1）预处理方案；（2）骨髓抑制；（3）适应状态；（4）细胞计数恢复。在第 1 期的预处理方案实施期间可出现白细胞、血红蛋白和血小板计数（骨髓抑制）下降，疼痛性黏膜炎、出血并发症、器官毒性和危及生命的感染的风险增加（第 2 期）。HCT 患者需要静脉注射麻醉剂以有效镇痛和需要全胃肠外营养作为营养管理办法的情形并不罕见。急性 GVHD 和感染性并发症的风险在第 3 期有所增加，第 4 期主要是慢性 GVHD 和其他晚期不良反应风险。

肝静脉闭塞性疾病（VOD）和特发性肺炎综合征（IPS）。大约 10% 的患者在移植后 1~4 周内发生肝脏 VOD，并表现为腹水、肝大和黄疸综合征。虽然最近的研究表明去纤维蛋白多核苷酸可能会产生有益作用，但是支持疗法对 VOD 仍然有效。在移植后 28~90 天，5%~10% 的患者出现 IPS。IPS 也可以采用支持性治疗，但转归通常欠佳（图 9.1：第 3 期）。

（b）感染性并发症：大多数患者在移植后的 2~3 周内会出现粒细胞减少和体温升高。大约 1/3 的患者出现血培养阳性结果（主要是革兰阳性）（图 9.1：第 2 期）。大多数移植中心均采用预防性抗生素治疗发热性粒细胞减少症患者。植入后，大多数中心均使用预防性治疗，包括给予氟康唑预防侵袭性真菌感染，给予磺胺类药物治疗卡氏肺孢子虫并且给予阿昔洛韦治疗带状疱疹。在成功植入后至第 100 天之间，最严重的感染包括曲霉菌、巨细胞病毒（CMV）和呼吸道合胞病毒（RSV）引发的感染（图 9.1：第 3

期)。在移植前 CMV 抗体阴性的患者中,大约有 75%在移植后出现 CMV 激活。更昔洛韦可以预防或治疗临床疾病。GVHD 的长期免疫抑制用药及其疗法增加了 CMV、真菌和细菌感染的实质性风险。

(c)免疫相关并发症:原发性免疫相关并发症是指宿主免疫系统在移植的供体免疫系统对宿主攻击下产生的供体移植物排斥反应(移植失败)或 GVHD(图 9.1:第 3~4 期)。通过目前的预处理方案和免疫抑制治疗以及足量的 HSC 输注,可以降低排斥风险(<5%)。当输注的 HSC 数量不足时,移植失败的风险显著增加,例如,在发生 CBT 时。

GVHD:原理

GVHD 的遗传学基础

Billingham 提出的 GVH 发病的第 3 个要素是供体免疫细胞识别不同的宿主抗原。这些抗原的差异取决于 HLA 和非 HLA 系统的遗传多态性。

(a)HLA 匹配:无论呈递的 MHC 分子是否匹配,均可以在 HSC 的情况下发生同种异体反应性 T 细胞活化。尽管在其他部分做了更加详细的说明,但简单而言,人 MHC 是位于第 6 号染色体短臂上的 MHC 基因复合物编码的 HLA 抗原,并且可以根据产物将其大致分为 Ⅰ、Ⅱ 和 Ⅲ 类区域。Ⅰ 类抗原(HLA-A,B 和 C)几乎表达于所有机体细胞,而 Ⅱ 类抗原(DR、DQ 和 DP)主要表达于造血细胞,尽管它们可以在炎症后的其他细胞类型上表达。相较于受匹配的直接影响不明显的实体器官移植,HCT 中急性 GVHD 的发生率与 MHC 不匹配的程度直接相关(Flomenberg 等,2004)。相较于无关供体 HCT,在 CBT 中分析 HLA 不匹配的作用的难度更大,因为 HLA-A、B、C、DRB1 和 DQB1 的 CB 单位的等位基因分型并非常规检查项目。尽管如此,受体与 CB 单位之间的 HLA 总数差异已被证实与急性 GVHD 的风险相关,因为移植 HLA 匹配(6/6)CB 单位的患者急性 GVHD 的发病率相对偏低(Flomenberg 等,2004)。

(b)次要组织相容性抗原:在 MHC 匹配的同种异体移植中,其代表临床上常见的情形,供体来源的 T 细胞可以识别来自多态性基因(次要组织相容性抗原即 MiHA 蛋白质产物的 MHC 结合肽,这些肽存在于宿主中,但不存在于供体中(Goulmy 等,1996)。在接受 HLA 相同的移植物以及最佳的免疫抑制治疗的患者当中,仍有相当一部分(40%)会出现急性 GVHD。MiHA 广泛表达,但它们的组织表达可能有所不同。这可能是独特靶器官参与 GVHD 的原因之一。大量的 MiHA(例如,HA-1 和 HA-2)在造血细胞上表达,这可能是导致宿主免疫系统成为 GVH 反应的主要目标的原因,也可能是受体抗原呈递细胞(APC)的直接呈递在诱发抗肿瘤和 GVHD 应答中起了关键作用。相比之下,其他 MiHA(例如,H-Y 和 HA-3)普遍表达。MiHA 诱导致死性 GVHD 的能力并不相同,具有等级优势。此外,单独的免疫显性 MiHA 的差异不足以在鼠模型中引起 GVHD,尽管靶向单个 MiHA 的 T 细胞在皮肤外植体模型中可以诱导组织损伤(Fontaine 等,2001)。在临床 GVHD 中,相关的特异性和免疫显性 MiHA 的作用尚未在大量患者中进行系统评估。

(c)其他非 HLA 基因:最近,数种非 HLA 基因的遗传多态性,例如,杀伤细胞免疫球蛋白样受体(KIR)、细胞因子和含有 2 个(NOD2)基因的核苷酸结合寡聚化结构域,已被证实可以调节 GVHD 的严重程度和发病率。

与 HLA Ⅰ 类基因产物结合的自然杀伤(NK)细胞的 KIR 在第 19 号染色体上编码。KIR 的跨膜和细胞质结构域中的多态性决定了受体是具有抑制潜力(即 KIR2DL1、-2DL2、-2DL3 和 3DL1)还是激活潜力。有人提出在同种异体 HCT 后供体 NK 细胞识别 HLA-KIR 同种异体有两种竞争模式:"缺失自身"和"缺失配体"模型。两种模型都获得了一些临床观察结果的支持(Ruggeri 等,2002)。

GVHD 的经典"细胞因子风暴"(后文将进行讨论)的促炎细胞因子可引发靶器官(常见皮肤、肝脏和胃肠道)的病理性损伤。受体和供体中的数种细胞因子基因多态性与之有关。特别是,肿瘤坏死因子(TNF)多态性[受体中的 TNFd3 / d3,供体和(或)受体中的 TNF-863 和 TNF-857 以及供体中的 TNFd4,TNF-α-1031C 和 TNFRⅡ-196R-]与急性 GVHD 风险增加有关(Antin 和 Ferrara,1992)。白细胞介素-10(IL-10)基因启动子区域的 3 种常见单倍型,分别代表 IL-10 的高、中、低产量,并且与 HLA 匹配的同胞供体同种异体 HCT 后发生的急性 GVHD 的严重程度有关。相比之下,在一些小型的研究中,研究者发现在进行 HLA 不匹配的 CBT 之后,IL-10 和 TNF-α 多态性均与 GVHD 无关。2/2 基因型(高 IFN-γ 产生)和 3/3 基因型(低 IFN-γ)的干扰素-γ(IFN-γ)多态性分别与急性 GVHD 降低和增加相关(Lin 等,2003)。

最近,研究者发现供体和受体中的 NOD-2 和胱天蛋白酶激活募集结构域 15(CARD15)具有基因多态性,并且在相关和无关供体同种异体 HCT 后的 GI GVHD 发生率和总体死亡率之间存在显著关联性。总而言之,非 HLA 基因多态性很可能在 GVHD 中发挥了不同的作用,取决于供体来源(相关对不相关)、HLA 差异(匹配对不匹配)、移植源(CB 与 BM 对外周血干细胞)和调节的强度(Paczesny 等,2010)。

急性 GVHD 的免疫生物学

GVHD 是一种复杂的免疫过程,其中涉及:(a)触发器;(b)传感器;(c)介质;(d)效应器(图 9.2)。

GVHD 的触发器

与所有免疫应答一样,某些诱因对诱导急性 GVHD 具有至关重要的意义。它们包括:

1. 已经讨论和概述的基因差异,包括 HLA 和非 HLA 因子。

2. 非遗传因素,与预处理方案和潜在疾病引起的损害有关。

在大多数情况下, 适应性免疫应答的启动是由早期固有免疫应答诱发或增强的,早期免疫应答是在无菌或非无菌组织损伤和炎症的情况下由外源性和内源性分子诱发的。在这种情形下,可能会诱发急性 GVHD。内源性微生物群的病原体相关分子模式(PAMP)启动了细胞信号传导途径,激活细胞因子分泌。在化疗和放疗预处理期间释放 PAMP[例如,脂多糖(LPS)、胞壁酰二肽(MDP)]、其他 Toll 样受体(TLR)以及核苷酸结合寡聚化结构域(NOD)样受体激动剂。预处理方案通过此种方式扩增了促炎细胞因子(例如,IL-1、TNFα 和 IL-6)的分泌,这种现象被称为“细胞因子风暴”(Hill 等,1997)。

NOD2 可识别细菌肽聚糖的重要结构——MDP。NOD2 基因座中的单核苷酸多态性与克罗恩病和 GVHD 的风险增加有关,这两种疾病均以肠道炎症为特征。因此,研究者最近在 GVHD 的实验模型中检测了 NOD2 的作用。虽然供体 T 细胞或骨髓的

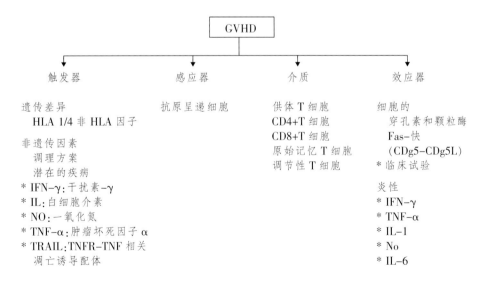

图 9.2 急性 GVHD 的免疫生物学。有人提出,触发器在诱导急性 GVHD 的过程中发挥了至关重要的作用,此外,APC 感知同种异体抗原的差异性,供体 T 细胞介导发病机制,细胞和炎症效应物扩增 GVHD,导致皮肤、肝脏和(或)胃肠道靶器官受到损伤。

NOD2 缺失不会影响 GVHD 的发病率，但受体中 NOD2 缺失会导致宿主 APC 增强同种异体反应性 T 细胞的应答，从而增加 GVHD 的风险(Penack 等,2009)。肠道干细胞(ISC)被视为 GVHD 的靶标,HCT 前预处理方案可对其造成直接损伤。鉴于 Wnt 信号传导在肠道上皮细胞增殖中的作用,研究者在同种异体 BMT 中检测了 R-脊椎蛋白 1 的作用(R-Spo1)。R-Spo1 是 Wnt 通道的激活剂,可刺激 ISC 增殖并防止发生调节诱导的胃肠道损伤(Takashima 等,2011)。这些发现证明了 ISC 在 GVHD 中的关键作用。研究人员还调查了炎症(GVHD)对同种异体 HCT 后肠道微生物群的影响。在 GVHD 发病之前,菌群的多样性与对照组相似。然而,在 GVHD 发病之后,菌群多样性出现了差异。此外,研究者观察到乳杆菌增加,梭菌减少,但是,在 GVHD 发病前并未观察到这些变化。

最近有报道称 IL-22 对肠道上皮有保护作用,因此,可以调节炎症状态。IL-22 受体缺失的小鼠在接受同种异体 HCT 后,隐窝细胞凋亡显著增加,肠干细胞区室受损,上皮完整性被破坏。IL-22 在 GVHD 期间显示出细胞保护作用,这一点与炎症性肠病和结肠炎的研究发现保持一致(Hanash 等,2012)。在另一项探索肠道微生物群在 GVHD 中作用的研究中,研究人员重点关注位于 ISC 隐窝的帕内特细胞(Eriguchi 等,2012)。帕内特细胞可分泌 α-防御素,具有抗菌特性。在 GVHD 期间,帕内特细胞受损,α-防御素表达降低,大肠杆菌水平升高,导致全身感染并加重胃肠道病理状况(Eriguchi 等,2012)。这项研究为 ISC 的重要作用和 GVHD 的肠道菌群变化提供了更多的证据。最近,研究者通过基于髓过氧化物酶的成像技术,分析了接受同种异体 HCT 的小鼠胃肠道(回肠)中性粒细胞浸润情况。中性粒细胞的组织损伤似乎与活性氧物质的产生有关。有趣的是, TLR2,3,4,7 和 9 缺失的中性粒细胞降低了 GVHD 的发病率,提示了其在 GVHD 中的潜在作用(Schwab 等,2014)。

除了外源性微生物相关分子外,内源性诱导因素[称为损伤相关分子模式(DAMP)]作为损伤后果也可能在 GVHD 中发挥关键作用。事实上,促炎细胞因子本身可能起到 DAMP 的作用。因此,损伤的类型(细胞凋亡与坏死)和特定的 DAMP 可能存在相关性,但目前人们对此还是知之甚少。ATP 是 $P2X_7R$ 激活过程中的一种内源性危险信号,可促进 GVHD 发病。ATP 与 $P2X_7R$ 结合已被证实可以引起蛋白质 3(Nlrp3)-炎性体的组装和活化。尿酸(DAMP)激活这种炎性体后,通过介导 IL-1β 的产生可增加 GVHD 的严重程度(Jankovic 等,2013)。相反,唾液酸结合免疫球蛋白样凝集素(Siglecs) 可作为 DAMP 的拮抗剂对抑制信号发挥介导作用。最近的研究表明,Siglec-G 的表达在组织损伤时下调,对 DAMP 的影响加大。然而,通过 Siglec-G-CD24 轴与 CD24 融合蛋白可以减弱这种作用，从而干扰 DAMP 效应并降低 GVHD(Toubai

等,2014)。

GVHD 的感应器

有人认为 APC 可能是急性 GVHD 的感应器。APC 感知 DAMP 后,呈递 MHC-差异或 miHA-差异蛋白,并提供关键的二级(共刺激)和三级(细胞因子)信号,以激活同种异体反应性 T 细胞,即急性 GVHD 的介质(图 9.3)。

抗原呈递通道:APC 可以通过 MHC 和肽复合物感知同种异体抗原的差异。树突状细胞(DC)是作用最强的 APC 以及同种异体的主要"感应器"。通过预处理方案引发的受体 DC 可以在移植时加工 MHC 和肽复合物并将其向供体 T 细胞呈递(Shlomchik 等,1999)。在之后的时间点,供体 DC 可以代理这一角色(Reddy 等,2005)。最近,研究者证实供体 APC 衍生的 IL-23 在 GVHD 的病理生理学机制中起重要作用。朗格汉斯细胞(LC)也足以诱发皮肤 GVHD。然而,如果其他宿主 APC 类型完好无缺,GVHD 发病率在 LC 缺失和 LC 充分的受体中无显著差异,表明 LC 在 GVHD 中的作用可能是

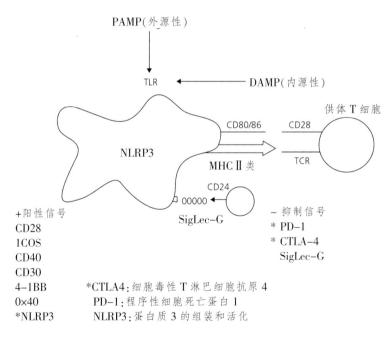

图 9.3 GVHD 的感应器。抗原呈递细胞感应病原体相关分子模式(PAMP 或外源微生物相关分子)和损伤相关分子模式(DAMP 或内源性诱导因素,例如,蛋白水解产物、ATP、离子、尿酸、HMGB1、S100 蛋白家族和氧化脂蛋白)。APC 上的 MHC 复合物和 T 细胞上的 T 细胞受体(TCR)与其他共刺激分子及其在 APC 上的配体之间的相互作用可导致 T 细胞活化、增殖、分化和存活。这些相互作用接受许多细胞因子、趋化因子和其他免疫细胞亚群的正向或负向调节。

有条件的(Paczesny 等,2010)。

还有不同的抗原呈递模式。在同种异体 HCT 中,受体 DC 分别向供体 CD8+和 CD4+ T 细胞呈递内源抗原和外源抗原(直接抗原呈递)。MHC Ⅰ类也可以将外源性抗原呈递给供体 CD8+ T 细胞,或者供体 DC 表达的 MHC Ⅱ类通过间接通道将外源性抗原呈递给供体 CD4+ T 细胞。传统上,MHC Ⅰ类和Ⅱ类通道被认为是互不相关的独立过程,但是,最近的研究表明在自噬机制下溶酶体破裂释放的内源性抗原可以通过Ⅱ类通道呈递给 CD4+ T 细胞。我们现在知道,CD4+或 CD8+介导的呈递作用在识别同种异体肽方面没有偏好。有趣的是,最近对受体 B 细胞进行了研究,但未发现其对 CD4+ T 细胞或 CD8+ T 细胞诱导的 GVHD 有重要影响(Paczesny 等,2010)。

受体的两种皮肤 DC 亚群(CD1a+和 CD14+)迅速耗竭并被供体细胞取代。它们具有诱导记忆 CD4+T 细胞中的细胞因子表达以及 CD8+T 细胞的活化和增殖的作用,表明其可以通过维持先前活化的 T 细胞的同种异体反应性而促成 GVHD。然而,从受体到供体 APC 的转换动力学、不同 APC 亚群的作用、直接同种异体抗原呈递的重要性以及 GVHD 中间接同种异体抗原呈递的幅度仍有待确定。最近,浆细胞样树突状细胞(pDC)由于致耐受性作用引起人们的关注。然而,pDC 对急性 GVHD 的影响仍不清楚,还需要进一步研究。研究者发现了一条新的分子通道 Ikaros-Notch 轴,这条通道对 DC 生物学具有重要意义,而且在宿主造血细胞来源的 APC 中对 GVHD 反应发挥了至关重要的调节作用(Paczesny 等,2010)。

共刺激:如上所述,APC 为"开启"急性 GVHD 过程提供了关键的共刺激信号。APC 上的 MHC-醛肽复合物与供体 T 细胞的 T 细胞受体(TCR)之间的相互作用不足以诱导 T 细胞活化。T 细胞共刺激分子及其在 APC 上的配体提供的第二信号是 T 细胞激活、增殖、分化和存活所必需的因素。在小鼠模型中,体内阻断正性共刺激分子可减少急性 GVHD 的发生(Blazar 等,1994),而抑制信号的阻断可以加剧急性 GVHD 的发生(表 9.3)。

对 GVHD 中 APC 功能的调节作用:除了炎性细胞因子和 DAMP 配体影响 GVHD 以外,其他因子也可能对 APC 的功能产生调节作用。最近,研究者发现,相较于全身照射(TBI)方案,小鼠在接受同种异体 HCT 后不久暴露于粒细胞集落刺激因子(G-CSF),可导致 GVHD 显著恶化。TBI 通过上调 G-CSF 受体的表达,使宿主 DC 对 G-CSF 产生应答。G-CSF 激活宿主 DC 后引发了一系列级联事件,其特征包括 GVHD 效应期内供体 NKT 细胞活化、IFN-γ 分泌和供体细胞毒性 T 淋巴细胞(CTL)扩增。这些数据可以解释为什么接受预防性 G-CSF 的患者中 GVHD 发病率增加(Paczesny 等,2010)。

表 9.3　共刺激通道

	T 细胞	APC
黏附	ICAM	LFA-I
	LFA-1	ICAM
	CD2(LFA-2)	LFA-3
识别	TCR / CD4	NIIIC hi
	TCR/CD8	Mi-Icc I
共刺激	CD28	CD80/86
	CD152(CTLA-4)	CD80/86
	ICOS	B7H / B7RP-1
	PD-1	PD-L1,PD-L2
	未知	B7-H3
	CD154(CD40L)	CD40
	OX40	OX40L
	4-1BB	4-1BBL
	HVEM	LIGHT
	CD24	Siglec-G

疱疹病毒进入介质的 HVEM HSV 糖蛋白 D;与淋巴毒素同源(LIGHT)可诱导表达,并与单纯疱疹病毒糖蛋白 D 竞争疱疹病毒进入介质(HVEM)——一种由 T 淋巴细胞表达的受体。

　　吲哚胺 2,3-双加氧酶(IDO)在色氨酸分解代谢中起重要作用,并且也在免疫耐受中发挥关键作用。组蛋白去乙酰化酶抑制剂,例如,辛二酰苯胺异羟肟酸(SAHA;伏立诺他),已被证实可以通过 STAT-3 依赖性方式诱导 IDO,从而降低鼠模型中的 GVHD 发病率(图 9.4)。最近,一项伏立诺他的 1/2 期临床试验发现,接受相关供体后,可通过减少 2~4 级急性 GVHD 的发病率来降低调节同种异体 HCT 的强度(Choi 等,2014)。

　　最新的研究还发现,数种天然和适应性免疫细胞亚群对 APC 的功能产生负面影响。例如:①宿主 γ-δ(γδ)T 细胞,它是胃肠道和皮肤中常见的细胞,通常与 MHC 不匹配小鼠模型中 APC 活化降低和 GVHD 抑制相关;②NK 细胞,在识别 KIR 靶细胞上的 Ⅰ 类等位基因时受到抑制,通过直接杀死 APC 来下调 APC 介导的 T 细胞活化。研究者发现,NK 细胞通过抑制同种异体反应性 T 细胞来减轻 GVHD 并保留 GVL 应答;③NKT 细胞:宿主 NKT 细胞可以通过 Th2 依赖性方式对 APC 与供体 T 细胞之间的相互作用进行负调节。相反,供体 NKT 细胞可激活这种应答。有趣的是,低剂量过继转移的供体 NKT 细胞已被证明通过降低 IL-4 依赖性机制中 IFN-γ 和 TNF-α 的产生,抑制 GVHD 的发生;④B 细胞:目前正在研究 B 细胞在急性 GVHD 中的作用,特别是在减轻 GVHD 方面的潜能。

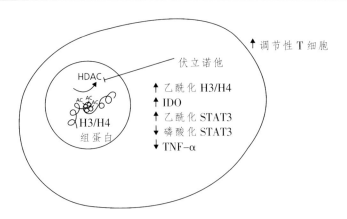

图 9.4 组蛋白去乙酰化酶抑制和 GVHD。伏立诺他联合 GVHD 标准预防性治疗可以降低相关供体的强度,表现为在 HCT 后第 100 天降低 2~4 级急性 GVHD 的发生率。这与乙酰化 H3/H4 组蛋白、吲哚胺-2,3-双加氧酶(IDO)、信号转导和转录激活因子 3(STAT-3)显著增加,磷酸化 STAT-3 减少,调节性 T 细胞增加和肿瘤坏死因子-α(TNF-α)血浆浓度升高有关。

GVHD 的介质

无论抗原的严重程度如何,供体 T 细胞都是急性 GVHD 的关键介质。宿主的同种抗原组合物决定哪些供体 T 细胞亚群分化和增殖成为效应细胞。

CD4+ 和 CD8+T 细胞:CD4 和 CD8 分别是 MHC Ⅱ 类和 Ⅰ 类受体的共同受体。如前所述,在大多数 HLA 匹配的同种异体 HCT 中,急性 GVHD 可以由 CD4+ 和 CD8+ 亚群中的任一者或两者诱导。由 MHC Ⅰ 类和 Ⅱ 类分子呈递的 GVHD 相关肽和免疫优势尚未阐明。为了在保留有益 GVL 效应的同时可以消除 GVHD 的不利影响,可以通过分析 TCRVβ 谱系的 CDR3 长度,选择性地耗竭造血细胞接种物中的供体同种异体反应性 T 细胞亚群。在过继转移 TCR-转导的同种异体 CD8+T 细胞时阻断 PD-L1,可以在没有 GVHD 诱导的情况下恢复同种异体受体中的 GVL(Paczesny 等,2010)。

幼稚和记忆 T 细胞:鼠模型中的 T 细胞可分为幼稚(CD62L+CD44−)、中枢记忆(CD62L+CD44+)和效应记忆(CD62L−CD44+)亚群。供体幼稚 CD62L+T 细胞是驱动GVHD 反应的主要同种异体反应性 T 细胞,而供体效应记忆 CD62L−T 细胞则没有上述作用(Anderson 等,2003)。通过共刺激阻断、经细胞因子调节耗竭或混合嵌合体诱导失能,对幼稚 T 细胞的同种异体反应性发挥调节作用。无反应性的供体效应记忆 T 细胞不能诱导 GVHD,但能转移功能记忆(Anderson 等,2003)并介导 GVL。此外,淋巴细胞减少诱导增殖可促进 DLI 后记忆 T 细胞生成和 GVL 效应增强。相反,具有同种异体反应性和供体特异性的记忆 T 细胞可引起严重的 GVHD。然而,研究者已经证实,增强效应记忆 T 细胞的同种异体反应性可以引发 GVHD,但严重程度远远偏低,可能为一过性(Paczesny 等,2010)。通过深入分析,我们确定了如何在具有特定 TCR 库的实验性 GVHD 和 GVL 模型中跟踪同种异体抗原特异性 T 细胞(幼稚、中枢记忆和效应记忆亚群),从而对这些研究发现有了更加深刻的认识。

调节性 T 细胞(Treg):有各种不同的调节性 T 细胞亚群存在:表达 Forkhead 蛋白 P3(FOXP3)的天然发生的 CD4+CD25+Treg、CD4+CD25-IL10+Tr 细胞、γδT 细胞、双阴性(DN)T 细胞和 NKT 细胞。在小鼠中,天然存在的 Treg 在胸腺中发育,防止产生自身免疫,并且抑制不受控制的免疫应答造成的病理表现。天然存在的供体衍生的 Treg 可抑制常规 T 细胞的增殖,预防 GVHD,并且根据效应 T 细胞与 Treg 的比例维持 GVL 效应(Edinger 等,2003; Taylor 等,2002)。此外,接受同种异体 HCT 后,在 Treg 存在的情况下可保留病毒免疫。人们对 GVHD 的抑制机制仍然一无所知。宿主 NKT 细胞和宿主 IL-4 对供体 Treg 蓄积的影响可以预防 GVHD。更重要的是,目前研究者正在进行基于 Treg 的特性抑制 GVHD 发病的临床试验,但人类 Treg 的分离和扩展仍然是一项劳动密集型的工作,并具有挑战性。Foxp3 表达的稳定性限制了过继输注的 Treg 减弱 GVHD 反应的能力。在同种异体 HCT 时,预防急性 GVHD 的新方法是通过操纵免疫系统以利用重要的 T 细胞(特别是 NKT 细胞和 Treg)之间的相互作用。Treg 的生物学进展可能有助于提供对同种异体 HCT 整体结果产生有利影响的疗法。最近,研究者发现体内 CD4+DLI 联合低剂量重组 IL-2 可以在同种异体 HCT 后扩增 Treg。适应性 IL-10 分泌性 Tr1 还可以通过释放 IL-10 或 TGFβ 或潜在的细胞接触抑制丧失生长行为来诱导 GVHD 的耐受性。虽然 IL-10 和 IDO 与 Treg 介导的应答有关,但是宿主 APC 的同种异体抗原表达是供体 Treg 抑制 GVHD 的充分必要条件,不依赖于宿主 APC 产生 IL-10 或 IDO(Paczesny 等,2010)。

亚群:根据激活时产生的主要细胞因子,CD4+T 细胞可以分为 Th1、Th2 和 Th17 细胞亚群。Th1 细胞因子(IFN-γ、IL-2 和 TNF-α)与急性 GVHD 的病理生理学有关。供体 T 细胞产生 IL-2 仍然是当前临床治疗和预防方法的主要靶标。最新数据表明,IL-2 在 CD4+CD25+Foxp3+Treg 的产生和维持中起重要作用,这表明长期干扰 IL-2 可能会在预防同种异体 HCT 后出现长期耐受方面产生意想不到的结果。此外,Th1 细胞因子的作用机制复杂。例如,使用 IFN-γ 或来源于 IFN-γ 缺失供体的 T 细胞可以分别减轻或增强 GVHD。因此,IFN-γ 可能在不同 GVHD 靶器官的受损程度方面发挥了不同的作用。因此,Th1 细胞因子在 GVHD 的严重程度方面发挥调节剂还是诱导剂的作用取决于具体情况。这些数据与早期的研究发现相同,均表明 Th1 和 Th2 细胞对急性 GVHD 有影响,每个细胞亚群均会对特定组织造成损伤(Paczesny 等,2010)。

促进供体 CD4+ T 细胞分化为 Th2 的数种细胞因子(例如 IL-4、L-11 和 IL-18)以及 G-CSF 和雷帕霉素,均与急性 GVHD 降低有关。此外,缺乏分泌 Th2 细胞因子能力的供体 T 细胞可能会增加 GVHD 严重性。此外,CD4+ T 细胞中的 STAT-5 过表达可调节 Th2 细胞因子的产生, 在保留 GVL 的同时减少 GVHD 的发病率 (Paczesny 等,2010)。产生 IL-17 的 CD4+T 细胞(Th17)在 GVHD 中的作用仍不清楚。目前正在研究其他几种细胞因子的作用(Paczesny 等,2010)。

T 细胞转运到靶器官:供体 T 细胞迁移到次级淋巴器官后,可识别受体或供体 APC 上的同种异体抗原,并被激活。然后,它们离开淋巴组织并进入靶器官,引起组织损伤。尽管几乎所有组织均可表达同种异体抗原,但是,急性 GVHD 的 3 个主要临床靶器官分别为皮肤、肝脏和胃肠道。胸腺也是 GVHD 靶器官(Weinberg 等,2001)。肺脏是慢性 GVHD 的主要靶点,但不是急性 GVHD 的常见靶点。靶器官的选择性在很大程度上仍未被阐明。细胞因子和趋化因子梯度的时空表达可能提供了一种解释。实际上,供体 T 细胞向 GVHD 靶器官的转运过程具有趋化因子依赖性。在急性 GVHD 期间,趋化因子(包括 CCL2-5、CXCL2、CXCL9-11、CCL17 和 CCL27)在肝脏、脾脏、皮肤和肺脏上过度表达。表达 CXCR3 和 CCR5 受体的 T 细胞在肝脏和胃肠道中引起急性 GVHD。整合素及其配体也参与了供体 T 细胞向靶器官的转运过程。整合素 α4β7 及其配体 MadCAM-1 是供体 T 细胞归巢到潘氏结和诱导肠道 GVHD 的必要元素。单个趋化因子或整合素不太可能在 GVHD 中发挥主导作用,因为它们的功能是冗余的。此外,供体 T 细胞的转运依赖于其他因素,例如,预处理方案以及细胞因子释放。

GVHD 的效应器和放大器

导致 GVHD 靶器官损伤的效应阶段是一个复杂的级联反应, 其中涉及细胞溶解性细胞效应器(例如,CD8+CTL、CD4+ T 细胞、NK 细胞)和炎性分子(例如,TNFα、IFN-γ 和活性氧物质)。

细胞效应器:细胞效应器通常需要细胞之间互相接触,然后通过穿孔素-颗粒酶、Fas-FasL(CD95-CD95L)或 TNFR-TNF 相关的凋亡诱导配体(TRAIL)通道(Kagi 等,1994)的激活来实现杀死靶组织细胞的目的。CD8+CTL 是 GVHD 的主要效应细胞。穿孔素和颗粒酶是由 CTL 细胞毒性颗粒储存, 并且在识别靶细胞时分泌的一种糖蛋白,可通过在靶细胞膜形成管状通道而诱导靶细胞裂解。通过与 CD8+T 细胞上的 FasL 结合,诱导靶细胞表面上的 Fas 聚集,导致死亡诱导信号复合物的形成和靶细胞凋亡的诱发。其他 CTL 杀伤机制涉及激活 TNF/TNFR、TRAIL、人肿瘤坏死因子样细胞凋亡弱诱导因子(TWEAK)和淋巴毒素 β(LTβ)/LIGHT 通道后诱发的 TNF 死亡配体诱导受

体凋亡。CD4+效应 T 细胞主要通过 Fas-FasL 起作用,其次通过颗粒酶通道起作用。

　　炎症效应细胞:炎症通路无须细胞接触即可杀死靶细胞。细胞损伤由炎症介质扩增,这些介质包括 T 细胞产生的 IFN-γ、T 细胞和单核细胞/巨噬细胞产生的 TNF-α 和 IL-1 以及单核细胞/巨噬细胞产生的一氧化氮(NO)。IL-6 也被视为在 GVHD 期间诱发促炎反应并抑制 Treg 重建的关键细胞因子。虽然已经证实 IL-6 在 GVHD 中发挥重要作用,但是这种作用与 T 效应细胞扩增或供体 Treg 应答无关。GVHD 的降低可能是 IL-6 诱导的炎症和靶组织的细胞病变损伤直接减少的结果(Paczesny 等,2010)。目前,基于临床前观察结果,研究者正在预防 GVHD 的临床试验中对同种异体 HCT 后 IL-6 的早期阻断作用进行检验。

　　人们对 GVHD 相关效应分子作用的了解越来越深入。然而,GVHD 负调节的效应通道仍未阐明。

GVHD 生物学模型的局限性

　　在分步式模型中总结急性 GVHD 生物学特征仍然是目前有助于研究急性 GVHD 生物学的主导模型(图 9.1)。虽然这些模型能够有效地归纳 GVHD 的复杂生物学特点,但在一定程度上受到简化方法的限制。实际上,从二维数据点集合得到的观察结果给人们造成一种印象,即 GVHD 是在离散阶段发生的线性逐步级联反应。因此,尽管有助于讨论,但是这些模型并未考虑到三维方面以及环境、空间和时间的关键作用。显然,GVHD 的生物学机制极其复杂,并且涉及在反馈或前馈方式中发挥独特、重叠或拮抗作用的多个细胞和通道,并且它们发挥何种作用要视具体情况而定。例如,如果将最近关于各种细胞亚群和细胞因子及其相互作用的实验数据融合在一起,可能呈现出一种过于复杂的相互作用网络,导致难以划分不同的阶段。因此,必须寻求另外的解释才能对这些模型进行补充。其中一种方法是运用基于系统的多尺度模型来探索 GVHD 的生物学作用机制。我们没有将 GVHD 的复杂生物学机制划分为不同的部分和阶段,而是采用综合系统生物学方法将计算和数学建模与实验直接结合起来,这种将空间和时间尺度联系起来的做法可能更有启发性。这种模型是交互式和动态的,并且单个细胞的特性将适当地取决于其与其他细胞的关系以及网络内其他分子的活动。将 GVHD 截至目前的各项生物学数据纳入从单细胞到靶器官系统的多尺度模型中已经成为可能。我们预计这种模型是基于代理的模型(单细胞)与常微分方程(ODE)的组合。我们的研究小组目前正在开发这样的模型。我们认为,有必要通过开发这种综合性模型来探讨 GVHD 真正的发病机制。

致谢

Sung Choi 是 St. Baldrick 基金会奖学金获得者，并获得美国国立卫生研究院资助项目 AI091623-01 的支持。

Pavan Reddy 获得白血病淋巴瘤协会颁发的临床学者奖和美国移植学会颁发的基础科学奖。他还获得了美国国立卫生研究院资助项目 AI-075284、HL-090775 和 CA-143379 的支持。

（方振宇 译）

参考文献

Anderson, B.E., et al., Memory CD4+ T cells do not induce graft-versus-host disease. *J Clin Invest*, 2003. **112**(1): pp. 101–8.

Antin, J.H. and J.L. Ferrara, Cytokine dysregulation and acute graft-versus-host disease. *Blood*, 1992. **80**(12): pp. 2964–8.

Billingham, R.E., The biology of graft-versus-host reactions. *Harvey Lect*, 1966. **62**: pp. 21–78.

Blazar, B.R., et al., In vivo blockade of CD28/CTLA4: B7/BB1 interaction with CTLA4-Ig reduces lethal murine graft-versus-host disease across the major histocompatibility complex barrier in mice. *Blood*, 1994. **83**(12): pp. 3815–25.

Choi, S.W., et al., Vorinostat plus tacrolimus and mycophenolate to prevent graft-versus-host disease after related-donor reduced-intensity conditioning allogeneic haemopoietic stem-cell transplantation: a phase 1/2 trial. *Lancet Oncol*, 2014. **15**(1): pp. 87–95.

Edinger, M., et al., CD4+CD25+ regulatory T cells preserve graft-versus-tumor activity while inhibiting graft-versus-host disease after bone marrow transplantation. *Nat Med*, 2003. **9**(9): pp. 1144–50.

Eriguchi, Y., et al., Graft-versus-host disease disrupts intestinal microbial ecology by inhibiting Paneth cell production of alpha-defensins. *Blood*, 2012. **120**(1): pp. 223–31.

Flomenberg, N., et al., Impact of HLA class I and class II high-resolution matching on outcomes of unrelated donor bone marrow transplantation: HLA-C mismatching is associated with a strong adverse effect on transplantation outcome. *Blood*, 2004. **104**(7): pp. 1923–30.

Fontaine, P., et al., Adoptive transfer of minor histocompatibility antigen-specific T lymphocytes eradicates leukemia cells without causing graft-versus-host disease. *Nat Med*, 2001. **7**(7): pp. 789–94.

Gooley, T.A., et al., Reduced mortality after allogeneic hematopoietic-cell transplantation. *N Engl J Med*, 2010. **363**(22): pp. 2091–101.

Goulmy, E., et al., Mismatches of minor histocompatibility antigens between HLA-identical donors and recipients and the development of graft-versus-host disease after bone marrow transplantation. *N Engl J Med*, 1996. **334**(5): pp. 281–5.

Hanash, A.M., et al., Interleukin-22 protects intestinal stem cells from immune-mediated tissue damage and regulates sensitivity to graft versus host disease. *Immunity*, 2012. **37**(2): pp. 339–50.

Hill, G.R., et al., Total body irradiation and acute graft-versus-host disease: the role of gastrointestinal damage and inflammatory cytokines. *Blood*, 1997. **90**(8): pp. 3204–13.

Jankovic, D., et al., The Nlrp3 inflammasome regulates acute graft-versus-host disease. *J Exp Med*, 2013. **210**(10): pp. 1899–910.

Kagi, D., et al., Fas and perforin pathways as major mechanisms of T cell-mediated cytotoxicity. *Science*, 1994. **265**(5171): pp. 528–30.

Korngold, R. and J. Sprent, Purified T cell subsets and lethal graft-versus-host disease in mice, in *Progress in Bone Marrow Transplant*, R.P. Gale and R. Champlin, Editors. 1987, Alan R. Liss, Inc.: New York. pp. 213–8.

Lin, M.T., et al., Relation of an interleukin-10 promoter polymorphism to graft-versus-host disease and survival after hematopoietic-cell transplantation. *N Engl J Med*, 2003. **349**(23): pp. 2201–10.

Paczesny, S., et al., New perspectives on the biology of acute *GVHD*. *Bone Marrow Transplant*, 2010. **45**(1): pp. 1–11.

Penack, O., et al., *NOD2* regulates hematopoietic cell function during graft-versus-host disease. *J Exp Med*, 2009. **206**(10): pp. 2101–10.

Przepiorka D., Weisdorf D., Martin P., Klingemann H.G., Beatty P., Hows J., Thomas E.D. 1994 Consensus Conference on Acute GVHD Grading. *Bone Marrow Transplant*, 1995. **15**(6): pp. 825–8.

Reddy, P., et al., A crucial role for antigen-presenting cells and alloantigen expression in graft-versus-leukemia responses. *Nat Med*, 2005. **11**(11): pp. 1244–9.

Ruggeri, L., et al., Effectiveness of donor natural killer cell alloreactivity in mismatched hematopoietic transplants. *Science*, 2002. **295**(5562): pp. 2097–100.

Schwab, L., et al., Neutrophil granulocytes recruited upon translocation of intestinal bacteria enhance graft-versus-host disease via tissue damage. *Nat Med*, 2014. **20**(6): pp. 648–54.

Shlomchik, W.D., et al., Prevention of graft versus host disease by inactivation of host antigen-presenting cells. *Science*, 1999. **285**(5426): pp. 412–5.

Takashima, S., et al., The Wnt agonist R-spondin1 regulates systemic graft-versus-host disease by protecting intestinal stem cells. *J Exp Med*, 2011. **208**(2): pp. 285–94.

Taylor, P.A., C.J. Lees, and B.R. Blazar, The infusion of ex vivo activated and expanded CD4(+) CD25(+) immune regulatory cells inhibits graft-versus-host disease lethality. *Blood*, 2002. **99**(10): pp. 3493–9.

Toubai, T., et al., Siglec-G-CD24 axis controls the severity of graft-versus-host disease in mice. *Blood*, 2014. **123**(22): pp. 3512–23.

Weiden, P.L., et al., Antileukemic effect of graft-versus-host disease in human recipients of allogeneic-marrow grafts. *N Engl J Med*, 1979. **300**(19): pp. 1068–73.

Weinberg, K., et al., Factors affecting thymic function after allogeneic hematopoietic stem cell transplantation. *Blood*, 2001. **97**(5): pp. 1458–66.

第10章

器官移植的治疗方法

Philip F. Halloran, Chatchai Kreepala, Gunilla Einecke, Alexandre Loupy,
Joana Sellarés

本章概述

- 免疫抑制药物是移植存活的关键要素;它们通过抑制 T 细胞和 B 细胞应答中的关键步骤或通过耗竭淋巴细胞起作用。
- 常用的免疫抑制药物包括小分子药物和蛋白质生物制剂。
- 免疫抑制药物对抑制 T 细胞介导的急性细胞排斥方面表现出良好的效果,但对其他排斥反应作用较弱。
- 抗体介导的排斥反应是晚期移植物丢失的主要原因,而且预防供体特异性 HLA 抗体产生和抗体介导的排斥反应变得越来越重要。
- 开发耐受相容免疫抑制方案仍然是移植的重要目标。

引 言

排斥反应一直是器官移植的关键问题,因此,抑制排斥反应的免疫抑制药物(ISD)仍然是移植领域的核心。然而,排斥反应的形式和特征表现差异很大,可以大致分为 T 细胞介导的排斥反应(TCMR)和抗体介导的排斥反应(ABMR)。排斥反应也处于高度动态变化中,移植物排斥的风险随着时间而变化。TCMR 是前 6 个月的主要风险,但在数年后发病率急剧下降,即使在非依从性患者中也是如此。尽管在移植时不存在供体特异性抗体(DSA),但移植患者的 ABMR 风险随着时间的推移而增大,并且对移植物晚期丢失产生深远的影响(Halloran,2004)。因此,临床上需要通过不同的方法从机制上解决不同的排斥反应(图 10.1 和图 10.2)。

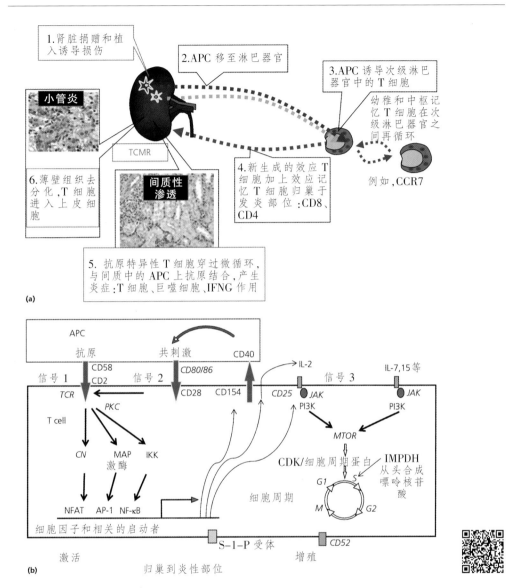

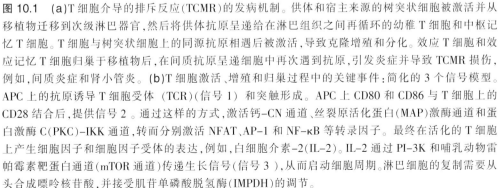

图 10.1 　(a)T 细胞介导的排斥反应(TCMR)的发病机制。供体和宿主来源的树突状细胞被激活并从移植物迁移到次级淋巴器官,然后将供体抗原呈递给在淋巴组织之间再循环的幼稚 T 细胞和中枢记忆 T 细胞。T 细胞与树突状细胞上的同源抗原相遇后被激活,导致克隆增殖和分化。效应 T 细胞和效应记忆 T 细胞归巢于移植物后,在间质抗原呈递细胞中再次遇到抗原,引发炎症并导致 TCMR 损伤,例如,间质炎症和肾小管炎。(b)T 细胞激活、增殖和归巢过程中的关键事件:简化的 3 个信号模型。APC 上的抗原诱导 T 细胞受体 (TCR)(信号 1) 和突触形成。APC 上 CD80 和 CD86 与 T 细胞上的 CD28 结合后,提供信号 2 。通过这样的方式,激活钙–CN 通道、丝裂原活化蛋白(MAP)激酶通道和蛋白激酶 C(PKC)–IKK 通道,转而分别激活 NFAT、AP-1 和 NF-κB 等转录因子。最终在活化的 T 细胞上产生细胞因子和细胞因子受体的表达,例如,白细胞介素–2(IL-2)。IL-2 通过 PI-3K 和哺乳动物雷帕霉素靶蛋白通道(mTOR 通道)传递生长信号(信号 3),从而启动细胞周期。淋巴细胞的复制需要从头合成嘌呤核苷酸,并接受肌苷单磷酸脱氢酶(IMPDH)的调节。

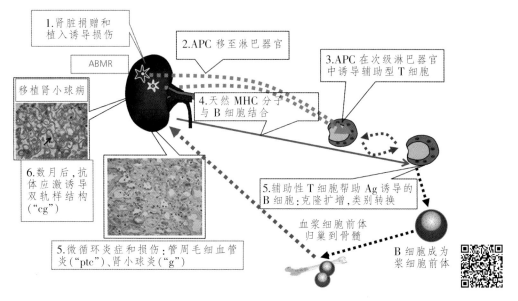

图10.2 抗体介导的排斥反应（ABMR）的发病机制。供体和宿主来源的树突状细胞激活后，从移植物迁移到次级淋巴器官，并将供体抗原呈递给幼稚 T 细胞和中枢记忆 T 细胞。这些 T 细胞在淋巴组织之间再循环。幼稚 B 细胞通过次级淋巴器官中抗原诱导的辅助性 T 细胞激活。然后，这些淋巴细胞经历了克隆增殖、抗体类别转换和亲和力成熟的过程，最终变成浆细胞前体，并迁移至骨髓。接下来，它们分化成记忆 B 细胞或产生同种抗体 HLA 供体特异性的浆细胞。供体特异性 HLA 同种抗体以移植物内皮为靶标，产生抗体介导排斥反应的典型病变，例如，肾小球炎、管周毛细血管炎和移植肾小球病。

　　理论上，我们可以通过诱导抗原特异性耐受来预防排斥反应，但是在实践中，这种机制的确切作用仍然难以捉摸。因此，必须使用非特异性抑制免疫应答的 ISD 才能控制排斥反应。幸运的是，宿主免疫应答对持续存在的同种异体抗原产生的天然抗原特异适应性有助于提高移植物的存活率，这可能是在所有成功移植中发生的部分适应性耐受形式，但需要 ISD 才能将其维持在稳定状态。尽管有人声称每种 ISD 在某些时间或某些条件下均可诱导耐受性，但是，除了供体干细胞移植和诱导嵌合体以外，ISD 或治疗方案诱导产生的移植耐受性并不足以全面地阻止 TCMR 和 ABMR 的发生。因此，必须通过持续使用 ISD 来维持这种移植接受状态。然而，这种做法也引发了大量的并发症，主要是由于药物长期使用的毒性对患者和移植物的存活产生不利影响。本章概述了 ISD 如何防止排斥反应的发生、产生不良影响的原因以及消除或减少这些不利影响的新兴方法。本章将重点介绍获批用于肾移植的 ISD，但此处涉及的多个问题同样也适用于其他器官移植。

ISD 概述

免疫抑制药物包括小分子药物(表 10.1 和表 10.2)和蛋白质/生物药物(表 10.3 和表 10.4)。这些药物通常联合使用,以增强疗效并降低毒性。大多数小分子 ISD 均来源于微生物产物,药物靶标通常是进化中高度保守的蛋白质。在临床耐受剂量下,小分子药物不会使靶标发生饱和。例如,环孢菌素通过抑制钙调磷酸酶(CN)发挥疗效,但是仅在临床剂量下能产生部分抑制作用(Budde 等,2011)。药物的作用与药物的浓度成正比,因此,剂量和监测是治疗的关键点。部分饱和度也解释了尽管使用了 ISD 仍然会发生排斥反应的原因,以及需要联合给药来控制排斥反应的原因。

蛋白质生物制剂可以是耗竭性或非耗竭性,包括多克隆抗体、单克隆抗体、融合蛋白和静脉注射免疫球蛋白(IVIG)。单克隆抗体可以是鼠源性单克隆抗体、嵌合性单克隆抗体、人源化单克隆抗体和全人源单克隆抗体。耗竭试剂是指破坏大量 T 细胞、B 细胞或两者的抗体。它们通常用于诱导治疗。严重淋巴细胞耗竭需要数年时间才能恢复,而在老年人中可能永远不能恢复正常。非耗竭生物制剂为单克隆抗体或融合蛋白,可以在不影响淋巴细胞数量的情况下降低 T 细胞应答。它们通常靶向 T 细胞活化所需的细胞表面分子,例如,参与细胞增殖的高亲和力白细胞介素-2(IL-2)受体 CD25。这些药物的非免疫毒性相对较低,因为它们仅针对免疫细胞中表达的蛋白。

所有 ISD 都具有以下特征。

1.治疗效果:通过耗竭淋巴细胞,转移淋巴细胞运输或阻断淋巴细胞激活途径,成功抑制排斥反应(图 10.3)。

表 10.1　器官移植中常用的小分子免疫抑制药物的分类

- 免疫亲和蛋白结合药物
  - 结合亲环蛋白的 CN 抑制剂:环孢素
  - 结合 FKBP 的 CN 抑制剂:他克莫司
  - 结合 FKBP 的 mTOR 抑制剂:西罗莫司(雷帕霉素)、依维莫司
- 嘌呤合成抑制剂:IMPDH 抑制剂
  - MPA:霉酚酸酯,MPA 肠溶包衣片
- 抗代谢药物
  - 硫唑嘌呤

CN,钙调神经磷酸酶;FKBP,mTOR,雷帕霉素的机制靶点;IMPDH,肌苷单磷酸脱氢酶;MPA,霉酚酸。

表 10.2　小分子 ISD 的特征

药物	性状	机制	非免疫毒性和评论	监测
环孢素;voclosporine（又名 ISA247）	来自 Tolypocladium inflatum 的 11-氨基酸环肽	前体药物;与亲环素结合产生环孢菌素-亲环素复合物;复合物抑制 CN 磷酸酶,阻止对 T 细胞活化至关重要的蛋白转录因子的激活,从而阻止 T 细胞活化	高血压,高脂血症;移植后糖尿病,肾毒性;溶血性尿毒综合征;神经毒性,皮肤改变,多毛症牙龈增生,皮肤改变,多毛症	需要在给药后 2 小时监测或检测谷水平
他克莫司(FK506)	来自链霉菌属的大环内酯类抗生素	前体药物;与 FKBP 结合产生药物:FKBP 复合物;复合物抑制 CN 磷酸酶,阻止对 T 细胞活化至关重要的蛋白转录因子的激活,从而阻止 T 细胞活化	效果与环孢菌素相似,但高血压,高脂血症,皮肤改变,多毛症,牙眼增生,移植后糖尿病,神经毒性这些不良反应的发生率相对较低	需要监测谷水平

（待续）

表 10.2(续)

药物	性状	机制	非免疫毒性和评论	监测
雷帕霉素;依维莫司	来自复活节岛(Rapa Nui)吸水链霉菌的三烯大环内酯类抗生素	前体药物;与 FKBP 结合产生药物:FKBP 复合物;复合物抑制 mTOR 并阻断核糖体转化生长因子驱动的细胞周期启动,从而抑制克隆扩增	高脂血症。伤口愈合延迟;移植物功能延迟恢复;增加 CN 抑制剂的毒性:血小板减少症,口腔溃疡,肺炎,间质性肺病	是,当用作主要 ISD 时。需要进行血脂监测
霉酚酸(霉酚酸酯和肠溶霉酚酸酯)	来自青霉属霉的霉酚酸	抑制 IMPDH,是平衡 GMP 和 AMP 的必要条件;二者之间不平衡可以防止嘌呤的从头合成,选择性地阻止 T 细胞和 B 细胞的增殖	胃肠道症状(主要是腹泻),中性粒细胞减少,轻度贫血;环孢菌素吸收减少	血液监测不是必需的,但可以提高疗效

(待续)

表 10.2(续)

药物	性状	机制	非免疫毒性和评论	监测
硫唑嘌呤	释放 6-巯基嘌呤的前体药物	由于 6-巯基嘌呤与嘌呤核苷酸结合，干扰 DNA 合成；硫鸟嘌呤衍生物可抑制嘌呤的从头合成	白细胞减少症，骨髓抑制，大红细胞症，肝毒性（不常见）；血细胞计数（需要监测）；胰腺炎	不需要监测；嘌呤类似物——别嘌呤醇可显著增加毒性，需要减少硫嘌呤剂量
Sotrastaurin（又名 AEB071）	人工合成的小分子药物	抑制蛋白激酶-C，在信号 1 中起作用，阻断早期 T 细胞活化	胃肠道，特别是便秘最为常见；轻度心动过速	正在评估各方案在器官移植中的使用情况
托法替尼（以前称 tasocitinib；又名 CP-690,550）	人工合成的小分子药物	抑制 JAK3(和其他 JAK)，从而损害多个细胞因子的信号传导	贫血；中性粒细胞减少，升高胆固醇水平；高剂量时增加 PTLD 风险	在器官移植中的发展尚不清楚；目前处于应用于类风湿关节炎的试验中

（待续）

表 10.2(续)

药物	性状	机制	非免疫毒性和评论	监测
芬戈莫德(又名 FTY720)	来自子囊菌类真菌的鞘氨醇样衍生物	淋巴细胞上鞘氨醇-1-磷酸受体的拮抗剂(超强激动剂),能够有效地阻断这些受体,增强淋巴组织的归巢并能阻止流出,将淋巴细胞捕获到肠相关淋巴组织中,从而减少淋巴细胞	首次剂量后出现可逆性心动过缓,与全身麻醉药和 β-受体阻滞剂可加重反应;恶心、呕吐、腹泻,肝酶水平升高	移植试验已停止;目前正在研究其在治疗多发性硬化症中的用途
泼尼松	前体药物经肝脏代谢为泼尼松龙。合成的类固醇皮质激素	药物在不同剂量水平下具有不同作用机制:通过类固醇受体发挥作用,通过 DNA 中的 CRE 影响多个基因的转录:在较高剂量下产生的作用没有受体依赖性	白内障、高血压、高血糖、骨质疏松症、类库欣综合征、生长受损	监测副作用(高血压、血脂、血糖、骨代谢)

表 10.3　器官移植试验中正在使用或近期使用的基于蛋白质的 ISD

- 耗竭
  - 多克隆抗胸腺细胞球蛋白
  - 抗 CD52(阿仑单抗,Campath-1H)
- 非耗竭/部分耗竭
  - 抗 CD25(巴利昔单抗)
  - CTLA4Ig(贝拉西普)
  - 抗 CD2(阿法西普)
  - 抗 LFA3(依法利珠单抗)(撤药)
  - 抗 CD40
- 有关管理/预防 ABMR 的信息,请参阅下文

2.对免疫系统的脱靶效应:免疫抑制可导致感染以及癌症发作,例如,非黑色素瘤皮肤癌和移植后淋巴组织增生性疾病(PTLD)。这些效应与免疫抑制的持续时间和强度有关,并且在某些情况下与使用特定的 ISD 有关。

3.非免疫毒性作用:这些作用在小分子药物中更常见,并且与药物的作用机制有关,因为药物对非免疫组织中具有生理作用的靶分子产生了效应。例如,CN 抑制剂的肾毒性可能反映了 CN 在动脉和小动脉的肾阻力方面发挥了作用。

小分子药物

霉酚酸

有趣的是,100 多年前,霉酚酸(MPA)最初分离自青霉菌的培养物。它是一种结晶物质,可以抑制杆菌的生长。20 世纪 60 年代,霉酚酸被发现具有免疫抑制作用,但是,直至 20 世纪 90 年代,其作为小分子 ISD 的潜力才被人们所认知。霉酚酸有两种制剂:霉酚酸酯(MMF,MPA 的合成乙酯)和 MPA 肠溶包衣片。

作用机制

MPA 通过抑制肌苷单磷酸脱氢酶(IMPDH)发挥作用,后者对淋巴细胞的嘌呤从头合成具有至关重要的意义(图 10.4)。嘌呤可以经从头合成途径或者补救途径实现再循环。淋巴细胞需经从头合成途径,而其他细胞类型(如神经元)需使用补救途径。MPA 通过抑制 IMPDH 导致鸟苷单磷酸(GMP)耗竭,从而产生相对过量的腺苷单磷酸(AMP)。嘌呤核苷酸水平之间不平衡可抑制嘌呤从头合成途径,从而阻止 S 期淋巴细

表10.4　蛋白质 ISD 的详细信息

药物	性状	机制	非免疫毒性和评论	监测
抗胸腺细胞球蛋白（ATG）（兔/马）	免疫球蛋白,马免疫球蛋白	T 细胞上表达的抗原的细胞毒性抗体通过抑制增殖反应来介导 T 细胞的效应	严重的细胞因子释放综合征,肺水肿,急性肾衰竭,血糖紊乱,CNS 系统的改变。长期使用这种药物与移植后淋巴细胞增生性疾病的风险增加有关	监测细胞因子释放产生的症状
鼠源性单克隆抗体-CD3（OKT3）（不再供应）	抗 CD3 结构的小鼠单克隆抗体,可传导 T 细胞受体的信号	鼠源单克隆抗体-CD3 与 T 细胞的结合可引起早期活化,随后阻断 T 细胞的功能	细胞因子释放综合征包括胃肠道症状,头痛,急性肾衰竭或毛细血管渗漏引起的肺水肿,以及罕见且严重的中枢神经系统表现,例如,脑水肿或间质性眼盲。需要预先用药	监测细胞因子释放的症状；现在很少用于临床移植
巴利昔单抗（达利珠单抗不再供应）	抗 IL-2 受体的 CD25 成分的嵌合单克隆抗体	选择性阻断 IL-2 受体可以抑制 T 淋巴细胞活化,从而防止 IL-2 诱导的 T 细胞活化	血糖紊乱,超敏反应罕见	无须监测

（待续）

表 10.4(续)

药物	性状	机制	非免疫毒性和评论	监测
阿仑单抗	抗 CD52 人源化单克隆抗体	与 CD52 结合,CD52 是存在于所有 B 和 T 淋巴细胞,巨噬细胞,大多数单核细胞以及和 NK 细胞上的抗原。潜在的作用包括受体细胞的内化,封闭或溶解	轻度细胞因子释放综合征,中性粒细胞减少症,贫血,特异性全血细胞减少症,自身免疫性血小板减少症,甲状腺疾病	免疫缺陷并发症(感染和癌症)
贝拉西普	结合 CTLA-4 与 IgG 的 Fc 片段的融合蛋白	与抗原呈递细胞上的 CD80 和 CD85 表面分子结合,阻止它们诱导 T 细胞上的 CD28 受体,从而阻断共刺激	移植物和 CNS PTLD 的风险增加;禁用于 EBV 阴性的受体。早期 TCMR,晚期进行性多灶性白质脑病(PML)和流行区结核分枝杆菌感染的风险增加	每 4~8 周静脉注射一次;无须监测

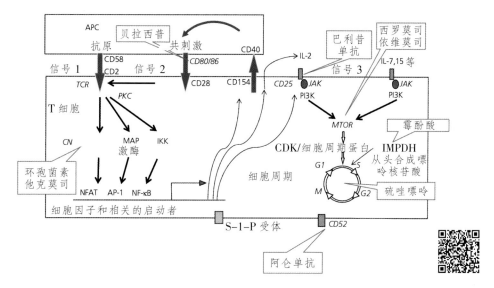

图 10.3 ISD 与关键 T 细胞事件相关的作用位点。

胞复制。在淋巴细胞中,抑制细胞周期是 MPA 产生免疫抑制作用的主要机制。MPA 能够减少 B 细胞和 T 细胞的克隆扩增,减少效应 T 细胞的产生,并抑制初级抗体反应。

疗效

霉酚酸酯是硫唑嘌呤的首选替代品。一些临床试验已经证实霉酚酸酯与环孢菌素

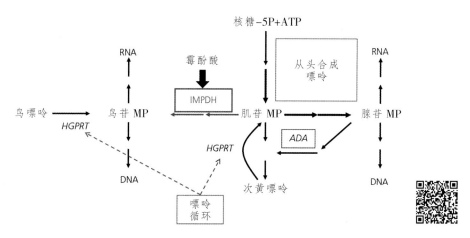

图 10.4 嘌呤从头合成:IMPDH 维持乌嘌呤核苷-腺嘌呤核苷平衡,也是霉酚酸的靶标。淋巴细胞增殖需要从头合成嘌呤,IMPDH 是该过程的关键酶。肌苷单磷酸是腺苷单磷酸和鸟苷单磷酸的前体,IMPDH 是这些蛋白保持平衡的必要元素。霉酚酸对 IMPDH 的抑制作用导致鸟嘌呤的耗竭,引起嘌呤核苷酸水平失衡,从而抑制嘌呤从头合成。

和类固醇皮质激素在预防肾同种异体移植物排斥方面的有效性与硫唑嘌呤相比没有显著差异。霉酚酸酯和 MPA 现在广泛用于基于他克莫司的方案中。

不良反应和药物相互作用

主要毒性作用是白细胞减少症、贫血和胃肠道症状,特别是腹泻。通过减少剂量、改用另一种制剂或停止用药可以缓解严重的胃肠道不良反应。霉酚酸酯没有直接的肾毒性,并且不会带来心血管风险,但可能增加巨细胞病毒感染发生率。它对耶氏肺孢子虫肺炎有一定的保护作用。如果患者同时服用抗酸剂、考来烯胺或硫酸亚铁,可能会干扰霉酚酸酯的吸收。霉酚酸酯的致畸作用逐渐受到人们的重视,因此,在妊娠期间应避免使用。

硫唑嘌呤

Elion 和 Hitchings(1988 年诺贝尔医学奖得主)研发的硫唑嘌呤是第一种在器官移植中广泛使用的 ISD。

作用机制

硫唑嘌呤通过释放 6-巯基嘌呤(6-MP)起作用,是替代嘌呤掺入 DNA 中的嘌呤类似物。它通过干扰细胞分裂,发挥抗增殖剂的作用。次黄嘌呤——鸟嘌呤磷酸核糖基转移酶的细胞内代谢将 6-MP 转化为硫代肌苷酸和硫代葡萄糖酸。硫代葡萄糖酸掺入到 DNA 的发育链中,干扰 DNA 合成。这与 MPA 不同,MPA 不是核苷酸,不能与 DNA 结合。硫代肌苷酸阻止肌苷酸在细胞内合成鸟苷酸和腺苷酸,并干扰嘌呤合成。因此,抑制了活化的 B 细胞和 T 细胞以及其他细胞类型(例如,红细胞前体)的增殖。硫唑嘌呤还通过阻断骨髓中早幼粒细胞的细胞周期来减少循环单核细胞的数量。对红细胞前体的影响会干扰细胞分裂并引起大红细胞增多症。

不良反应和药物相互作用

硫唑嘌呤主要的副作用是剂量依赖性骨髓抑制:贫血、白细胞减少和血小板减少,偶见胰腺和肝脏毒性。这些是药物减量或短暂停药后产生的反应。

硫唑嘌呤可引起胃肠道问题,如厌食或恶心。其他不良反应包括脱发。与硫唑嘌呤相互作用最明显的药物是别嘌呤醇,其通过抑制黄嘌呤氧化酶来减缓 6-MP 的消除作用。当与别嘌呤醇一起使用时,硫唑嘌呤的剂量应减少 66%~75%,并且考虑到骨髓完全抑制和衰竭的风险,应尽可能避免二者联合用药。

CN 抑制剂

以下两类 ISD 可以抑制磷酸酶 CN：环孢菌素，它是一种具有 11 个氨基酸残基的环状真菌肽；他克莫司，它是一种大环内酯类抗生素。Voclosporin（ISA247）是目前正在研究的半合成环孢菌素类化合物（Ⅲ 期试验），其机制可能与环孢菌素相同。

作用机制

环孢菌素和他克莫司都是"前体药物"，可以与细胞内的免疫亲和素结合，形成真正的活性药物复合物。因此，环孢菌素与亲环蛋白结合，他克莫司与 FKBP 结合，形成的药物-受体复合物可以抑制 CN。

CN 的激活需要经历与 T 细胞受体（TCR）结合、激活酪氨酸激酶和磷脂酶 C-γ1（PLC-γ1）、释放内质网中存储的钙离子以及开放膜钙释放激活钙通道（CRAC）的过程。钙离子经 CRAC 流入或流出是 CN 激活的关键步骤（图 10.5）。活化的 CN 可以使 NF / AT 家族转录因子的无活性细胞质形式去磷酸化，从而激活多个与 T 细胞活化相关的基因（例如，IL-2、肿瘤坏死因子 α、干扰素-γ 和 CD40L）转录。因此，环孢菌素或他克莫司阻止 TCR 参与递送信号 1，从而阻止或减少 T 细胞活化蛋白（例如，细胞因子和 CD40L）的表达，从而阻止细胞增殖和效应器功能表达。

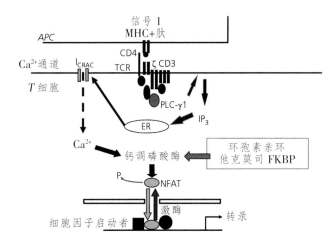

图 10.5　钙调神经磷酸酶抑制剂可阻止活化 T 细胞核因子（NFAT）的激活。与 T 细胞受体（TCR）结合后，酪氨酸激酶和磷脂酶 C-γ1（PLC-γ1）活化，释放内质网中存储的钙离子，并且开放膜钙释放激活钙通道（CRAC）。钙离子流通过 CRAC 增加细胞质的钙浓度是激活 CN 的必要条件。活化的 CN 使转录因子 NFAT 的无活性胞质形式去磷酸化，导致其易位至细胞核，激活多个与 T 细胞活化相关基因的转录。

疗效

环孢菌素与他克莫司的试验发现二者具有相似的疗效,取决于所用的剂量。在迄今为止规模最大的试验中,即初次肾移植的 Symphony 研究,相较于 3 种涉及环孢菌素或西罗莫司的 ISD 联合方案,使用他克莫司和霉酚酸酯的患者肾功能恢复更佳并且排斥反应控制良好。环孢菌素治疗患者出现难治性排斥反应时,可使用他克莫司作为挽救疗法。

不良反应和药物相互作用

环孢菌素和他克莫司具有相似的毒性特征,这些特征与药物浓度有关。两种药物均可引起不同程度的肾毒性、高脂血症、糖尿病、高钾血症、低镁血症和神经毒性(主要的神经毒性是震颤)。环孢菌素引发牙龈增生、多毛症、高血压和高脂血症的概率较高。他克莫司引发震颤和移植后糖尿病的概率较高。两者均可诱发溶血性尿毒症综合征,通常与药物水平升高有关。

CN 抑制剂的主要隐患是剂量依赖性肾毒性,主要是由于肾血管收缩引起。长期血管痉挛是造成肾小球入球小动脉玻璃样病变的原因。然而,玻璃样病变也可以在其他环境下发生(例如,高血压、糖尿病和预先存在的供体病变),即非 CN 抑制剂肾毒性引起的特异性病变。血管收缩的确切机制尚不清楚,但与免疫抑制能力相关,因此,可能受 CN 抑制介导。慢性肾毒性可诱发肾单位丢失,伴有肾间质纤维化和肾小管萎缩。环孢菌素和他克莫司的长时间使用与肾功能的轻度至中度永久性损伤有关,但在管理良好的肾移植中很少发展为终末期肾病。

许多药物可以升高环孢菌素和他克莫司的浓度,例如,地尔硫䓬、氟康唑、酮康唑、克拉霉素和红霉素。葡萄柚汁含有呋喃香豆素,可抑制细胞色素 P450 系统,从而增加环孢菌素和他克莫司的血药浓度。mTOR 抑制剂也会增加 CN 抑制剂的暴露(参见下文)。一些药物可以降低环孢菌素水平,例如,利福平、异烟肼、卡马西平、苯巴比妥和苯妥英。

选择使用哪种 CN 抑制剂

虽然目前他克莫司是实体器官移植主要使用的 CN 抑制剂,但环孢菌素仍然广泛用于许多长期治疗患者或对他克莫司不耐受的患者。多数移植方案的具体选择主要取决于个体患者的风险情况。高血压、高脂血症和排斥风险支持使用他克莫司,而糖尿病高风险(例如,年龄较大、肥胖和家族史)支持使用环孢菌素。

哺乳动物雷帕霉素靶蛋白(mTOR)的抑制剂

西罗莫司(或雷帕霉素)是从吸水链霉菌分离的大环内酯类免疫抑制药。依维莫司是西罗莫司的衍生物,具有相似的功效和副作用。

作用机制

西罗莫司和依维莫司均是前体药物,与 FKBP 结合后形成复合物,这些复合物可结合并抑制哺乳动物雷帕霉素靶蛋白(mTOR),但不会抑制 CN。mTOR 可调节 4E-BP1 和 p70 S6 激酶。这两种蛋白质均控制从 DNA 合成的 G1 期到 S 期所需的某些蛋白质的 mRNA 的翻译过程。因此,细胞因子和生长因子必须激活这些步骤,以引发 G1~S 期的进展(图 10.6)。药物-FKBP 复合物通过抑制 mTOR 阻断信号 3,阻止细胞因子和生长因子受体激活细胞周期。因此,mTOR 抑制剂导致细胞周期停滞在 G1~S 期。

疗效

最早接受评估的是 mTOR 抑制剂与环孢菌素的联合方案,但这种组合增加了肾毒性、溶血性尿毒综合征和高血压的发生率。mTOR 抑制剂联合他克莫司的治疗方案在一些移植中心已经取得了成功,但仍然有毒性方面的担忧。在同样使用 mTOR 抑制

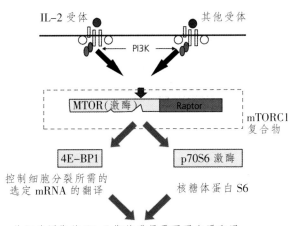

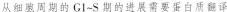

图 10.6　mTOR 激酶(作为 mTORC1 复合物的一部分)对核糖体、蛋白质翻译和细胞复制产生多种效应。哺乳动物雷帕霉素靶蛋白(mTOR)的活化需要 mTORC1 复合物的参与,这种复合物由 mTOR 激酶与调节蛋白(例如,Raptor)组成。mTORC1 复合物可调节信号通路,同时控制 mRNA 翻译所需的事件,包括 4E-BP1(因子 4E 结合蛋白-1)的磷酸化和核糖体蛋白 p70 S6 激酶的活化。这些事件是 DNA 合成从 G1 期进展到 S 期的必要条件。

剂的稳定患者中,停用 CN 抑制剂可减少肾功能不全和高血压的发生率,但 TCMR 发生率略有上升。

不良反应和药物相互作用

mTOR 抑制剂的主要非免疫毒性作用包括高脂血症、血小板减少症和伤口愈合受损。其他影响包括肾移植中急性肾小管坏死恢复延迟、睾酮浓度降低、肾小球损伤加重和蛋白尿、口腔溃疡、皮肤病变和肺炎。然而,mTOR 抑制剂可以减少巨细胞病毒引起的感染发生率。

西罗莫司和依维莫司具有抗肿瘤作用和动脉保护作用。这些药物减慢了既定实验肿瘤的生长速度,因此,它们在肿瘤学中可能有潜在的用途。mTOR 抑制剂有可能会降低某些癌症(包括皮肤癌)的风险,目前已经用于卡波西肉瘤的治疗。许多方案考虑将抗排斥药物转化为 mTOR 抑制剂,特别是在停用 CN 时。虽然这种治疗策略具有合理性,特别是对其他药物减量后无效的患者或者预防排斥仍然是优先考虑项的患者而言,但是,过于激进的转换往往与不良反应有关。不良反应的严重程度可能足以让患者停药。CN 逐渐减量和 mTOR 药物逐渐增量可能有助于产生良好的耐受性。

两项观察结果均表明,西罗莫司和依维莫司对动脉有潜在的保护功能:在植入冠状动脉支架时给予 mTOR 抑制剂可抑制术后再狭窄发生,mTOR 抑制剂联合 CN 抑制剂可降低心脏移植物中移植物冠状动脉狭窄的发生率。必须权衡西罗莫司和依维莫司的潜在动脉保护作用对高脂血症的影响。

西罗莫司与某些影响 CN 抑制剂的药物合用时,浓度会发生改变,例如,当与地尔硫䓬和酮康唑合用时浓度升高,与利福平和某些抗惊厥药合用时浓度降低。

托法替尼(Tasocitinib,Cp-690550)

作用机制

托法替尼可抑制 Janus 相关激酶(JAK)。JAK 磷酸化其下游转录调节蛋白中的酪氨酸,称为信号转导和转录激活因子(STAT),从而介导细胞膜受体和细胞核之间的配体特异性信号转导。JAK3 是一种与细胞因子受体 γ 链相关的酪氨酸激酶,参与多个细胞因子受体(白细胞介素-2、4、7、9、15 和 21)的信号传导。托法替尼通过抑制 JAK3 和其他 JAK 而阻断信号,即 T 细胞和 B 细胞的增殖信号。

疗效

目前,研究者正在评估托法替尼联合巴利昔单抗诱导、MPA 和类固醇作为 CN 抑制剂的替代治疗方案在器官移植中的应用。托法替尼治疗的患者急性排斥反应发生率相对较理想。托法替尼治疗方案由于减少了 CN 抑制剂的使用,降低了间质纤维化和肾小管萎缩的患病率,并改善了肾功能。

不良反应

截至目前的试验结果显示,相较于使用 CN 抑制剂治疗的患者,接受托法替尼治疗的患者在血脂检查方面没有显著差异,新发糖尿病和高血压的比例低。在托法替尼治疗组中,严重感染和骨髓抑制(贫血和中性粒细胞减少症)的发生率相对较高。目前正在进行进一步的分析,以确定平衡免疫抑制与免疫缺陷所需的托法替尼最佳剂量方案。

当前状态

托法替尼已获批用于治疗类风湿关节炎,目前尚未开发其在器官移植中的应用。

泼尼松

类固醇皮质激素(以下简称皮质类固醇,或类固醇)在肾移植继续作为诱导和维持免疫抑制和治疗排斥反应用药。常用的皮质类固醇是泼尼松(口服)和甲泼尼龙(静脉注射)。作为诱导治疗的一部分,在移植前静脉内注射高剂量皮质类固醇。然后,给予口服的皮质类固醇,隔天减量,逐渐减至每日 5mg 的维持剂量。TCMR 的一线治疗通常是高剂量静脉注射甲泼尼龙,例如,在 3~4 天内推注 250~500mg/d。

作用机制

皮质类固醇具有抗炎作用和免疫抑制作用。低剂量的皮质类固醇与细胞质中的皮质类固醇受体结合后发挥作用,这是皮质类固醇机制的一部分。这种复合物迁移到细胞核并与特定的 DNA 元件和相邻的蛋白质结合,从而引发基因转录的诱导或抑制。皮质类固醇还可调节转录因子,如激活蛋白-1 和 NFκB。高剂量的皮质类固醇具有受体非依赖性效应,例如,膜稳定化。皮质类固醇对单核细胞和巨噬细胞以及淋巴细胞发挥多种效应。它们还通过抑制边缘化效应来升高血液中的白细胞计数。在讨论类固醇的作用时,我们所面临的问题是皮质类固醇具有多种不同效应和广泛的剂量范围,导致难以确定其治疗作用。

不良反应

皮质类固醇常见的重要不良反应包括类库欣综合征、痤疮、体重增加和食欲过度、糖尿病、白内障、骨质疏松症、股骨头缺血性坏死以及感染易感性增加,特别在高剂量给药时。由于类固醇与多个基因的皮质类固醇反应元件(GRE)发生相互作用,因此,可能引发不可预测的影响,例如,增加乙型肝炎病毒转录。

蛋白质药物和生物制剂

耗竭抗体

多克隆抗胸腺细胞球蛋白

多克隆抗胸腺细胞球蛋白是用人的(胸腺)淋巴样细胞免疫马或兔血清,并吸收不需要的抗体(如抗血小板和抗红细胞的抗体)而得的免疫球蛋白(IgG)(表10.5)。作为一种诱导剂,多克隆抗胸腺细胞球蛋白通常需要3~10天产生较广泛且持久的淋巴细胞减少症,并且在数月后才能缓慢恢复。有多个不同剂量的给药方案可供选择,包括每日给药的固定剂量方案和根据细胞总计数调整剂量的方案。除了免疫缺陷并发症外,多克隆抗胸腺细胞球蛋白的毒性作用包括血小板减少症、细胞因子释放综合征(发热和寒战)以及罕见的血清病样反应或过敏反应。多克隆兔抗胸腺细胞球蛋白的效价更高,因此,其疗效优于多克隆马抗胸腺细胞球蛋白。

阿仑单抗

阿仑单抗(曾称为 Campath 1H)是一种抗 CD52 的人源化单克隆抗体,可大量耗竭淋巴细胞群。阿仑单抗已获批用于治疗难治性慢性 B 淋巴细胞白血病,但肾脏受体

表 10.5　抑制供体特异性抗体和预防/治疗抗体介导排斥反应的药物和策略

- 优化维持治疗药物,纠正不依从性
- 静脉注射免疫球蛋白(IVIG)
  - 低剂量
  - 高剂量
- 血浆置换
- 脾切除
- 免疫吸附
- 利妥昔单抗
- 硼替佐米
- 依库珠单抗(eculizumab)
- 新兴的 B 细胞定向疗法

的器官移植的诱导治疗属于该药的标签外用途,即尚未经临床认证。最近,阿仑单抗已被证明可以减少肾移植中的早期 TCMR,但对生存率没有影响(Einecke 等,2009)。生产阿仑单抗的制药公司正在研究将其用于治疗多发性硬化症,而在移植方面的作用尚不确定。

疗效

阿仑单抗是一种强大的淋巴细胞耗竭剂,当与 CN 抑制剂联合使用时,可以诱导长期淋巴细胞减少和降低 TCMR 发生率。由于在肾移植中的应用尚未获得监管部门的批准,因此,阿仑单抗的使用差异很大。运用阿仑单抗诱导联合 CN 抑制剂的治疗方案可以大大降低 TCMR 发生率。

阿仑单抗已经用于"致耐受"策略,但未获得成功。另一方面,mTOR 抑制剂联合阿仑单抗诱导耐受性的说法也未得到证实。

不良反应

阿仑单抗的不良反应包括首剂效应、中性粒细胞减少、贫血、罕见的全血细胞减少和自身免疫性疾病(如溶血性贫血、血小板减少和甲状腺功能亢进)。与其他方案相比,阿仑单抗方案引起免疫缺陷并发症(感染和癌症)的相对风险尚不清楚,因为尚未进行大规模的III期试验。

非耗竭抗体和融合蛋白

巴利昔单抗

巴利昔单抗是一种重组嵌合鼠/人 IgG 单克隆抗 CD25 抗体, 广泛用于移植诱导。达利西单抗是一种抗 CD25 人源化抗体,现已不再供应。

作用机制

巴利昔单抗选择性结合 CD25,而 CD25 是活化 T 淋巴细胞表面高亲和力 IL-2 受体的 α-亚基。因为 CD25 的表达局限于活化的 T 细胞,所以抗 CD25 抗体几乎不会引起 T 细胞的全面耗竭。

疗效

巴利昔单抗具有温和的疗效,与 CN 抑制剂联合使用时,排斥反应约减少 1/3。

不良反应

巴利昔单抗基本不含非免疫毒性。几乎没有证据表明其与感染、恶性肿瘤或PTLD 的风险增加有关,这可能反映了其效价有限。巴利昔单抗诱导的优点包括:中等有效性、毒性很低或免疫缺陷并发症罕见。

贝拉西普

贝拉西普是一种融合蛋白,是细胞毒性 T 淋巴细胞相关抗原 4(CTLA-4)(其与抗原呈递细胞上的 CD80 和 CD86 结合)的基因与 IgG 的铰链区和 Fc 片段结合的产物。贝拉西普于 2011 年 6 月获批准用于肾移植。通过静脉注射方式定期给药(在维持期按5mg/kg 给药,每 4 周一次)。

作用机制

与共刺激配体 CD80 和 CD86 的结合破坏了抗原呈递细胞与幼稚 T 细胞上 CD28受体的相互作用,并阻断了激活所需的共刺激信号传导。该机制可能有利于控制辅助型 T 细胞在抗体形成中所起的作用,并因此降低 ABMR 发生率,虽然这种推测尚未得到证实。然而,这种机制在控制记忆 T 细胞方面可能不及其他 ISD 有效。

疗效

Ⅱ期和Ⅲ期试验的结果证明了贝拉西普在平均免疫风险的肾移植受者中的有效性。贝拉西普联合 MMF、皮质类固醇和抗 CD25 抗体在控制 TCMR 方面效果可能不及环孢菌素,但是更有利于改善肾功能和降低心血管副作用、降低血脂,并且控制血压效果更佳。(早期发生的过度 TCMR 可能反映了记忆 T 细胞的存在)。贝拉西普的面世为长期使用非耗竭蛋白 ISD 的概念奠定了基础,它可以减少对 CN 抑制剂的依赖性,从而减少药物相关毒性。贝拉西普等肠胃外药物也可能会减少患者的不依从性,但这种推测尚未得到证实。

不良反应

贝拉西普禁用于 EBV 阴性患者,因为这些患者的 PTLD 风险增加,最常见的发病部位为中枢神经系统。已经有贝拉西普治疗患者出现进行性多灶性白质脑病(PML)的报道。

免疫抑制方案

目前常见的 ISD 维持方案是以 CN 抑制剂作为一线用药,以霉酚酸酯作为二线用药,联合低剂量类固醇或不联合类固醇。蛋白质诱导疗法的差异很大:其中耗竭抗体、巴利昔单抗或无蛋白药物诱导较为常见。以贝拉西普作为一线用药,联合霉酚酸酯以及低剂量类固醇的最新方案在治疗中应用可能会越来越广泛。在贝拉西普的首次试验中,使用了抗 CD25 诱导。随着常用药物的不断上市,我们将会在类固醇药物停药期间尝试探索其他选择。

然而,尽管有数百种潜在的组合,而且也出现了许多新的方案,但大部分只是降低了对类固醇和 CN 抑制剂的依赖性。如何通过循证方法解决这些方案的两难选择,仍然是研究者所面临的一项挑战。

"最小化策略":利与弊

新的蛋白 ISD 对诱导治疗具有持久性作用,增加了 CN 抑制剂以及类固醇最小化方案的热度。还有一段时间,根据许多患者能够有效耐受的获益情况,人们对最小化策略具有非常强烈的兴趣。实际上,许多上述最小化策略并未发挥预期的效果。与此同时,人们逐渐意识到,随着后期效应器通道的出现,许多移植物出现的后期丢失情况均出现在免疫抑制情况下。因此,有些最小化方案的后期结果可能是较低的 CN 毒性,但具有较高的排斥反应发生率。

类固醇最小化方案

类固醇最小化方案主要是用于降低或消除类固醇相关代谢不良反应,同时不会增加移植物排斥反应发生率以及同种异体移植物丢失。主要采用 3 种策略:类固醇晚期停药(移植后≥3 个月),类固醇早期停药(移植后≤7 天)以及完全避免使用类固醇药物。上述策略可能并不具有等效性。需要关注的主要问题可能有 TCMR 事件的增加以及萎缩性纤维化发生率的升高。

后期类固醇停药(移植后≥3 个月)

在应用霉酚酸酯之后,多项临床试验针对使用环孢菌素或他克莫司联合霉酚酸酯的患者,就其后期类固醇停药策略进行研究。多数研究均发现,类固醇撤除组患者均具有较高的急性排斥反应发生率,但类固醇撤除组以及类固醇维持组之间在患者存活率、移植物衰竭或功能并无显著性差异。类固醇撤除组患者通常高血压较少,且 LDL-胆固醇水平平均值相对较低。

避免使用类固醇或快速信用类固醇(移植后≤7天)

根据该方案开展的一项临床试验发现,患者的存活率、移植物丢失以及同种异体移植物功能并无显著性差异,但早期停用该药物治疗的患者发生轻微急性排斥反应的比率相对较高。此外,类固醇撤除组患者的萎缩性瘢痕更为明显。早期停用药物的患者血清甘油三酯状况较好,体重增加较不明显,但在胆固醇水平、血压水平以及新发糖尿病方面并无显著差异。FREEDOM 临床试验对避免使用类固醇、早期停用类固醇以及标准维持治疗策略进行比较,患者均接受抗 CD-25 抗体以及环孢菌素与霉酚酸酯的治疗。与标准维持治疗组患者相比,类固醇停药组患者以及未使用类固醇药物患者组的急性排斥反应发生率相对较高,其中未使用类固醇药物患者的急性排斥反应发生率最高。此外,两个未使用类固醇患者组中的多名患者,在 1 年内恢复使用类固醇药物。未发现主要的代谢方面的获益。

因此,通过随机对照临床试验发现,快速的类固醇药物停用会导致急性排斥反应风险升高,但不会升高移植物衰竭的风险。同时,大多数排斥反应时间均对类固醇较为敏感,未见移植物功能方面存在显著性差异。但目前尚无法对该策略的长期影响进行评价。

而针对肾移植患者开展的类固醇避免使用试验通常面临着"与哪种策略进行比较"的问题。由于类固醇的常用剂量范围非常宽泛,许多剂量极其低,因此,不可能确定停止类固醇给药后的获益情况。类固醇停药策略的潜在获益主要体现在代谢方面,可降低心血管风险,改善患者生存率。因此,对于具有代谢或心血管风险因素的患者来说,无类固醇治疗策略最为适宜。上述方案可能并不适用于高风险患者。此外,目前类固醇药物的维持治疗剂量与之前相比更低,停用类固醇药物的获益证据通常建立于较高剂量类固醇维持治疗对照组的情况之上。目前类固醇药物的维持治疗剂量(2.5~5mg/d 或同等剂量水平),毒性水平远低于之前使用的较高剂量水平(例如,10mg/d 或隔天 15mg)。

CN 抑制剂最小化

CN 抑制剂目前已经成为预防排斥反应的基础性 ISD,具有一定的肾毒性,并具有确切的代谢方面不良反应。通常采用 3 种不同的策略避免 CN 的不良反应:减少用量、替代或转换、避免使用。

减少 CN 抑制剂用量

Elite-Symphony 试验中选择使用 CN 抑制剂,并对其剂量进行考察。对 4 种不同的免疫制剂方案进行比较:①标准剂量的环孢菌素、MMF 以及皮质类固醇;②使用达利珠单抗后续使用 MMF 以及皮质类固醇,同时使用低剂量的他克莫司;③低剂量的环孢菌素;低剂量的西罗莫司。在移植后 12 个月,结果发现低剂量他克莫司方案患者肾功能更优,急性排斥反应发生率更低,与其他方案相比,患者存活率更高。但从总体结果分析发现,低剂量环孢菌素组更为理想。使用西罗莫司进行治疗的患者结果并不理想。需要注意的是,不同的研究中心使用免疫分析方法以及质谱方法对 CN 水平进行分析,而上述方法是对其母体化合物进行测定,而未能对其代谢产物进行分析,这一点非常重要。

CN 抑制剂替代/停药

研究人员开展相关研究,将 CN 抑制剂转换为使用 mTOR,获得了不同的结果。移植后早期(移植后 3 个月)将环孢菌素转换为 mTOR 抑制剂,可改善患者肾功能水平,但对患者存活率无显著性影响。在一项前瞻性随机临床试验中(CONVERT 试验),研究人员对肾移植患者维持治疗过程中从 CN 抑制剂转换为西罗莫司的有效性和安全性进行评估。结果发现,从 CN 抑制剂转换为西罗莫司进行免疫抑制治疗之后,并未发现肾功能(GFR<40mL/min)以及 UPr/Cr 值>0.11 等显著性肾功能改善的证据。因此,虽然降低 CN 抑制剂用量和毒性反应是一种有前景的方法,但转换使用西罗莫司并不适用于所有患者,对于免疫风险较高、功能低下或存在明显蛋白尿的肾移植患者应予以避免。

避免使用 CN 抑制剂

避免使用 CN 抑制剂的策略通常与急性排斥反应发生率较高具有一定相关性。通过 Symphony 试验发现,mTOR 抑制剂与 CN 抑制剂相比在预防 TCMR 方面效果较差,其早期应用与高停药率和不良事件风险均具有一定相关性。使用贝拉西普进行治疗的一项试验发现,贝拉西普治疗组患者(贝拉西普,MMF,类固醇)的急性排斥反应发生率更高,程度也更为严重。但与环孢菌素、MMF 和类固醇治疗的患者相比,接受贝拉西普治疗的患者肾功能更好,移植后 12 个月进行活检发现,慢性病理性改变较不明显。

抗体介导排斥反应及阳性交叉配型患者的管理

抑制供体特异性抗体的疗法以及治疗抗体介导排斥反应

抑制供体特异性抗体(DSA)或预防和治疗抗体介导排斥反应(ABMR)的常用药物见表 10.5 和表 10.6。

表 10.6 抗体介导排斥反应预防和治疗药物的详细信息

药物	性状	机制	非免疫毒性和评论	监测
静脉注射免疫球蛋白 (IVIG)	将源自数千名供体的人类血浆中分离获得免疫球蛋白,通过低剂量或高剂量方案应用	IVIG 与免疫系统中的多种组分会发生相互作用,主要通过 F (ab')2 片段或 Fc 片段发生上述作用,可通过对抗体生成进行抑制降低异体抗体水平,增加循环抗体的分解代谢水平	输液相关并发症(无菌性脑膜炎、血栓事件、支气管痉挛)以及溶血性贫血	无须监测
利妥昔单抗	针对 B 细胞表面 CD20 抗原的嵌合(鼠/人)单克隆抗体	CD20a+B 细胞的耗竭	输液反应,罕见过敏反应,感染	CD20+B 细胞计数
硼替佐米	蛋白酶抑制剂	通过蛋白酶抑制和血浆细胞凋亡降低同种同种抗体水平	在骨髓瘤治疗中,不良反应,有时包括周围神经病变,出现周围疼痛(中性粒细胞减少,血小板减少)和带状疱疹	无须监测
依库珠单抗	人源化单克隆抗体对 C5 高度亲和	阻断末端补体级联的激活	脑膜炎奈瑟菌感染	无须监测

静脉注射免疫球蛋白(IVIG)

静脉用免疫球蛋白产品用数千名供体的人血浆混合物生产获得。

作用机制

IVIG 在 ABMR 抑制方面的机制非常复杂,且尚不完全清楚。研究人员所提出的机制包括通过抑制抗体产生和促进循环抗体分解代谢而对异体抗体水平进行抑制,此外包括对效应器的抑制,例如,补体或 NK 细胞的 Fc 受体以及炎性细胞的 Fc 受体。

疗效

静脉注射免疫球蛋白是大多数脱敏方案中的组成药物,可预防移植致敏 DSA 患者的 ABMR,或用于对已经出现 ABMR 患者进行治疗。通常与其他 DSA 或 ABMR 治疗药物联合使用。IVIG 低剂量治疗和高剂量治疗均有效。低剂量 IVIG(100mg/kg)通常作为血浆置换治疗方法用于 ABMR 的治疗,且通常在每次血浆置换后给药,增加抗体生成血浆细胞的 Fc 受体抑制。高剂量的 IVIG(2g/kg)也用于脱敏治疗或用于 ABMR 的治疗,通常单独使用或与其他药物联合应用,或如果需要多剂量应用,则以每月给药的方式使用。在许多方案中,将 IVIG 与维持性 ISD、血浆置换术以及利妥昔单抗等联合使用。在最近开展的一项研究中,在移植后的前 3 个月,对 ABMR 的治疗进行比较后发现,与单独使用高剂量 IVIG 患者相比,采用血浆置换术/IVIG/抗 CD20 患者移植物存活率显著提高。

不良反应

尽管 IVIG 的耐受性和安全性良好,但 IVIG 治疗的主要并发症仍包括输液相关并发症(发热、过敏反应、无菌性脑膜炎、血栓事件和支气管痉挛)以及溶血性贫血。

利妥昔单抗

利妥昔单抗是一种抗 CD20 单克隆抗体嵌合体,能够清除大多数 B 细胞,已经被批准用于难治性非霍奇金 B 细胞淋巴瘤,包括某些器官移植患者的 PTLD。利妥昔单抗按照非标签用法,与维持性 ISD、血浆置换术以及 IVIG 联合使用,用于对 1 型和 2 型 ABMR 的 DSA 的治疗。

药物代谢动力学

利妥昔单抗通常静脉给药。虽然淋巴瘤治疗的标准剂量是一组 4 个周期的

$375mg/m^2$ 的治疗,但该项研究报道了对单一固定低剂量(375mg 或 500mg)标准治疗方案产生耐药性的 ABMR 的成功治疗结果。在治疗后,B 细胞的耗竭持续 3~6 个月,大约在 12 个月之后恢复正常。

作用机制

虽然大多数抗体由浆细胞产生且通常呈现 CD20 阴性,但某些血浆细胞的寿命非常短暂,必须经过 CD20 阳性前体取代。因此,CD20 阳性细胞的耗竭可减少某些抗体反应。CD20 阳性 B 细胞可作为次级抗原表达细胞,因此,就解释了利妥昔单抗可改善长期存在的 T 细胞应答的原因。例如,这可能就是其能够抑制类风湿关节炎的原因。

疗效

利妥昔单抗的标示外应用包括 ABMR 的治疗、ABMR 的预防以及 HLA 抗体的抑制。利妥昔单抗与 IVIG 以及血浆置换术联合应用,对于 ABMR 的治疗优于 IVIG 单独应用。

不良反应

利妥昔单抗耐受性良好,但在使用利妥昔单抗进行治疗的淋巴瘤患者中,发现了多病灶性脑白质病变的病例。

硼替佐米

硼替佐米是一种蛋白酶体抑制剂,被批准用于多发性骨髓瘤的治疗。蛋白酶体抑制可引起某些血浆细胞的凋亡,因为促凋亡因子必须被蛋白酶体降解方可避免浆细胞凋亡。在器官移植中,蛋白酶体抑制剂治疗提供了一种降低 HLA 抗体的潜在方法。硼替佐米的初步使用经验表明,蛋白酶体抑制剂治疗用于肾移植患者 ABMR 的治疗,作为初步治疗或应激性治疗具有一定的效果。在后期 ABMR(即移植后 6 个月或更晚),目前尚不清楚蛋白酶体抑制剂治疗是否会导致抗体减少,以及骨髓中寿命较长的浆细胞是否会受到硼替佐米的影响。蛋白酶体抑制剂治疗与机会性感染发生率较低具有一定相关性,并且不能显著降低儿童接种的抗体滴度。

不良反应

在许多骨髓瘤患者中,硼替佐米可诱导周围神经病变,并可诱导出现较轻微的骨髓抑制。

依库珠单抗

依库珠单抗是一种人源化单克隆抗体,具有抗补体因子 C5 的作用,可阻止 C5 激活末端补体途径。依库珠单抗被批准用于治疗阵发性睡眠性血红蛋白尿(PNH)。在 ABMR 治疗时使用依库珠单抗,主要是基于补体激活的证据(如管周毛细血管的 C4d 染色所示)。目前已经有依库珠单抗对早期 ABMR 进行成功预防治疗的报告。在移植时应用依库珠单抗进行治疗的初步使用经验表明,末端补体激活阻断可防止高水平 DSA 患者发展为 1 型 ABMR,但 DSA 持续存在。因此,末端补体激活阻断可做为 1 型 ABMR 的一种有一定价值的预防措施。其是否能够阻止肾小球病的后期发展尚不清楚,因为这可能涉及其他机制,例如,NK 细胞介导的损伤。依库珠单抗用于阵发性睡眠性血红蛋白尿的治疗经验表明,该药物一般具有良好的安全性和耐受性。由于补体缺乏增加了脑膜炎奈瑟菌的易感性,在使用依库珠单抗进行治疗之前,所有患者均需要进行脑膜炎球菌疫苗的接种。到目前为止,几乎没有证据表明,依库珠单抗的补体抑制作用,可对器官移植后晚期出现的常见 ABMR 进行抑制。

新兴的 B 细胞定向治疗

目前正在开发的治疗 B 细胞恶性肿瘤和自身免疫性疾病的几种 B 细胞定向疗法,在移植中具有改变同种抗体反应的潜在作用。CD19 是在所有 B 细胞(和滤泡树突状细胞)上表达的抗原,但也存在于 B 细胞个体发育的早期阶段,在血浆细胞中也具有较低水平的分布。CD22 通过天然 B 细胞和过渡性 B 细胞表达。作为 CD22 靶向抗体,依帕珠单抗(epratuzumab)可耗竭大约 35% 的 B 细胞群。目前正在开展该药物用于系统性红斑狼疮治疗的临床试验。B 细胞激活因子(BAFF)是肿瘤坏死因子家族的一员,由树突状细胞、巨噬细胞和中性粒细胞分泌,有助于 B 细胞的分化和激活。最近,一种针对 BAFF 的人单克隆抗体(贝利单抗,belimumab)被批准用于轻度系统性红斑狼疮的治疗。

阳性交叉匹配患者的脱敏及治疗策略

脱敏方案出现在 20 世纪 90 年代后期,用于对日益增多的致敏等待患者进行治疗。DSA 对 HLA 抗原预先存在的致敏作用,仍然是移植所面临的严重障碍,可能导致肾移植患者等待时间延长,1 型 ABMR 移植后风险升高。在过去的十年中,随着 HLA 抗体检测技术不断发展和 ABMR 更好的检测技术,已经具有更有效地方案对肾移植患者进行管理,使其成功跨越 HLA 的障碍。如果没有阴性交叉匹配供体,可以有两种主要的方法:

1.移植前进行脱敏处理达到阴性交叉匹配。

2.采取弱阳性交叉匹配进行移植,并注重预防 ABMR。

脱敏

消除或降低之前存在的 HLA 同种异体抗体的策略,主要是为了达到阴性交叉匹配,以便允许进行肾移植,该策略主要适用于活体供体,可在抗体水平降到一定水平的时候尽早实施移植。上述策略的主要目标是预防 ABMR 以及对移植物转归产生的破坏性影响。现对脱敏策略进行简要说明。

脱敏方案包括使用 IVIG 和(或)抗 CD20 的调节方案以及 IVIG 与血浆置换联合使用进行治疗。研究人员制定的一项脱敏方案包括高剂量的 IVIG 给药,剂量达到 2g/kg,每 3 周重复给药 1 次,连续用药 3 次或 4 次。经过修改后的方案为两个阶段的 IVIG 治疗,以及在两次 IVIG 给药期间增加一次单独的 1g 剂量的利妥昔单抗。

另外的选择就是血浆置换以及低剂量的 IVIG。在供体死亡情况下,等待适宜的供体时间具有不确定性,大剂量的 IVIG 单独使用或联合利妥昔单抗使用较为适宜,因为这样可更有效地持续降低抗体水平。

免疫球蛋白在脱敏过程中的真正作用机制尚不明确。免疫球蛋白具有免疫调节、抗炎和抗补体功能,并能够占有效应器细胞上的 Fc 受体。蛋白酶体抑制剂硼替佐米可能有利于脱敏治疗,因为其能够增加血浆细胞的代谢活性,增加其敏感性。

ABMR 抑制方案

目前的工具包括抗 CD20、IVIG 以及血浆置换术,主要在移植时开展而不是在之前进行。此类方案特别适用于供体死亡的情况,因为时间很短,构成了自愿但风险可控的策略。移植后末端补体阻滞是一种很有前景的策略,但需要进行长期评估。使用多种药物进行脱敏处理的临床试验发现,通过治疗后许多致敏患者可进行移植手术(表10.7)。使用其他单一药物进行脱敏治疗(即利妥昔单抗或硼替佐米)并未获得较为成功的结果。按照脱敏治疗方案进行治疗患者的移植物转归至少在移植手术后短期较为满意。但仍发现 ABMR 的发生率处于较高水平,且移植物的存活率仍然显著低于非致敏患者,目前是尚无长期转归观察结果。在最近 FDA 召开的关于脱敏治疗和 AMR 治疗的研讨会上,主要关注到脱敏领域的快速发展,以及脱敏治疗过程中所出现的一些问题。主要的问题在于缺乏 DSA 实体阶段分析的标准化操作。此外,尽管研究前景较好,但仍然没有经过 FDA 批准的药物可用于脱敏(或 ABMR 的治疗)。尽管存在这些问题,在最近的一份报道中,针对该免疫不利群体,对认为属于“最佳实践”的策略进行总结,重点介绍了 IVIG、血浆置换术以及利妥昔单抗的不同组合应用情况。

表 10.7 移植患者不同时间风险的管理

- 预适应

  - 避免 ABMR:PRA,交叉匹配

    - 对致敏患者进行管理的新的肾脏共享策略

    - 未能满足的主要需求:致敏患者移植

    - 脱敏:ABMR 风险高,后期衰竭

  - 避免 TCMR

    - TCMR 相对刚刚开始:无慢性排斥反应

  - 移植物非特定损伤的避免/管理

  - 感染风险的管理:CMV、EBV、BK、HCV 以及 PCP

  - 避免移植后糖尿病

- 适应后

- 需要警惕后期移植物丢失的三大原因

  - 由于抗 HLA 导致的 ABMR(尤其是 Ⅱ 类 DSA)。做出决策之前应监测 DSA 状态

  - 依从性不佳,最终导致 ABMR

  - 复发性疾病

- "足够的"ISD 确保稳定适应,预防 DSA:避免最小化风险

- 很少有证据表明移植后个体化方案的优越性

- 机制相关毒性的管理

- 免疫缺陷毒性的警戒,例如,PTLD、皮肤癌

ABMR,抗体介导排斥反应;DSA,供体特异性抗体;PRA,群体反应性抗体;TCMR,T 细胞介导排斥反应。

将较差的移植物转归与非致敏患者的移植进行比较,通常会提出一个问题,即高度致敏的患者等待一个相容的器官是否能得到更好的治疗。Johns Hopkins 等开展的一项研究表明,脱敏策略与等待接受相容器官移植相比,具有显著的存活率增加。上述结果为更广泛的应用脱敏方案奠定了基础。上述项目需要使用最新的技术进行密切的临床监测以及免疫性监测,并开展生物活检筛选分析。在考虑这些高风险、资源密集型项目之前,必须优化特定分配方案的替代方案,如匹配的供体交换方案。

耐受诱导策略

耐受性通常是指移植受体不能对供体抗原产生病理损害性反应,而对包括微生物病原体在内的其他抗原的反应在缺乏持续免疫抑制的情况下不会改变。因此,有些人

使用术语"操作耐受性",该术语定义了具有稳定功能的移植物,在任意一段时间内没有应用免疫抑制治疗或仅使用最低程度的免疫抑制时,没有发生排斥反应的迹象,在宿主防御方面没有明显的损害。这在肝移植患者中通常最容易实现,尤其是移植后超过10年的患者。这种现象可能是由于肝脏的独特特征(质量和再生能力)和诱导T细胞克隆衰竭所致。

可用于肾移植耐受的策略包括以下内容。

1.移植前T细胞去除方案:这些方案基于这样一个假设,即通过胸腺素或阿伦单抗诱导T细胞严重缺失,从而达到耐受性。从长期未出现相关ISD指标来看,结果较为令人失望。

2.与HLA相同的干细胞移植(SCT)和嵌合体诱导:在与HLA相同的SCT的病例中,当受者的骨髓完全被供体的造血细胞替代后,同一供体的肾移植出现了耐受性。在血液恶性肿瘤和终末期肾病患者中,可将SCT和肾移植同时进行作为耐受策略。此外,有研究报道了在这种条件下出现由于排斥反应导致移植物丢失的情况。干细胞移植具有潜在的致命并发症,只有在治疗危及生命的血液恶性肿瘤时,方可使用该治疗技术。

3.与HLA相同的SCT加上"辅助细胞"和嵌合体的诱导:该实验方案用于高度选择的活体供体时获得了成功,并需要继续进行评估(Ekberg等,2007年)。

4.后期撤除ISD:在因依从性不佳或因危及生命的并发症而在专业指导下停止免疫抑制药物使用的偶发病例中,报告了同种异体肾移植出现自发耐受性的情况。但上述病例中的大多数均在撤除ISD使用之后最终发展为排斥反应,通常发生于停药后数月或数年之后,可能反映出淋巴器官非特异性变化的衰退。因此,在较长随访时间内具有正常的肾功能且未出现排斥反应的病例非常罕见。研究人员最近报告了两组肾移植受体出现耐受情况的队列结果;上述研究表明,耐受性患者具有免疫功能异常的情况,主要表现为多种B相关基因表达增加,尤其是涉及B细胞分化的情况。对于肝移植来说,某些患者成功撤除ISD药物,尤其是在移植完成多年之后,但临床医生对该策略风险与获益的评估仍然存在争论(El Zoghby等,2009)。同种异体肝移植的独特之处在于它的质量和再生能力,这表明它可能仅仅耗竭抗原特异性T细胞(或B细胞)克隆。

总之,除了与HLA相同的干细胞移植外,没有任何临床策略用于肾移植受体能够获得稳定的耐受性。因此,稳定的移植受体的适应通常取决于ISD。在某种程度上,大多数免疫抑制剂均可诱导产生耐受性,但这种耐受性往往不能持久。肾移植或其他器官移植患者中的无药耐受策略,需要大规模临床试验进行评价。

(潘建勇 译)

参考文献

Budde K, Becker T, Arns W, Sommerer C, Reinke P, Eisenberger U, et al. Everolimus-based, calcineurin-inhibitor-free regimen in recipients of de-novo kidney transplants: an open-label, randomised, controlled trial. Lancet 2011;377(9768):837–47.

Einecke G, Sis B, Reeve J, Mengel M, Campbell PM, Hidalgo LG, et al. Antibody-mediated microcirculation injury is the major cause of late kidney transplant failure. Am J Transplant 2009;9(11):2520–31.

Ekberg H, Tedesco-Silva H, Demirbas A, Vitko S, Nashan B, Gurkan A, et al. Reduced exposure to CN inhibitors in renal transplantation. N Engl J Med 2007;357(25):2562–75.

El Zoghby ZM, Stegall MD, Lager DJ, Kremers WK, Amer H, Gloor JM, et al. Identifying specific causes of kidney allograft loss. Am J Transplant 2009;9(3):527–35.

Halloran PF. Immunosuppressive drugs for kidney transplantation. N Engl J Med 2004;351(26):2715–29.

延伸阅读

Ferguson R, Grinyo J, Vincenti F, Kaufman DB, Woodle ES, Marder BA, et al. Immunosuppression with belatacept-based, corticosteroid-avoiding regimens in de novo kidney transplant recipients. Am J Transplant 2011;11(1):66–76.

Friman S, Arns W, Nashan B, Vincenti F, Banas B, Budde K, et al. Sotrastaurin, a novel small molecule inhibiting protein-kinase C: Randomized phase II Study in renal transplant recipients. Am J Transplant 2011;11(7):1444–55.

Halloran PF, de Freitas DG, Einecke G, Famulski KS, Hidalgo LG, Mengel M, et al. An integrated view of molecular changes, histopathology, and outcomes in kidney transplants. Am J Transplant 2010;10(10):2223–30.

Halloran PF, de Freitas DG, Einecke G, Famulski KS, Hidalgo LG, Mengel M, et al. The molecular phenotype of kidney transplants. Am J Transplant 2010;10(10):2215–22.

Hanaway MJ, Woodle ES, Mulgaonkar S, Peddi VR, Kaufman DB, First MR, et al. Alemtuzumab induction in renal transplantation. N Engl J Med 2011;364(20):1909–19.

Jordan SC, Tyan D, Stablein D, McIntosh M, Rose S, Vo A, et al. Evaluation of intravenous immunoglobulin as an agent to lower allosensitization and improve transplantation in highly sensitized adult patients with end-stage renal disease: report of the NIH IG02 trial. J Am Soc Nephrol 2004;15(12):3256–62.

Montgomery RA, Lonze BE, King KE, Kraus ES, Kucirka LM, Locke JE, et al. Desensitization in HLA-incompatible kidney recipients and survival. N Engl J Med 2011;365(4):318–26.

Newell KA, Asare A, Kirk AD, Gisler TD, Bourcier K, Suthanthiran M, et al. Identification of a B cell signature associated with renal transplant tolerance in humans. J Clin Invest 2010;120(6):1836–47.

Sellares J, De Freitas D, Mengel M, Reeve J, Einecke G, Sis B, et al. Understanding the causes of kidney transplant failure: the dominant role of antibody-mediated rejection and non-adherence. Am J Transplant 2011;12(2):388–99.

Stegall MD, Diwan T, Raghavaiah S, Cornell LD, Burns J, Dean PG, et al. Terminal complement inhibition decreases antibody-mediated rejection in sensitized renal transplant recipients. Am J Transplant 2011;11(11):2405–13.

Stegall MD, Gloor J, Winters JL, Moore SB, Degoey S. A comparison of plasmapheresis versus high-dose IVIG desensitization in renal allograft recipients with high levels of donor specific alloantibody. Am J Transplant 2006;6(2):346–51.

Vincenti F, Charpentier B, Vanrenterghem Y, Rostaing L, Bresnahan B, Darji P, et al. A phase III study of belatacept-based immunosuppression regimens versus cyclosporine in renal transplant recipients (BENEFIT study). Am J Transplant 2010;10(3):535–46.

Vincenti F, Friman S, Scheuermann E, Rostaing L, Jenssen T, Campistol JM, et al. Results of an international, randomized trial comparing glucose metabolism disorders and outcome with cyclosporine versus tacrolimus. Am J Transplant 2007;7(6):1506–14.

Vo AA, Lukovsky M, Toyoda M, Wang J, Reinsmoen NL, Lai CH, et al. Rituximab and intravenous immune globulin for desensitization during renal transplantation. N Engl J Med 2008;359(3):242–51.

第11章

临床移植中的器官特定特征

Roslyn B. Mannon

本章概述

- 移植转归较为突出,并能够在短期内持续改进;但是,患者和移植物的长期存活率仍然不理想,是该领域面临的主要问题。
- 目前需要使用免疫抑制药物来延长移植物的存活时间,但存在感染和恶性肿瘤等并发症。目前尚无特定的检测方法可对免疫抑制的充分性进行预测。
- 免疫抑制药物治疗通常对细胞排斥反应具有明显的作用,但对抗体介导损伤效果有限。
- 病毒感染,例如肝脏的丙肝病毒感染以及肾脏的BK多瘤病毒感染仍然是晚期同种异体移植物衰竭的主要诱因。
- 应对免疫系统进行持续性深入研究,积极探索供体特定耐受相关情况。
- 可移植器官供体不足的问题,是目前所面临的主要困难,导致移植患者等待时间过长及后续死亡率升高。

引 言

实体器官移植已经逐步从一种实验性方法发展成为一种被广泛接受的器官衰竭治疗方式。移植的成功主要归功于外科技术的进步、对机体免疫应答的深入理解,以及抑制机体免疫反应相关药物的开发。在啮齿类动物模型中,不同的移植器官所引发的排斥反应强度不同,且对耐受诱导的敏感性也有所差异。例如,同种异体皮肤移植的排斥反应比其他移植更为强烈,而肝脏移植在没有使用任何免疫抑制剂的情况下,经常会出现自发接受的情况。同样,对于人类移植来说,受体的反应也会受到器官类型的影响,其中肝脏的免疫原性最低,小肠的免疫原性最高。此外,现在开展多器官移植更为常见,这会进一步激活潜在的免疫反应。因此,在对器官移植受体进行管理时,必须考虑到器官特定特征,主要根据移植器官类型,并需要对受体免疫风险复杂性进行评估。在本章中,我们将会对目前器官移植的状态、关键转归的结局、管理策略以及不同移植类型的临床挑战进行总结和说明。同时,还会对未来研究的途径和潜在挑战进行阐述。

肾　脏

肾移植现状

2013 年,在美国共进行了 1.7 万例肾移植手术,其中 5700 例源自活体供体。但等待移植名单上的人数仍然在大幅上升。目前,美国几乎有 10 万例肾移植患者正在等待接受死亡供体肾移植(OPTN/SRTR 2013 年度数据报告,2015 年)。显而易见,肾脏供体远远不足,无法满足目前肾移植的需求。相关机构制定了一系列的政策策略,以优化死亡供体池的管理。扩展死亡供体池意味着使用包括扩大标准供体(ECD),即包括 60 岁以上的供体,以及超过 50 岁且符合以下任意两个标准要求的供体:①高血压;②脑血管原因导致脑死亡;③捐赠前血清肌酐(SCr)水平>1.5mg/dL(130μmol/L)。这类供体肾脏短期的转归与标准供体相似,但在 3 年和 5 年生存率和移植物功能方面,则存在较多的问题。与接受透析治疗的匹配病例相比,接受这些肾脏移植的患者存活率更高,尽管 ECD 边缘器官可能存在存活风险。通过实施新的分配系统,使临床医生能够对特定肾脏的存活获益进行评估。

与此相关的是最近使用的循环死亡后捐献供体(DCDD),它是指不符合脑死亡标准的供者,但在器官获取之前心脏停止跳动或心功能停止工作。与脑死亡供体类似,DCDD 肾脏的移植物及受体存活率基本相当,但后期移植物功能延迟风险相对更高,在急性排斥反应发生率方面没有显著性差异。在过去 10 年中,ECD 和 DCDD 肾脏的应用分别增加了 55% 和 794%。上述肾脏供体的使用为肾移植等待患者提供了一定的机会,但移植后管理方便面临着一定的挑战。

扩展供体池的其他策略包括匹配肾脏交换,即对不相容的活体供体与各自的受体"交换",以根据两种血型创建可接受的匹配配对,同时避免预先形成的供体特异性抗体(Gentry 等,2011)。图 11.1 对上述策略进行说明,表明不仅是利用活体肾脏供体,而且积极使用死亡供体来源,提供了潜在的治疗机会。该过程纳入了大量的潜在受体和潜在供体,实用性明显提升。在这一领域内的主要挑战为 O 型血供体不平衡、存在高度致敏受体、地理障碍以及法律层面的问题。对于高度致敏患者,移植手术获得长期成功仍然面临一定的挑战,尤其是对于持续的抗体介导损伤的管理(Marfo 等,2011)。通

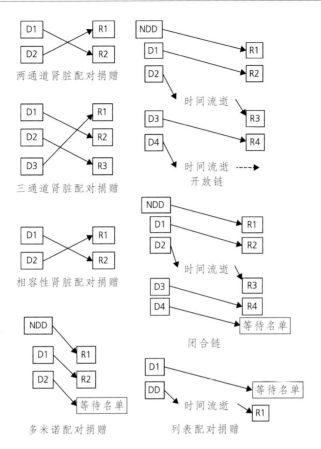

图 11.1　匹配肾脏捐赠策略。供体(D)和受体(R)用数字配对进行表示,箭头所示为供体肾脏至预期受体的路径。死亡供体(DD)和非直接供体(NDD)有望增加受体获得移植的机会。Source: Gentry et al. (2011). Reproduced by permission of Elsevier.

过采用实体阶段分析以及快速的高分辨率 HLA 分型分析,对等待名单患者的抗体特性进行评价,可实现跨越较大地理区域进行虚拟交叉匹配,寻找"可接受的不匹配"的情形,作为增加死亡供体库的一种方法。在欧洲一些国家和加拿大,这已经是为高度敏感的患者(即 cPRA>95%)提供肾脏的成功策略。

如表 11.1 所示,在过去的几十年中,由于免疫抑制治疗的改善和非免疫相关问题的医疗护理的优化,移植物和受体的存活率显著提高。典型的抗排斥反应方案包括诱导和维持两个方面。维持治疗包括 3 种类型药物的组合:皮质类固醇、钙调磷酸酶抑制剂(CNI)以及抗增殖药物。这些治疗方案的关注点几乎都是针对 T 细胞的增殖和功能,而不是针对 B 细胞或其他固有免疫应答细胞。与"三联疗法"联合应用的为诱导剂。通常,对于肾移植来说,主要包括针对 T 细胞 CD25 的非耗竭性单克隆抗体或淋巴

表 11.1　未经调整的移植物及患者 3 个月、1 年、3 年、5 年以及 10 年存活率(%)

器官及存活类型		随访期				
		3 个月	1 年	3 年	5 年	10 年
肾脏：	移植物存活	95.3	91.0	80.1	69.3	43.3
死亡供体	患者存活	98.1	95.6	89.1	81.9	61.2
肾脏：	移植物存活	98.1	96.3	89.6	81.4	59.3
活体供体	患者存活	99.5	98.5	95.3	91.0	77.1
仅胰腺	移植物存活	85.3	75.5	59.5	51.5	34.7
	患者存活	98.9	97.8	92.3	88.7	76.1
肾脏之后胰腺	移植物存活	87.1	80.0	65.2	53.4	36.9
	患者存活	98.8	97.0	91.6	84.5	67.5
肾脏-胰腺	肾脏移植物存活	96.0	92.5	86.1	78.6	58.3
	胰腺移植物存活	88.7	84.8	79.4	73.4	55.0
	患者存活	97.9	95.7	91.7	87.2	71.4
肝脏：	移植物存活	91.2	84.3	74.2	68.4	54.1
死亡供体	患者存活	94.3	88.4	79.3	73.8	60.0
肝脏：	移植物存活	90.9	86.0	79.0	72.9	62.6
活体供体	患者存活	94.9	91.0	84.9	79.0	69.9
肠	移植物存活	90.4	78.9	58.7	39.6	28.9
	患者存活	96.1	89.3	72.0	57.9	46.4
心脏	移植物存活	92.8	87.9	80.6	73.7	54.2
	患者存活	93.1	88.3	81.5	74.9	56.0
肺	移植物存活	91.6	81.6	63.5	51.5	26.2
	患者存活	92.3	83.3	66.2	54.4	28.6
心脏-肺	移植物存活	85.5	80.5	61.5	43.1	26.2
	患者存活	85.5	80.6	61.7	44.9	29.0
肾脏-肝脏	肾脏移植物存活	89.8	83.0	71.9	64.4	48.1
	肝脏植入物存活	90.2	83.7	72.4	66.0	52.7
	患者存活	93.3	87.4	76.5	71.4	58.9
肾脏-心脏	心脏植入物存活	94.7	92.6	82.6	76.0	57.5
	肾脏移植物存活	90.5	88.2	78.5	72.0	48.7
	患者存活	97.2	95.8	84.7	77.6	58.8
肝脏-小肠	小肠植入物存活	71.4	58.7	55.3	53.0	36.7
	肝脏植入物存活	71.4	58.7	55.3	53.4	36.7
	患者存活	73.3	63.3	58.2	58.0	39.0

Data from OPTN/SRTR(http://www.srtr.org)as of May 4, 2009.

细胞耗竭策略,如多克隆兔抗胸腺细胞球蛋白(ATG)和单克隆抗-CD52 抗体。使用耗竭性诱导显著促进了主要针对皮质类固醇或 CNI 的最小化和避免方案的制定。维持治疗的新型治疗药物包括 mTOR 抑制剂,此类药物可取代抗增殖药物,但其在移植手术后早期阶段的不良反应非常明显,限制了其应用。最近,一种 B7-1 以及 CD28 共同刺激途径抑制剂——贝拉西普(belatacept)获批上市,为患者提供了一种新的治疗途径,可完全避免 CNI 的使用。

多年以来,研究人员始终关注患者及移植物术后 1 年的存活率。由于短期转归较好,针对上述新药需要开展更多的更深入的临床试验,以便考察其在结果方面细微的改进。所以在临床设计过程中应该制定新的终点,这一点非常明确。可能会包括移植物功能的测定(即肾小球滤过率的评估和测定),同种异体移植物纤维化的程度以及肾小管萎缩情况,或其他移植后衰竭生物标志物的分析。由于在上述变量界定方面存在困难,因此,在某种程度上导致移植中出现“固步不前”的阶段,特异性更强以及毒性更低的新药物开发进展缓慢,研究人员意识到,还是应在早期抓住机会降低后期移植物丢失的情况。

肾移植方面的挑战

免疫监测:无限期的免疫抑制导致明显的并发症发生,例如,免疫抑制相关疾病导致的患者死亡,以及较大范围的药物毒性反应。这导致了移植技术的关键需求,即能检测出足量的免疫抑制剂以避免同种免疫反应,同时避免过度免疫抑制的毒性。SCr 是一种对肾功能进行监测的敏感度不高的指标,但目前仍是对急性排斥反应进行监测的主要方法。但多项研究表明,在 SCr 指标无明显变化的情况下,也可能出现同种异体移植物排斥反应的组织病理学特征。这也导致按照预期时间开展同种异体移植物活检,即所谓的程序性(监测)活检。但活检操作繁琐、成本较高,且容易导致一定的损伤。因此,寻找使用非侵入性方法获取血浆、尿液以及外周血液单个核细胞等样本进行基因组学、蛋白组学以及代谢组学的诊断方法一直是研究的重点(Mannon 和 Kirk,2006)。虽然上述方法中的大多数均未能通过大型临床试验予以证实,但具体的诱导治疗方法的影响仍然较为确切。这些问题将会在第 14 章进一步说明。

耐受治疗及试验:许多研究小组正在研究耐受诱导的可能性,也就是说通过创造一种环境,使供体处于特异性低反应或无反应。在临床条件下,许多研究中心均报道了与微嵌合体相关的诱导耐受能力的初步数据。在北美和欧洲开展的队列研究也阐明了在耐受机制方面的见解,并提出了 B 细胞在调节过程中的可能作用。研究人员长期以来一直对调节 T 细胞的作用进行研究,目前已经出现了促进其发展和重组的转化疗法。Wood 等最近开展的一项研究表明,晚期同种异体移植物衰竭通路的破坏可能是由

人类 Treg 体外发展以及过继转移引起的。但与已取得成功的近交小鼠模型甚至灵长类动物模型相比，人类实现诱导耐受的难度明显更大，这一点目前仍然缺乏有效的证据。其中的一些障碍包括异种免疫、淋巴耗竭诱导导致的稳态增殖，以及灵长类动物记忆 T 细胞对淋巴诱导策略的相对抗性作用。

同种异体移植物纤维化：同种异体肾移植失败的主要特征之一是间质纤维化(IF)和肾小管萎缩(TA)。在过去的十年中，越来越多的人认识到，将所有同种异体移植物按照"慢性同种异体肾病"进行分类是不准确和无益的，因为 IF/TA 的特征常常伴随着大多数衰竭的肾脏。研究人员一直致力于对同种异体移植肾衰竭的病因进行研究。实际上，目前已经有许多研究表明，晚期移植物衰竭具有可识别的病因，其中一些有潜在的治疗方法(El-Zoghby 等，2009)。同种异体抗原依赖性和非依赖性事件均可导致 IF/TA(图 11.2)。一旦损伤开始，趋化因子、细胞因子即生长因子如 TGFβ 和结缔组织生长因子(CTGF)就会介导机体产生炎症及增殖反应。最终，由于生产过剩或降解减少，细胞外基质沉积增加。上皮充间质转化作用仍然是一种有争议的、可能并不唯一的导致移植物纤维化的原因。此外，这一过程的临床应用也存在一定争议。最终，同种异体移植物的纤维化仅代表着机体对损伤的程序性反应，以及移植物丢失的最终常规途

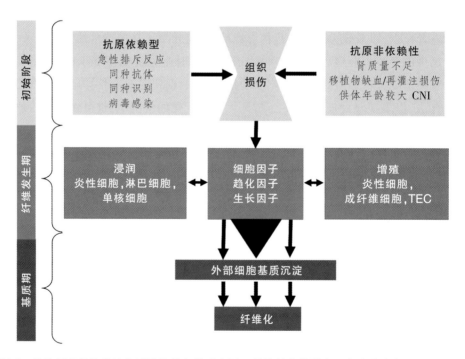

图 11.2 导致同种异体移植物纤维化的事件示意图。其他的实体器官也存在着类似的机制，包括心脏、肺以及肝脏。

径。然而,它可能被证明是其他策略的一个有用的辅助目标,包括对免疫抑制的调整(Mannon,2006 年)。

抗体介导损伤:过去十年来,抗体介导损伤一直是研究重点关注的问题,主要是因为能够对低水平的供体特异性抗体进行准确地检测,以及对组织学标准的普遍认同(Racusen 等,2003)。急性抗体介导的排斥反应可能发生在移植术后第一周,其表现为急性同种异体移植物功能障碍。研究人员针对选择适宜的治疗措施开展了广泛深入地研究,包括使用利妥昔单抗、IVIG 和血浆置换术(Marfo 等,2011 年综述)以及使用蛋白酶体抑制剂硼替佐米抑制浆细胞功能, 和使用 C5 补体抑制剂依库丽单抗(eculizumab)限制损伤。

移植物晚期衰竭已经成为研究人员和临床管理过程中需要面临的巨大问题,因为有几乎 1/2 的移植物失功是由于肾功能的末期和进行性下降。抗体在后期损伤过程中的作用已经十分明显,但对其进行控制的策略尚不完善。移植性肾小球病变被认为是晚期同种异体肾脏移植物丢失的一个关键原因,其组织学特征是所有肾小球的广泛受累,肾小球基底膜的扩大和重叠,以及内皮细胞活化。通过电子显微镜进行观察,发现内皮下出现电子透明物质的聚集、基底膜重复和系膜细胞插入毛细血管壁的情况。在病变部位也可见肾小球 C4d 染色阳性, 表明抗体-介导的免疫应答参与了这一过程。临床上会出现蛋白尿、进行性肾功能不全和加速移植物衰竭的情况。发展的相关危险因素包括移植时存在抗 HLA 抗体、晚期急性排斥反应以及非 HLA 抗体[例如,针对血管紧张素(ATR)受体的抗体]的存在。T 细胞激活以及单核细胞激活可能也与损伤具有一定的相关性。在一些非对照的临床试验中, 利妥昔单抗单独使用或与 IVIG 联合使用,获得了一些成功。对抗体的作用有限可能是由于抗体生成细胞上 CD20 表达不足或受限。肾小球疾病的未来发展以及细胞和抗体-介导的成分的作用均需要进一步深入研究。

抗体-介导的损伤也可针对非 HLA 靶点,包括血管内皮细胞、管状基底膜和硫酸肝素蛋白多糖。近年来,研究人员在肾移植受者亚群中检测到了抗血管紧张素ⅡA 型受体抗体,该亚群患者具有难治性血管排斥反应以及重度高血压,但其在晚期移植物丢失中的作用尚未明确。最后,最近的报道把针对主要组织相容性复合物(MHC)Ⅰ类-相关链 A(MICA)抗原抗体与移植物转归恶化联系起来。

肾脏同种异体移植物后期衰竭:其他机制,即存在其他机制导致晚期肾移植失败。原发性疾病的复发是肾移植失败的常见原因,即对导致移植失败的原发性疾病缺乏有效的治疗。导致移植物后期丢失的另外一个主要原因是与 CNI 相关的肾毒性,包括肾脏同种异体移植物的毒性反应以及其他实体器官移植后的自身肾衰竭。此外,相当大一部分移植患者,尤其是年龄较大的患者,死亡时移植物功能正常。在所有相关原因中,过去 10 年中,心血管疾病大约占死亡病例的 30%,恶性肿瘤大约占死亡患者的 13%,而感染导致死亡的概率非常低。移植后糖尿病发病率升高是主要的风险因素。随着对所有风险因素认知的提升、针对不同患者采取个性化药物治疗,以及对移植后并发症进行筛选,均有助于对并发症的早期介入,降低并发症发生率。

移植后感染包括普通感染和机会性微生物感染(Fishman,2007)。在免疫抑制过程中感染 EB 病毒可能会引起 B 细胞无限制扩增,并最终导致移植后淋巴增生性疾病(PTLD)此外,目前所面临的问题还包括 BK 多瘤病毒等病毒感染问题。虽然可通过免疫抑制降低而实现病毒清除,但该疾病仍然是致命的。最后,在一些自身免疫疾病的免疫抑制治疗试验中,JC 病毒对中枢神经系统的侵袭已被确定为一种致命的并发症。这种灾难性的转归已导致移植中突然放弃或不愿使用某些生物制剂。了解疾病的发病机制,以及寻求对高风险患者疾病监测的适宜方法,仍然是目前需要解决的关键性问题。

恶性肿瘤仍然是导致受体死亡的常见因素。这在一定程度上与病毒诱导物的作用有关,这些病毒包括 PTLD 中的 EBV、肝细胞癌中的乙肝和丙肝病毒、卡波西肉瘤中的疱疹病毒以及女性泌尿生殖道癌症中的人乳头瘤病毒(HPV)。此外,在一般非移植人群中常见的实体瘤在移植患者中也更为常见,且通常转归更差。显然,对于肿瘤风险较高的受体患者和(或)具有肿瘤病史的受体患者,对其移植手术进行限制能够降低移植后此类风险。此外,皮肤肿瘤和一般肿瘤筛查仍然作为移植后护理的重要组成部分,但关于肾脏移植后受体筛查频率,目前仍存在一定争议。

肝　脏

肝移植现状

目前美国大约有 1.6 万例患者正在等待接受肝移植手术,2010 年仅有 6200 例患者实施了肝移植手术(OPTN 以及 SRTR,2012)。2002 年首次建立了终末期-肝脏疾病模型(MELD)分配系统,以便通过数字评分的方式对候选者病情程度以及行挽救生命移植术的紧迫性进行评估。评分范围从<9 分(病情较轻;3 个月死亡率为 1.9%)到>40分(病情严重,3 个月死亡率为 71.3%),并根据胆红素水平、INR(反映凝血蛋白的肝脏合成功能)和 SCr 进行排名。该系统也进行过修订,纳入了血清钠水平,以便对受体进一步选择(钠-MELD)。但 MELD 评分有一些特定的例外情况,包括规定大小的肿瘤,等待肝移植患者名单中有少数此类患者。MELD 分配系统并不强调等待名单中的时间,以便对病情较重的患者较快地进行移植手术,因此,对于等待名单中的患者,则很难对其病态进行控制。2008 年,约有 30% 的患者出现一定程度的肾衰竭,其中约有 30% 的患者患有糖尿病和(或)肥胖症(Thuluvath 等,2010)。

死亡供体肝脏来源的限制迫使研究者们寻找替代性策略。这包括 DCDD,仅占 2008 年<5% 的美国肝移植患者。缺血性胆管病相关非吻合性胆道狭窄具有非常高的发生率,需要对适宜的受体进行识别。因此,实施 DCDD 肝移植手术可能会降低受体移植手术后的生存质量,必须针对等待期间死亡的可能性进行权衡。在美国,活体器官供体仍然仅占供体的一小部分(每年小于 0.5%)。最近开展的一项针对活体肝脏移植的 A2ALL 研究结果,证实了与死亡供体肝移植中低-MELD 或高-MELD 组以及高 MELD 的肝细胞癌患者相比,活体肝脏移植术后的器官更易存活。在 MELD 评分较低患者中的获益与过去死亡供体肝移植患者中报告的比较,所提供的数据进一步促进了分配政策的修改。

过去 10 年里,患者和肝移植手术后移植物的存活率显著提高(表 11.1)。经过年龄、性别、种族和肝衰竭病因调整后,1998 年移植后 1 年移植物的存活率为 79.5%,2007 年达到 85.6%。同样,肝移植受体在相同时间的存活率从 85.4% 提高至 89.4% (Thuluvath 等,2010)。活体肝移植受体也具有类似的趋势。年龄再次成为影响转归的关键因素,对于年龄>65 岁的移植患者,5 年及 10 年移植物存活率最差。同时,研究发现性别不会对存活率产生影响,种族对移植物存活转归具有显著性影响,非裔-美国人 5 年的存活率仅为 60%,10 年存活率降低至 45%(Thuluvath 等,2010)。移植物的存活率也会受到研究中心的影响,美国不同研究中心的移植物存活率有所差异,病例数较少(每年移植病例数<10 例)或病例数较多(每年移植病例>57 例)的研究中心的转归最差。重要的是,与肝脏恶性肿瘤疾病相比,代谢性疾病、胆汁淤积性疾病和胆道闭锁患者术后转归更好。与 MELD 评分较低患者相比(11~20 分),评分较高(>30 分)患者移植 1 年后和 5 年后结果更为不理想。极端供体年龄(<1 岁和>65 岁),也对存活率具有负面影响。

无论是临床经验还是实验研究数据均表明,肝移植物对移植后排斥反应具有相对较好的耐受性。例如,联合肝移植进行其他器官移植时,肝脏似乎可以保护其他器官免受排斥反应的影响,但如果受体接受 CNI 进行治疗,则这种保护作用似乎并不明显或不会出现。抗体在肝移植中的作用比其在其他器官移植中的作用更为微妙,这可能是由于肝具有相对较大的吸收表面。然而从长期来看,抗体确实对移植物存活率产生不良影响,但并不像在肾移植中那样显著。与其他实体器官相反,HLA 匹配对肝脏移植转归并不产生影响,目前在移植分配过程中并不对此进行考虑。最后,越来越多的人意识到,在没有排斥反应的情况下,一些受体能够摆脱免疫抑制,许多受体处于"耐受"状态。但对于肝移植患者来说,大多数均需要实施免疫抑制治疗。

　　免疫抑制药物的选择主要取决于药物的已知毒性,其中一些可能在某些疾病状态下具有特异性,如恶性肿瘤和丙型肝炎。典型的免疫抑制包括 CNI 治疗,尽管其具有潜在的肾毒性和促纤维化作用,再如皮质类固醇和霉酚酸酯(MMF)。研究人员发现在不使用 CNI 的治疗方案中使用 MMF 进行治疗,可改善肾功能,但与 CNI 相比,其单独使用时排斥反应的发生率更高。虽然皮质类固醇是实体器官移植中使用的主要药物,但其潜在毒性及诱导丙型肝炎病毒复制的副作用均与转归恶化有关。在使用抗生素的条件下,类固醇对乙型肝炎病毒复制的影响不存在问题。因此,限制类固醇使用的策略包括使用兔抗胸腺细胞球蛋白和抗 CD25 抗体。无论如何,与类固醇维持治疗组相比,不使用类固醇进行治疗的患者,其排斥反应发生率更高。但是对于丙型肝炎移植患者,与类固醇维持治疗组相比,其病毒复制水平降低,且转归相对较好。在维持治疗过程中避免 CNI 的应用是另外一个目标,最近的研究发现使用兔 ATG 联合依维莫司,似乎获得了较为满意的结果,排斥反应发生率较低。

　　在停止免疫抑制治疗之后,大约有 20% 的肝移植患者出现了自发性长期肝脏移植物的接受,即出现了被称为"操作耐受"的情况。这种状态与移植后较长时间、低剂量免疫抑制维持治疗、后 PTLD 的存在以及自身免疫性疾病的移植有关。根据上述早期观察结果,有多个正在开展的临床试验纳入成人患者及儿童患者开展研究。最近研究表明,在撤除免疫抑制药物后儿童受体中有高达 34%~45% 移植成功,这表明儿童患者具有"操作耐受"的潜能。这可能是因为儿童患者与成人相比,在移植期间其免疫系统尚不成熟,频繁使用单一免疫抑制药物进行维持治疗,以及在没有药物监测条件下由于儿童患者生长而致的渐进性减量。研究显示上述受体患者体内浆细胞而非髓树突状细胞数量的增加。研究人员发现在出现耐受的情况下存在 γδ-T 细胞表达增加的情况,通过对上述受体 PBMC 基因表达进行深入研究发现,存在 NK-T 细胞以及 γδ-T 细胞相关基因表达上调的情况。总之,上述研究结果均支持了肝移植发生耐受的特定器官机制。需要对肝移植相关机制进行深入研究,同时研究结果也会对其他器官受体提供重要的理论支持。

　　在肝移植中丙型肝炎(HCV)感染仍然是需要考虑的问题。每年有 35%~41% 的受者由于 HCV 需要进行移植手术(Thuluvath 等,2010),且此比例正在明显升高。在移植后 2 年,HCV 感染对患者生存率的不良影响是显而易见的,对移植后 5 年患者生存率分析,未感染 HCV 患者为 85%,而感染 HCV 患者仅为 73%。许多受体相关因素对移植物存活和患者生存具有不良影响,主要包括年龄较大(>65 岁)、种族为非裔美国人、性别为女性、糖尿病、既往非肝脏移植、既往恶性肿瘤病史以及患有肝细胞癌。供体相关影响因素包括年龄较大,供体年龄>64 岁时死亡率最高,以及使用 DCD 供体肝脏。

疾病复发是受体最常见的并发症。几乎所有患者都会出现病毒血症,70%的受体会出现进展性丙型肝炎。虽然复发性疾病的临床特征与原发疾病相似,但也存在一些重要的区别。首先,也是最重要的一点,纤维化的发展在同种异体移植物上的进展非常快。这可能与病毒的快速复制有关,部分原因是免疫抑制以及供体和受体之间的 HLA 高度不匹配,导致对病毒的免疫控制和同种免疫应答减弱。纤维化似乎与肝星状细胞活化和肌成纤维细胞形成有关。另一个免疫因素可能是自身免疫介导的肝损伤,类似于在肝脏自然感染后出现的损伤。对复发性疾病和急性排斥反应进行诊断还存在一定的困难。较高的病毒载量(>3×10^{7}IU/mL)更容易导致复发。显然,治疗转归取决于准确的诊断,前者意味着免疫抑制撤除,后者意味着加强治疗。

肝移植的挑战

由于移植物存活率受到丙型肝炎病毒和复发性疾病的显著影响,目前研究的主要焦点在于丙型肝炎病毒清除的免疫机制、丙型肝炎病毒介导的同种移植物纤维化,并试图针对上述人群中找到有效的治疗方法。由于病毒复制与强烈的免疫抑制有关,因此,在移植后采取免疫抑制药物撤除的方式进行处理,并取得了一些成功。然而,免疫抑制药物停药过快实际上可能会导致疾病反弹与病毒复制反弹,并进一步出现免疫激活。或者,随着新的直接抗病毒蛋白酶抑制剂的引入,该阶段的主要目标将会是消除相关病毒,减少病毒对本体和移植组织中引发疾病的影响(Rice 和 Saeed,2014)。而现阶段主要的限制是医疗成本过高。

与其他实体器官移植相似,其他疾病的发展也会对移植物的长期存活产生负面影响,而这些疾病在很大程度上与免疫抑制的毒性有关。移植后恶性肿瘤的发病率有所提高,移植后 5 年在 5%~15%的水平,移植后 20 年升高至 16%~42%的水平,通过与年龄–匹配的未进行移植手术的对照组进行比较,发现肿瘤发生率是前者的 2~4 倍。该患者人群心血管事件风险升高 3 倍,心血管事件相关死亡风险升高 2.6 倍,在一定程度上是由于糖尿病、高血压和血脂异常的危险因素同时存在,这些因素与免疫抑制和潜在疾病进一步相关。最后,该患者人群中,慢性肾脏疾病普遍存在。病因包括移植前的损伤、肾小球疾病和 IgA 沉积、丙型肝炎、受体年龄偏大、糖尿病和 CNI 治疗引起的肾毒性。在一项大型登记试验中,>30%的非肾脏实体器官移植受体患者发展为终末期肾病,而需要采取透析治疗或肾移植(Ojo 等,2003)。对于肝移植受体患者,有 18%的患者在肝移植 5 年后需要接受肾脏置换治疗(表 11.2)。因此,了解相关患者的肾衰竭风险将会影响其排名策略和(或)移植后的管理,包括使用不含 CNI 的免疫抑制治疗。

对于患有不可逆肾脏疾病的肝衰竭患者,实施肝脏-肾脏同时移植(SLK)是一种适宜的治疗策略。从 1999 年到 2008 年,肝移植增加了 35%,同时 SLK 移植增加了 279%,在所有 6000 多例肝移植中,有 379 例属于 SLK。即使通过侵入性检测技术可以评估肾脏逆转和对结构异常情况进行检查,确定不可逆肾脏疾病程度仍然是一项挑战。再加上死亡肾脏供体不足,以及肾脏移植物透析中非肝脏患者提供了生存益处,使器官分配决策非常困难。因此,迫切需要确定能够预测慢性肾脏疾病进展的因素,不仅要确定将谁列入肾脏患者名单,而且要改善高危人群的管理策略并确定其进展机制。

肺

肺移植的现状

目前有>1000 例患有肺部疾病而列在肺移植主动等待名单中的患者,另外 900 例列在非主动名单中 (Yusen 等,2010)。与其他国家一样,美国主要通过肺分配系统(LAS)进行分配,该系统主要将医学急迫性以及移植后的转归进行综合评估,确定移植的优先级。该系统不仅考虑到等待患者不进行移植手术的存活率,也会考虑移植手术 1 年后的预期转归情况。同时也会纳入临床参数,以确定疾病的严重程度,以便使非常有限的资源发挥最佳的治疗效果。通过使用该分配系统,患者等待时间显著缩短,而在 2008 年,近 1/4 等待移植的患者在 35 天内接收了肺移植手术(Yusen 等,2010)。此外,候诊死亡率有所下降,每 1000 例患者每年有 128 名死亡。随着器官有效利用率的提高,2008 年约开展了 1400 例肺部移植手术,主要为双肺移植。几乎所有的供体均通过神经学检测确定死亡,而非 DCDD。

表 11.2 非肾脏实体器官移植受体患者中慢性肾衰竭累计发生率

器官类型	移植后慢性衰竭累计发生率(%)			慢性肾衰竭的相对风险(95% CI)
	12 个月	36 个月	60 个月	
心脏	1.9±0.1	6.8±0.2	10.9±0.2	0.63(0.61~0.66)
心脏-肺	1.7±0.1	4.2±0.9	6.9±1.1	0.48(0.36~0.65)
肠	9.6±0.2	14.2±2.4	21.3±3.4	1.36(1.00~1.86)
肝脏	8.0±0.1	13.9±0.2	18.1±0.2	1.00(参考)
肺	2.9±0.2	10.0±0.4	15.8±0.5	0.99(0.93~1.06)

Data from Ojo et al. 2003.

移植物存活率详见表 11.1 所示,1 年存活率为 81.6%,5 年存活率为 51.5%。在过去的 10 年间,上述存活率并未显著改善,并且明显低于其他实体器官移植。这主要受受体年龄以及潜在诊断技术的影响。与其他实体器官移植相比,该患者人群中的免疫抑制药物使用情况基本类似。约有 63% 的受体患者接受诱导治疗,更多的是抗 CD25(43%),耗竭性诱导较为少见(Yusen 等,2010)免疫抑制维持治疗药物通常包括他克莫司、霉酚酸酯以及皮质类固醇。通过采取上述治疗措施,术后 1 年移植物排斥反应发生率仅为 26%。上述情况主要是对类固醇药物治疗的反应,而约有 14% 的患者需要淋巴细胞耗竭治疗。

肺移植的挑战

与其他实体器官移植类似,主要的限制源自供体器官的匮乏。而这一问题对于肺移植来说甚至更为复杂,只有 15% 的多器官供体适合于肺移植。这种情况部分是因为脑死亡或心脏死亡相关损伤、通气过程中的气压伤或其他问题所致,包括气体交换功能不理想或胸部 X 线片显示浸润。此类器官的使用会导致移植物结果不佳,并具有较高的慢性损伤发生率。最近使用常温体外灌注方法开展的试验结果表明,这可能是一种非常有希望的策略,可对肺功能进行优化,可促进识别器官是否提供更为理想的临床结果。控制原发性移植物功能障碍和相关缺血损伤的其他方法包括 IL-10 的输注、一氧化氮或一氧化碳吸入、可溶性补体受体 1 和血小板活化因子拮抗剂的使用。目前开展的研究工作主要针对更好地理解损伤机制,扩大供体来源,提供可能的治疗策略。

尽管移植物可在早期获得成功,且诊断和治疗技术不断发展,但肺移植物的长期存活率仍然非常低,10 年存活率不到 30%。导致出现后期移植物丢失的主要原因是闭塞性细支气管炎综合征(BOS)。在临床上主要表现为气道流量降低,但并非由于急性排斥反应、感染或其他主要问题导致。组织学表现为细支气管的片状黏膜下纤维化,进而导致气道管腔阻塞。大约有 50% 的肺移植患者在 5 年后出现该综合征,虽然病变表现代表了最终的共同途径,但其表现、进展以及原因具有异质性。BOS 临床风险因素包括缺血再灌注损伤、CMV 以及呼吸道病毒感染;曲霉病增殖以及胃肠道反流都可能刺激固有性活化。该疾病的关键免疫风险因素为急性细胞排斥反应。另外的关键影响因素似乎是抗体-介导的损伤。而抗体既包括 HLA 供体特定抗体,也包括对支气管上皮和支气管壁微血管发挥作用的非 HLA 抗体。主要的局限在于对非 HLA 抗体进行检测的能力,以及缺乏对抗体生成进行有效抑制的治疗措施。自身抗体也可能会对位于肺血管周围和支气管周围组织基底膜下的 V 型胶原产生直接对抗作用。与其他器官类似,Th17 细胞在自体和同种免疫应答中的作用尚不清楚。由于肺作为人体与环境的接触界面器官,固有免疫细胞的作用正在研究过程中,因为 Toll-样受体(TLR)存在于肺抗原呈现细胞上,也存在于气道上皮细胞上。这可能有助于感染或接触毒素之后的攻击性免疫应答。因此,BOS 似乎代表了固有免疫应答和获得性免疫应答的相互作用,具有不明确的遗传敏感性和不同的环境因素。

心 脏

心脏移植的现状

尽管机械支持系统取得了快速的发展,但心脏移植仍然是终末期心脏疾病的主要治疗方案。目前大约有 3100 名患者在主动等待名单中。在过去的 10 年间,等待名单中的死亡病例已经降至每年 17/1000 的水平,这在一定程度上是由于采用了左心室辅助器械(LVAD)。而老年受体的人数不断下降,患有先天性心脏病和心肌病的年轻受体的数量正在上升,这成为导致心脏衰竭的主要原因。主要的限制性因素是适宜器官供体的短缺,每年仅能开展 2000 例移植手术。这在一定程度上受供体利用率的影响,捐助者服务中心的供体利用率差异很大。等待名单中有>2/3 的患者需要特殊医疗支持,包括通气、主动脉内球囊泵、电离性药物或 LVAD。2008 年,约有 30% 的受体接受了 LVAD 桥接治疗,这一数字在过去的 10 年里几乎翻了一番(Johnson 等,2010)。由于目前尚不清楚 LVAD 的使用是否会影响移植转归,因此,在当前的分配政策中并不包括 LVAD 的使用。但 LVAD 似乎对等待名单中的患者来说, 提供了一个生存的机会(Miller 等,2007)。在过去 10 年间,移植后 1 年、5 年以及 10 年的患者存活率分别提高至 89%、75% 以及 56%(表 11.1)。与先天性心脏病患者相比,原发性心肌病患者的结果略好。但长期存活率仍然是一个问题。

约有 50% 的受体患者需接受诱导兔 ATG 或抗 CD25 抗体等诱导免疫治疗。维持免疫抑制主要包括他克莫司、霉酚酸酯以及皮质类固醇。由于免疫抑制治疗(大部分患者使用糖皮质激素药物,17% 患者使用淋巴细胞耗竭治疗方法)的有效性,术后第 1 年急性排斥反应发生率降低至 19%(Johnson 等,2010)。在 2007 年有近 30% 的移植受体倾向于对类固醇停药或避免。此外,有约 10% 的移植患者在移植 1 年内使用 mTOR 抑制剂类药物,以防止出现移植血管性病变。

心脏移植的一个独特特征是在儿童受体中使用 ABO 不相容(ABO-I)移植。基于 West 及其同时报告了成功的结果, 符合 ABO-Ⅰ 的婴儿从 2002 年的 0% 升高至 2007 年的 50%。随着血球凝集素在婴儿后期的发育,在这些天然抗体发育之前进行的移植会导致 B 细胞耐受,并且缺乏抗 A 或抗 B 抗体的形成。移植后的存活率与接受血型匹配移植的婴儿相似。这并未能导致等待名单时间的变化,因为美国分配系统中将器官ABO 相容性作为优先选项,并且似乎对婴儿等待时间也没有任何影响。

心脏移植的挑战

与其他器官类似, 缺乏可用的供体器官和 IRI 造成永久性损伤仍然是最大的障碍。因此,旨在维持心脏功能和限制缺血损伤的策略具有重要意义。后期同种异体移植衰竭,被称为心脏同种异体移植血管病变(CAV),其组织学特征是所有同种异体移植血管的同心的内膜增生,导致移植缺血并最终衰竭。免疫和非免疫机制都可能介导这种损伤。因为目前的 T 细胞特异性免疫抑制不能改变这种损伤,所以固有性免疫激活似乎是关键的影响因素,因为损伤并不会受到目前 T 细胞特定免疫抑制的影响。与肾移植和肺移植非常类似, 供体特异性同种异体抗体以及补体介导的内皮损伤衰减,现已被公认为血管病变的关键因素。事实上,通过抗体介导的排斥反应的组织学标准足以进行诊断,即使没有心脏功能障碍或未能检出供体特异性抗体,这种病变也可能进一步发展为移植血管病变(Kobashigawa 等,2011)。与肾移植类似,治疗包括血浆置换术、IVIG、利妥昔单抗以及 mTOR 抑制剂的使用。但该领域关注的重点仍然是有效的策略,研究人员也积极开展相关临床试验,对补体破坏和浆细胞抑制的影响进行评估。

虽然移植物的活检可用于诊断,但并不能作为监测疾病进展的最有效手段。血管内超声(IVUS)是一种具有高度敏感性的无创检查技术,可用于疾病诊断,可针对血管管腔大小、内膜增厚情况以及血管壁形态学等方面提供相关信息。IVUS 可与多巴酚丁胺负荷超声心动图等无创性检测方法相结合,进一步提高诊断的准确性。其他生物标志物正在进行研究,以评估出现后续功能损伤之前的损伤情况。

小　肠

小肠移植的现状

大约有 200 名患者正在排队等待实施小肠移植,过去 10 年间,小肠等待移植名单上的人数几乎翻了一倍。通常,小肠移植的同时会进行肝移植或其他实体器官移植。由于小肠移植具有其特殊性,因此,只有少数具有相关经验的移植中心可进行小肠移植手术。在目前的等待名单中,最常见的病因是短肠综合征(73%),其次为功能异常(15%)。患者存活率与其他实体器官类似,移植后 1 年存活率约为 90%,然后在术后 5年降低至约 58%, 术后 10 年约为 46%(表 11.1)。术后 10 年移植物的存活率仅为

29%。在器官分配方面存在着很大的问题,必须对相关标准进行完善,以确保公平公正地利用有限的资源。一个关键的问题在于,相对较小的移植人群样本,难以评估移植患者和等待名单上患者的存活受益情况。

自 1995 年以来,免疫抑制不断发展,从耗竭性诱导到三联免疫抑制。其他的策略包括捐赠骨髓、英夫利昔单抗(抗 TNFα 治疗)和环磷酰胺输注。正如后来研究人员所发现的那样,患者的炎性状态以及肠道的高免疫原性导致难以充分抑制排斥反应和炎症。

小肠移植的挑战

器官的利用仍然是一个非常大的问题, 只有约 3% 的器官供者适宜于捐献小肠。而这一问题导致等待名单中患者死亡率显著升高。未能获得小肠的主要原因有 25% 的捐赠者器官功能不良、具有潜在的病史和国家项目的拒绝。最后一个原因越来越普遍,在 2008 年占到 16%。目前应用的策略包括考虑活体供者、DCD 供者、提高供者利用率、扩大可接受标准以及新的分配政策。

由于许多因素,小肠是一个高度免疫原性器官。这主要包括肠道上皮细胞的存在,其可以作为抗原呈递细胞,移植物次级淋巴组织中的同种异体识别,肠道相关淋巴组织(GALT)中相对大量的免疫细胞,以及由于接触细菌菌群而导致同种异体移植物出现持续炎性状态,进而导致固有性和适应性免疫细胞激活。因此,基于 T 细胞的免疫抑制可能并不足以对排斥反应进行控制, 其他的机制可能导致慢性排斥反应及损伤。对此类抗原刺激的深入研究可为具体的治疗提供新的思路,确保移植物存活和患者存活方面获得更好的结果。

该受体人群的长期并发症包括较高的肾衰竭发生率,移植后 5 年约为 21%。肾衰竭的风险因素包括移植前 GFR 水平较低,CNI 治疗剂量较高以及移植前疾病严重程度较高。小肠移植受体也通常会出现 PTLD,发病率高达 20%,大约有 50% 的病例会发生移植物衰竭及患者死亡。风险因素包括实施 OKT3 耗竭性诱导治疗。进一步了解这种肿瘤的病因及其发展情况,有助于改进其预防和治疗策略。

总　结

虽然各器官组中所使用的诊断和治疗有相似之处,但毫无疑问,由于可对免疫原性产生改变的内源性机制有所差异,以及身体对炎症和损伤的反应不同,因此,其表现也有所不同。通过对上述差异进行研究,我们可以获得更深入的了解。此外,移植领域

表 11.3　解决移植领域关键问题的策略

临床问题	科学问题	可能的研究领域
后期同种异体移植物衰竭	发现免疫损伤机制以及潜在治疗策略	免疫调节
		耐受
		免疫重建(稳态增殖)
		抗体、B 细胞、内皮损伤
供体器官不足	发现能改善器官损伤的机制	再生医学
	实体器官的合成	IRI 试验
包括代谢、感染以及恶性肿瘤等方面的毒性	免疫系统抑制与毒性的权衡	免疫监测分析
		蛋白组学、代谢组学以及基因组学

必须共同解决 3 个关键性问题:①供体器官短缺导致等待时间过长以及等待名单中患者死亡;②由于纤维化、血管疾病以及慢性炎症导致的移植物后期衰竭;③患者的发病率和死亡率,很大程度上归因于长期免疫抑制毒性诱导。虽然我们有很多机会对上述领域进行研究(表 11.3),但需要更多的新技术解决上述问题,并需要确定新的目标和治疗方法。不幸的是,由于药物批准方面存在的困难、受体医疗状况的复杂性以及受体较高不良反应发生的可能性,导致针对移植方面的投入明显降低。更具有战略意义的研究是,将目前的研究方法应用于设计清晰的队列研究中,以便推动新的治疗技术的发展,这可能使患者长期获益。

致　谢

Roslyn B. Mannon 得到了 NIH 的部分资助 (U01AI084150,U19A1070119, 以及 RO1DK75532)。作者就论文中的相关内容与任何组织或实体机构都没有利益冲突和经济利益关联。我们感谢 Wendy Bailey 女士对此的支持。

(张迪　译)

参考文献

El-Zoghby ZM, Stegall MD, Lager DJ, Kremers WK, Amer H, Gloor JM, et al. Identifying specific causes of kidney allograft loss. *Am J Transplant*. 2009;9(3):527–35.

Fishman JA. Infection in solid-organ transplant recipients. *N Engl J Med*. 2007;357(25):2601–14.

Gentry SE, Montgomery RA, Segev DL. Kidney paired donation: fundamentals, limitations, and expansions. *Am J Kidney Dis*. 2011;57(1):144–51.

Johnson MR, Meyer KH, Halt J, Kinder D, Webber SA, Dyke DB. Heart transplantation in the United States, 1999–2008. *Am J Transplant*. 2010;10(4 Pt 2):1035–46.

Kobashigawa J, Crespo-Leiro MG, Ensminger SM, Reichenspurner H, Angelini A, Berry G, et al. Report from a consensus conference on antibody-mediated rejection in heart transplantation. *J Heart Lung Transplant*. 2011;30(3):252–69.

Mannon RB. Therapeutic targets in the treatment of allograft fibrosis. *Am J Transplant*. 2006;6(5 Pt 1):867–75.

Mannon RB, Kirk AD. Beyond histology: novel tools to diagnose allograft dysfunction. *Clin J Am Soc Nephrol*. 2006;1(3):358–66.

Marfo K, Lu A, Ling M, Akalin E. Desensitization protocols and their outcome 1. *Clin J Am Soc Nephrol*. 2011;6(4):922–36.

Miller LW, Pagani FD, Russell SD, John R, Boyle AJ, Aaronson KD, et al. Use of a continuous-flow device in patients awaiting heart transplantation. *N Engl J Med*. 2007;357(9):885–96.

Ojo AO, Held PJ, Port FK, Wolfe RA, Leichtman AB, Young EW, et al. Chronic renal failure after transplantation of a nonrenal organ. *N Engl J Med*. 2003;349:931.

OPTN/SRTR 2013 annual data report. *Am J Transplant*. 2015;15(S2):4–13.

Organ Procurement and Transplantation Network (OPTN) and Scientific Registry of Transplant Recipients (SRTR).

OPTN/SRTR 2011 Annual Data Report. Department of Health and Human Services, Health Resources and Services Administration, Healthcare Systems Bureau, Division of Transplantation; 2012.

Racusen LC, Colvin RB, Solez K, Mihatsch MJ, Halloran PF, Campbell PM, et al. Antibody-mediated rejection criteria—an addition to the Banff 97 classification of renal allograft rejection. *Am J Transplant*. 2003;3(6):708–14.

Rice CM, Saeed M. Hepatitis C: treatment triumphs. *Nature*. 2014;510(7503):43–4.

Thuluvath PJ, Guidinger MK, Fung JJ, Johnson LB, Rayhill SC, Pelletier SJ. Liver transplantation in the United States, 1999–2008. *Am J Transplant*. 2010;10(4 Pt 2):1003–19.

Yusen RD, Shearon TH, Qian Y, Kotloff R, Barr ML, Sweet S, et al. Lung transplantation in the United States, 1999–2008. *Am J Transplant*. 2010;10(4 Pt 2):1047–68.

第 12 章

移植相关并发症

Leonardo V. Riella, Anil Chandraker

本章概述

- 心血管疾病是移植后死亡的主要原因，是由移植物功能受损和代谢并发症引起的。
- 有>60%的移植患者会出现高血糖的情况，通常与患者和移植物预后不佳有关。移植后骨矿物质代谢紊乱增加了骨折和心血管钙化的风险。
- 感染与移植术后时间、流行病学暴露和免疫抑制状态有关。
- 恶性肿瘤是导致移植后患者死亡的第三大原因。最常见的癌症为皮肤癌、肾细胞癌以及移植后淋巴增生性疾病。
- 免疫监测受损以及致癌性病毒感染对该患者人群的肿瘤发展起到了重要的作用。

引 言

近年来，随着新的免疫抑制方案的制定和对患者管理水平不断提高，移植患者移植物的短期存活率显著提高。但该短期优势并未对长期预后产生明显的积极作用。例如，在肾移植领域，死亡供体肾脏的半衰期仅从 1995 年的 8 年提高至 2005 年的 8.8 年。上述数据表明，在移植后 10 年内，有>50%的移植肾会丢失。随着等待名单中潜在受体数量不断增长，这种情形导致器官移植等待时间更加漫长，这给器官移植领域带来了巨大的挑战。

在最近开展的一项纳入 1317 例肾移植患者且平均随访时间为 50 个月(±32 个月)的队列研究中，通过研究确定了导致同种异体移植物丢失的两个主要原因，分别为功能性同种异体移植物的死亡(41.8%)以及因肾小球疾病复发导致的后期同种异体移植物丢失(46.3%)。在导致功能性同种异体移植物死亡的原因中,心血管疾病是主要的原因,其次是感染和恶性肿瘤。上述结果与最近 USRDS 的数据基本相符,具体如图12.1 所示;其他实体器官移植也报道了类似的结果。因此,对免疫应答进行控制并非改善移植物长期预后的唯一目标,还应该特别关注移植患者可能出现的代谢、感染以及肿瘤相关并发症。本章我们将主要对最常见的移植后并发症进行阐述,包括其发病机制以及潜在的管理策略。

感　染

移植患者感染风险显著升高,主要与广泛的免疫抑制有关,导致患者机体对病毒、细菌以及真菌等病原微生物的反应受到抑制。此类感染会对同种异体移植物的功能产生影响,并导致发病率和死亡率显著升高。通常,移植患者出现感染情况的临床表现并不具有典型性,因为免疫抑制药物增加了机会性感染的风险,同时也会对相关症状和体征产生抑制作用。有一些线索可能有助于对移植后感染情况进行鉴别诊断,包括移植后时间、免疫抑制的程度、接触史、移植前血清学特征以及移植患者感染病史等。同时,还应该考虑到供体来源感染的可能性。有必要开展早期特定微生物诊断,通常需要有创操作来完成准确和及时地诊断。目前在临床上没有客观的检测技术,可对免疫抑制患者的感染风险进行量化分析。因此,只能勉强将药物的剂量和水平作为免疫治疗强度的替代性指标。

移植患者的常见感染

肾移植患者最常见的感染为泌尿道感染,通常表现为排尿困难,但有时也不会出

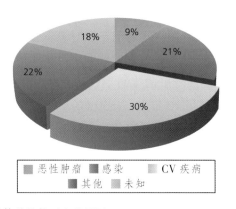

图 12.1　功能性同种异体移植物死亡的原因。Source: Adapted from USRDS data(2004–2008).

现该症状。通常使用肾超声检查以排除出现尿路梗阻的情况。可使用甲氧苄啶磺胺甲
恶唑或氟喹诺酮治疗 7 天。根据目前所能获得的数据,指南并未推荐针对肾移植患者
或其他实体器官移植患者开展无症状性菌尿的筛查或治疗。但一些回顾性研究表明,
对无症状细菌尿症进行治疗会降低肾盂肾炎的发病率;而且在大多数移植中心,即使
没有任何症状,对第一次细菌尿采取相应的治疗也是常见的做法。

通常来说,实体器官移植后感染通常可以预测(图 12.2)。需要注意的是,对于发生
排斥反应或免疫抑制治疗强度过高的患者,经常会高度怀疑感染的发生,尤其是非典
型性表现发生的频率较高。

巨细胞病毒

巨细胞病毒(CMV)是移植术后最重要的单一病毒感染,通常在移植术后前 6 个
月出现。然而,随着预防性抗病毒药物的使用,目前其出现于移植后期。

全球范围内,有>50%的人具有 CMV 感染病史,病毒倾向于存在骨髓细胞中。感染
的风险因素包括 T 细胞耗竭药物的诱导治疗、高剂量的免疫抑制药物、患者血清阴性
状态、年龄较大、急性排斥反应以及移植物功能不佳。CMV 疾病可能表现为 CMV 综合
征的典型症状,伴有发热、虚弱、肌痛、关节痛和白细胞减少或终末期器官疾病,包括结
肠炎、肺炎、肝炎、心肌炎或脑膜炎(图 12.3)。此外,CMV 还会导致对免疫系统有"间接
影响",增加其他感染的总体风险[EB 病毒(EBV)、真菌及细菌],增加了 EBV 错配对移

第 1 个月	第 2~6 个月	>6 个月
术后感染*	• BK 肾病	• 放线菌,诺卡菌
－伤口	• 艰难梭菌性结肠炎	• HSV 脑炎
－导管相关	• 流感和其他呼吸道病毒	• VZV 感染
－肺炎	• 结核杆菌	• 细小病毒 B19
－难辨梭菌性结肠炎供	• 新型隐球菌	• HPV/皮肤癌
体来源	• 胃肠道寄生虫(隐孢子虫,	• EBV/PTLD
	微孢子虫)	• HHV-8/肉瘤
*考虑抗菌药物耐药性病	• 地方性感染	• JC 病毒/PML
株菌		• HBV/HCV/肝炎
		• 地方性感染
		• 流感和其他呼吸道病毒
	社区获得性肺炎以及 UTI	
使用抗生素和预防性抗病	• CMV 感染	
毒治疗	• 真菌性感染	

图 12.2 移植后感染时间表。

植后淋巴组织增生性疾病(PTLD)的影响,增加同种异体移植物出现排斥反应的风险。这些"间接影响"通过多种机制介导,有助于病毒逃过宿主免疫系统的检测,包括抗原呈递细胞 HLA 表达降低、抗原呈递水平降低、T 细胞增殖减少、以及 Fc 受体表达增加等。由 CMV 感染导致的肾脏疾病目前仍存在一定争议,但有研究认为 CMV 感染与移植性肾小球病和血栓性微血管病具有一定的相关性。

　　CMV 感染的诊断主要根据 CMV 病毒血症,可通过抗原血症分析 (CMV 磷蛋白65)或核酸定量检测(QNAT)的方法进行检测。对于具有神经系统症状(包括脉络膜视网膜炎)以及胃肠道疾病(结肠炎和胃炎)的患者,血液相关 CMV 检测结果可能表现为阴性。因此,实施结肠镜检查以及腰椎穿刺术等创伤性检查可能是必要的。

　　口服更昔洛韦已经成为轻至中度 CMV 疾病治疗和预防的首选,静脉输注更昔洛韦适用于严重或危及生命的 CMV 疾病的治疗。最好每周对病毒血症情况进行检测,确定最佳的治疗时间,直至连续 1~2 次监测结果为阴性。

　　治疗之后 CMV 疾病可能会频繁复发。两种推荐的方法分别是治疗开始前几个月对病毒滴度进行密切监测和临床观察 (优先),或进行二次预防治疗直至移植后 6 个月。复发的高风险因素包括初次 CMV 感染、死亡供体移植、病毒载量基线水平较高、多器官疾病以及排斥反应的治疗。由于 CMV 病毒血症与小肠疾病的相关性非常弱,因此,在病毒血症清除治疗后推荐进行更长时间的抗病毒治疗。对于严重 CMV 疾病患者、病毒载量非常高或属于耐药菌株患者、临床上存在顽固性疾病、白细胞减少或晚期/复发性疾病,则应考虑同时降低免疫抑制水平。辅助治疗包括 CMV 免疫球蛋白、

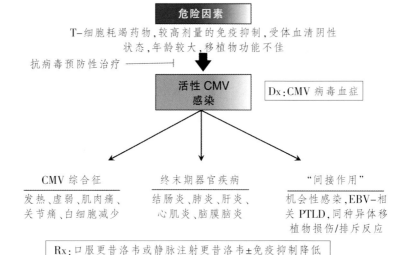

图 12.3　实体器官移植患者的 CMV 感染。Dx,诊断;Rx,治疗。

CMV 特异性 T 细胞以及来氟米特过继输注。来氟米特是一种抗增殖药物,对嘧啶合成具有抑制作用,可干扰 CMV 病毒组装,并具有轻微的免疫抑制作用。但针对上述辅助性治疗方法与标准治疗方法相比,是否存在一定优势,尚无较为明确的研究报道。最后,口服更昔洛韦、阿昔洛韦或伐昔洛韦不应作为 CMV 疾病的初始治疗。

CMV 对更昔洛韦的耐药非常罕见,但如果出现,最常见的原因是 CMV UL97 基因出现突变(一种磷酸化药物的病毒蛋白激酶)或 UL54 基因突变(CMV DNA 聚合酶)。如果经过 2~3 周的治疗之后,病毒血症仍未缓解,则应考虑是否出现 CMV 耐药性。出现耐药性的潜在风险因素包括,按照低剂量使用抗病毒药物,D+/R−移植,延长抗病毒治疗时间,增加免疫抑制水平,严重组织浸润性 CMV 病和(或)高病毒载量。

目前,尚无有效的疫苗,但一项进行中的研究表明,一种新的 CMV 疫苗似乎具有一定的作用。用于活动性 CMV 疾病的主要预防方式是采取普遍的预防性治疗或抢先治疗的方法。对于后者,可按一定的时间间隔开展实验室检查,检测移植患者早期以及无症状的病毒复制情况。根据权衡两种策略的小型临床试验所获数据,对于风险最高的移植患者(D+/R−),预防性治疗较抢先治疗的效果更佳,因为前者可获得更好的移植物存活率及临床预后。预防 CMV 应用最广泛的抗病毒药物是更昔洛韦,剂量为每天一次,每次 900mg,至少使用 6 个月,如果给药后 GFR<60mL/min,则需对剂量进行调整。对于血清阴性移植患者,建议使用白细胞耗竭性血液产品以及 CMV 血清阴性血液制品,降低输血传播 CMV 的风险。在急性排斥反应治疗之后,应考虑重新实施 1~3 个月的 CMV 预防性治疗(共识建议)。

BK(多瘤)病毒

在过去 15 年里,BK 病毒相关肾病的发病率显著增加,这与使用强效的免疫抑制药物具有明显的相关性。最大的挑战是,有 30%~65%的 BK 相关肾病患者在确诊 1 年内失去其肾脏移植物。

人类感染 BK 病毒通常发生在儿童时期,通常表现为自限性呼吸道病毒感染。通常会出现病毒在肾小管上皮细胞中的潜伏。成年之后, 普通人群中>80%的人会出现 BK 血清阳性。然而,病毒的再激活只在免疫抑制的状态下才会出现,与其他实体器官移植相比,肾移植具有特殊的倾向性。BK 病毒的再激活通常是以移植肾无症状的功能恶化为特征,通常发生在移植后 3~6 个月。与 CMV 感染不同,供体/受体配对血清学 BK 病毒状态并不能对疾病的发病风险进行预测。唯一经认可的危险因素为整体免疫抑制的程度,因此,BKV 可能被视为某种过度免疫抑制的生物标志物。诊断主要依赖于血液中病毒复制的证据[BK DNA 聚合酶链式反应(PCR)]并通过组织学检查予以确诊。由于 BK 病毒肾病具有病灶性特点,难以与急性排斥性反应区分,因此,至少应获得两个具有髓质组织的核心病灶,以便进行多瘤病毒特异性组织病理学分析(SV40 核染色)。尿病毒水平以及诱饵细胞由于特异性差(阳性预测值较低)已不再常规使用。BK 病毒血症是 BK 病毒相关肾病最佳的阳性预测性指标。

目前尚无针对 BK 病毒的有效抗病毒治疗措施,有效的治疗主要局限于降低免疫抑制水平。最有效的方法是筛选是否存在 BK 病毒血症,如果检测发现 BK 病毒血症,则应减少免疫抑制药物的使用,或停止其中一种免疫抑制药物的使用。因为检测发现的 BK 病毒可能是过度免疫抑制治疗的生物标志物。在降低免疫抑制治疗强度之后,每 2~4 周对 BK 病毒载量进行监测,直至结果为阴性。通常会在接下来的数周至数月内出现病毒载量的降低,但肾脏功能仍会暂时的继续恶化。辅助治疗主要包括 IVIg、来氟米特以及氟喹诺酮类抗生素药物。在活检时发现肾小管炎或 C4d 染色的病例提示急性排斥反应,这时应使用 IVIg。通常,排斥反应作为治疗的首要目标,其次才是 BK 病毒。但由于 BK 病毒具有糖皮质激素反应(GRE),使用脉冲剂量的类固醇类药物对排斥反应进行治疗时,应仔细权衡 BK 感染恶化的风险。

由于移植肾功能减退患者在确诊 BK 病毒相关肾病后,BK 病毒感染的逐步进展和肾功能不良恢复率低,如果估计患者患病率>2%,则需要对无症状的移植患者进行 BK 病毒筛查。广为接受的策略是在移植术后 1 个月、2 个月、3 个月、6 个月、9 个月以及 12 个月连续进行血液 BK 病毒载量监测。如果在筛选过程中发现 BK 病毒载量处于较高水平,则应考虑实施肾脏活检,以确定是否出现 BK 病毒肾病以及 BK 病毒肾病发展的程度,并确认是否存在排斥反应的其他情况。如果患者出现无法解释的移植肾功能恶化,则应考虑进行 BK 病毒载量检测。

对由于 BK 病毒相关肾病导致同种异体移植物丢失的患者,可考虑在病毒血症清除之后进行再次移植。病例报告已经证实其具有较好的预后,尤其是在后续移植过程中避免了强烈的免疫抑制。

其他感染

如果免疫抑制患者出现不明原因的孤立性贫血,并伴有网织红细胞计数偏低,则应怀疑存在细小病毒感染。与非免疫抑制患者相比,皮疹、关节炎和发热并不常见。通过 PCR 技术对血清中的细小病毒进行测定而实施诊断。治疗包括 IVIg,因为其含有高水平的细小病毒特异性抗体,同时对网织红细胞计数水平进行监测,因为 PCR 阳性反应可能持续数月。

如果出现不同的非典型性皮肤损伤/皮疹,应考虑带状疱疹。针对病变部位拭子检测进行病毒直接免疫荧光法(DFA)以及培养,可作为选择的诊断技术,有助于医院开展抗病毒治疗。移植患者的中枢神经系统感染是一种需要经验治疗的医疗紧急情况,而影像学研究、腰椎穿刺和血液培养的结果具有一定不确定性。诊断结果较为宽泛,包括李斯特菌、HSV、JC 病毒和新型隐球菌。

地方流行病区域患者粪类圆线虫相关慢性肠道感染通常无症状,有时候嗜酸性粒细胞增多症是唯一的表现。对于上述患者,进行免疫抑制可能会导致过度感染,并伴有破坏性感染传播,包括胃肠道症状和肺部症状,并具有较高的死亡率(50%~85%)。因此,对居住或前往流行地区的患者进行筛查是必要的。

移植后恶性肿瘤

与普通人群和接受透析治疗人群相比,实体器官移植患者肿瘤发病更为常见;一项研究发现,在免疫抑制治疗 20 年后,40%的移植患者出现癌症。实际上,对于肾移植患者来说,肾移植后肿瘤仅为导致死亡的第三大原因。另一个值得关注的问题是,移植患者出现特定恶性肿瘤的风险增加,但并不是所有肿瘤都具有这一倾向。最后,移植患者肿瘤发病率和患病率在过去 10 年里有所增加,部分是因为移植患者年龄较大,且使用了较为强效的免疫抑制药物。进一步了解肿瘤在移植领域的有关情况,对移植患者的长期医疗护理至关重要。

流行病学

实体器官移植后发生率最高的恶性肿瘤是非黑色素瘤皮肤癌、肾细胞癌和非霍奇金淋巴瘤。在一项研究中发现,上述肿瘤的发病率甚至达到了普通人群的 20 倍。此外,在移植后发生率较高的还有卡波西肉瘤(KS)、黑色素瘤、白血病、咽癌和口腔癌、宫颈/外阴阴道癌以及各种肉瘤。相反,对于普通人群中最为常见的实体肿瘤(肺、前列腺、乳腺和结直肠),移植患者与非移植患者相比,发生率仅有轻等程度升高或基本类似。在不同的实体器官移植中,肺移植患者的恶性肿瘤风险最高,其次为心脏移植、肝脏移植以及肾脏移植。有研究人员认为,这种情况可能与心脏移植和肺移植患者使用的免疫抑制药物剂量最高有关。与等待名单中的患者相比,不同恶性肿瘤的相对风险详见表 12.1。

总体而言,肾移植患者肿瘤发生率与年龄为 20~30 岁的非移植人群基本类似,具体详见图 12.4 所示;但因种族、病毒感染和环境暴露因素的不同,绝对风险有所差异。

临床特征

根据肿瘤性质不同,移植术后出现恶性肿瘤的时间有所差异。总体来看,恶性肿瘤通常在移植手术 3 年后发生,与普通人群相比,移植后患者所发生的肿瘤更具侵袭性。

表 12.1　与等待名单上的患者人群相比移植后肿瘤相对风险因素,并根据年龄、性别、种族/民族、肾衰竭的主要原因和终末期肾病的既往持续时间进行调整(35 765 例肾移植患者以及 46 106 例等待名单上的患者)

恶性肿瘤类型	相对风险 (95% CI)	P 值
皮肤		
皮肤	2.55(2.26~2.88)	<0.0001
黑色素瘤	2.19(1.31~3.65)	0.0028
其他非皮肤	1.17(1.07~1.28)	0.0004
胃肠道		
结肠	0.75(0.54~1.01)	0.0860
泌尿生殖器		
膀胱	1.12(0.73~1.70)	0.6098
宫颈(女性)	1.28(0.48~3.36)	0.6230
肾脏	1.39(1.10~1.76)	0.0058
卵巢(女性)	0.34(0.12~0.97)	0.0439
前列腺(男性)	0.79(0.62~1.00)	0.0460
外阴阴道(女性)	2.19(0.67~7.12)	0.1936
淋巴瘤		
霍奇金	2.60(1.01~6.68)	0.0471
非霍奇金	3.29(2.40~4.51)	<0.0001
其他		
骨骼	0.91(0.40~2.04)	0.8145
乳腺(女性)	0.82(0.57~1.17)	0.2648
卡波西肉瘤	9.03(2.58~31.60)	0.0005
肺	1.05(0.79~1.40)	0.7241
口腔	2.19(1.33~3.61)	0.0022
骨髓瘤	0.92(0.57~1.49)	0.7338

Source: Adapted from Kasiske et al. (2004). Reproduced by permission of John Wiley & Sons, Ltd.

　　非黑色素瘤皮肤癌是实体器官移植后最常见的癌症类型,对于<40 岁的肾移植患者,通常发生于移植后 8 年;>60 岁的移植患者,通常于移植后 3 年出现。与普通人群相比,移植患者罹患鳞状细胞癌的风险升高 100 倍,基底细胞癌的风险也高达 10 倍。皮肤癌也倾向于出现在年龄较小的患者身上,且具有多个位点。最重要的风险因素是紫外线辐射的累积暴露水平、既往非黑色素皮肤癌病史、皮肤白皙、对晒伤的易感性以及免疫抑制的类型/程度。

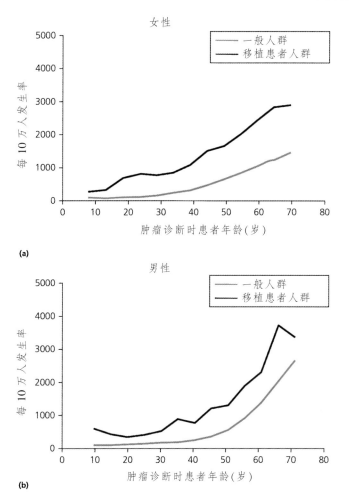

图 12.4　与年龄匹配的普通人群相比,肾移植患者队列中女性(a)和男性(b)的癌症发病率(n= 15 183)。Source: Data from Webster et al. (2007)

卡波西肉瘤(KS)是由人类疱疹病毒 8(HHV-8)引起的,其流行率遵循该病毒的地理分布特点(中东、地中海和撒哈拉以南的非洲人群)。其典型表现为累及下肢的血管增生性病变,导致淋巴水肿。在一些受者中,KS 侵袭黏膜表面和淋巴组织,但很少表现为内脏受累。

移植后淋巴组织增生性疾病(PTLD)是一组异质性疾病,其特征是器官移植后淋巴组织增生异常。最常见的类型是非霍奇金淋巴瘤,累及约 50% 的淋巴结外部位。EBV 感染与 PTLD 密切相关,因为研究人员坚信,EBV 感染细胞(例如,LMP1)表达的肿瘤基因通过多种途径帮助淋巴瘤细胞逃避宿主免疫系统的攻击,包括增强抗凋亡和恶性肿瘤生长信号。PTLD 的危险因素包括受体的 EBV 阴性状态、高度免疫抑制以及 CMV 共感染。贝拉西普(belatacept)是最近 FDA 批准的一种药物,可阻断 T 细胞共刺激通道,在 EBV 血清阴性患者中可增加 PTLD 的患病风险。一般来说,PTLD 表现为发热、单核细胞样症状和其他因涉及部位不同而有所差异的特征,包括腹部肿块、胃肠道出血、中枢神经系统疾病或同种异体移植物浸润。移植后 PTLD 平均发病时间为 32 个月,但移植后第一年发病率最高,可能由 EBV 感染引起,尤其是在 EBV 血清阴性的患者,其更易受 EBV 感染。其诊断通过影像学研究和组织标本的 EBV 染色方法进行。

肾细胞癌在移植后的发病率也有所增加,特别是在肾移植患者中。可能表现为无症状血尿、红细胞增多、腹部肿块和(或)体重减轻。治疗包括手术切除,预后通常良好。

发病机制

有多个因素似乎与移植后恶性肿瘤的发病有关:免疫抑制引起的免疫监测受损;药物直接作用导致癌症侵袭性增加;阳光照射等致癌因素;宿主因素(例如,癌症的遗传易感性)、致癌病毒的感染以及长期透析(图 12.5)。也有罕见的病例,恶性肿瘤源自移植供体。

免疫抑制:免疫抑制的强度和持续时间可显著影响移植后恶性肿瘤发生的风险。免疫抑制药物可以严重破坏免疫功能,影响对癌细胞的免疫监测,重要的是抑制抗病毒免疫。后一种效应增加了致癌病毒(如 EBV、HCV、HBV、HPV 或 HHV-8)感染的可能性,使者易患恶性肿瘤。此外,某些免疫抑制药物还似乎能直接影响肿瘤的发展。例如,研究表明,硫唑嘌呤(AZA)和环孢菌素(CSA)均能降低太阳紫外线辐射引起的

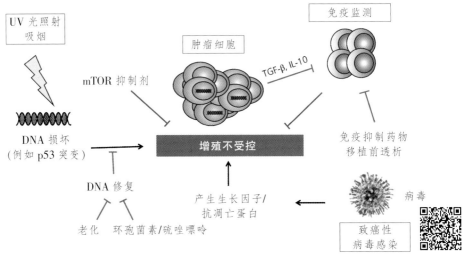

图 12.5 移植患者恶性肿瘤发病的一般机制。

DNA 损伤的修复率(图 12.5)。此外,AZA 在 DNA 中加入 6-硫鸟嘌呤假碱基可增强太阳紫外线照射下的致突变性,而 CSA 可增强血管生成和肿瘤生长。相反,mTOR 抑制剂虽然具有免疫抑制作用,但研究已证明其可以抑制肿瘤生长,这表明该药物的特性在对肿瘤风险产生影响方面也非常重要。其抗增殖作用似乎是通过阻断 PI3K-Akt-mTOR 通路(在癌症中经常被激活)和抑制血管生成介导的。最后,肿瘤发生率也可能受到肿瘤细胞产生的生长因子(对肿瘤微环境具有调节作用)的影响。

环境因素:移植后阳光照射与皮肤癌的相关性在文献中已经得以证实,在澳大利亚等极特殊病例中,易感个体的高阳光照射率导致了皮肤癌的高发病率。吸烟也是一个已知的风险因素,尤其与肺癌具有很大相关性。

宿主因素:遗传易感性在移植后恶性肿瘤的发展中起着重要作用,这一点可以从既往的恶性肿瘤史或高发癌症家族史中看出。除了宿主因素在移植后肿瘤发病中具有重要作用以外,长期透析治疗病史也会显著增加肾脏肿瘤以及尿道恶性肿瘤的发病风险。最后,某些病毒感染与移植后不同肿瘤性疾病的发生具有一定相关性(表 12.2)。例如,PTLD 可能与 EBV 感染和诱导疗法(如抗淋巴细胞球蛋白制剂)有关,现在停用的OKT3 似乎加倍使宿主易受 EBV 感染,导致 PTLD 风险增加。HHV-8 是另外一种与移植后易出现的恶性肿瘤 KS 具有直接相关性的病毒。HHV-8 虽然是导致肿瘤发病的前提条件,但其本身并不足以导致出现 KS。HHV-8 基因组中存在病毒肿瘤基因,解释了病毒通过影响细胞周期和凋亡调节而诱导肿瘤发病的能力。最后, 人乳头瘤病毒(HPV)也与皮肤癌和肛门生殖器癌的风险升高有关;然而,移植患者中 HPV 在继发性皮肤癌中的致病作用尚未得到证实。

代谢紊乱

随着移植物存活率的提高,功能性同种异体移植物的死亡已经成为移植领域面临的主要问题。移植后死亡的主要原因是心血管疾病。由于传统的和非传统的风险因素,

表 12.2　常见病毒相关恶性肿瘤

传染源	病毒相关癌症
EB 病毒	淋巴组织增生性疾病
乙型肝炎病毒,丙型肝炎病毒	肝细胞癌
人疱疹病毒 8	卡波西肉瘤
人乳头瘤病毒	宫颈癌、阴道癌、阴茎癌、肛门癌、舌癌、口腔癌、口咽癌
Merkel 细胞多瘤病毒	Merkel 细胞癌

移植受体的发病风险有所增加(图 12.6)。在所有非传统风险因素中,移植前透析持续时间,移植物功能延迟历史情况和(或)急性排斥反应为心血管事件的主要预测性指标。在下面的文章中,我们将对 3 种移植后主要疾病进行阐述:移植相关高血糖症、血脂异常以及骨矿物质紊乱。

移植相关高血糖症(TAH)

血糖控制障碍在移植后很常见,"移植相关高血糖症"(TAH)一词通常已涵盖移植后新发糖尿病(NOTAT)和糖尿病前期状态,因为这两种状态都会使心血管事件、感染、死亡和同种异体移植丢失的风险概率升高 (图 12.7a 和图 12.7b)。移植 1 年后,NODAT 的患病率约为 15%,而在相同时间点,有 30%~45%的移植受体会出现糖耐量受损(糖尿病前期状态)。NODAT 的定义是指空腹血糖>126mg/dL(7mmol/L),或口服葡萄糖糖耐量检测 (75g 的无水葡萄糖溶解于水中) 期间 2 小时后血糖高于200mg/dL(11mmol/L)。另一方面,糖耐量受损通常是指空腹血糖为 6.1~6.9mmol/L,或服用相应量的葡萄糖 2 小时之后血糖在 7.8~11.1mmol/L 之间的水平。

TAH 的发病机制主要涉及胰岛 β 细胞产生的胰岛素减少以及胰岛素抵抗。导致患者易发 TAH 的风险因素较多(表 12.3)。免疫抑制药物的选择对于 TAH 的发病起到了关键的作用,目前已知糖皮质激素可通过促进肝脏生成葡萄糖并降低外周组织对胰岛素的敏感性而对葡萄糖的代谢产生重要影响。减少类固醇类药物的剂量,或在维持免疫抑制治疗过程中完全停止使用此类药物,可明显降低 NODAT 的发病率。在钙调神经磷酸酶抑制剂(CNI)中,与环孢菌素相比,他克莫司的使用会导致 NODAT 风险相对较高, 其发病机制与胰岛 β 细胞葡萄糖刺激相关胰岛素分泌能力受到抑制和胰岛

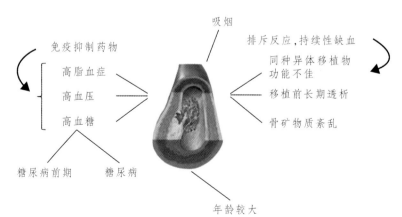

图 12.6　肾移植受体心血管疾病风险因素。

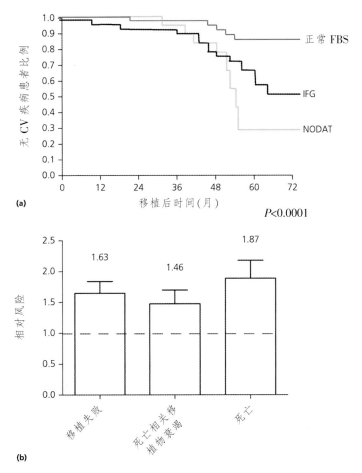

图 12.7　移植相关高血糖症(TAH)。(a)研究人员针对 351 例患者组成的队列对心血管事件和 TAH 的相关性进行评价,根据移植 1 年后的血糖状态对患者进行分层:空腹血糖正常(FBS 正常)、空腹血糖受损(IFG)以及 NODAT。Source: Adapted from Cosio et al.(2005). Reproduced by permission of Macmillan Publishers Ltd. (b)114 例肾移植受体患者,肾移植前血糖水平均正常,在移植 1 年后口服葡萄糖糖耐量检测后的血糖状态。

表 12.3　移植相关高血糖症的风险因素

常见因素	移植特殊因素
糖尿病家族史	免疫抑制(糖皮质激素、钙调磷酸酶抑制剂、mTOR 抑制剂)
非白人种族	移植后体重增加
年龄较大	某些病毒感染(例如,HCV 以及 CMV)
男性	

素的外周抵抗增加有关。该不良反应似乎具有剂量相关性,目前使用的低剂量水平他克莫司与较高的剂量相比,葡萄糖耐受率有所降低。mTOR 抑制剂也会通过多种机制导致出现糖尿病,包括对 β 细胞的直接毒性作用以及胰岛素介导的肝脏葡萄糖抑制作用的减弱。最终,由于类固醇类药物的使用以及尿毒症状态的逆转(食欲改善),移植后通常会出现体重增加的情况,而这一情况也会增加肝脏和外周的胰岛素抵抗。

如果确诊为 NODAT 或葡萄糖不耐受,则首先应考虑对生活方式进行干预,包括增加活动量,对饮食进行控制,主要目标是实现 HbA1c<7% 的水平。在对免疫抑制进行调整时,应对移植物出现排斥反应的风险进行权衡,通常会降低类固醇的剂量,随后会降低他克莫司的剂量,或考虑转为使用环孢菌素。但需要注意的是,采取任何更换药物的方法都不能逆转发生糖尿病的可能。如果血糖控制情况仍然不理想,则需要进行额外的干预,可以考虑通过逐步加用的方法使用口服磺酰脲类(例如,格列吡嗪)、双胍类(二甲双胍)等降糖药物或使用胰岛素(通常需要在空腹血糖>11mmol/L 的条件下使用胰岛素)。如果选择使用二甲双胍,则需要对由于乳酸中毒导致的肾功能不全进行密切监测,如果 GFR<30mL/min,则应避免使用。如果 GFR 在 30~60mL/min 水平,则需要对剂量进行调整。二甲双胍发生并发症的概率非常低,该药物对于实体器官移植受体来说,获益较为明显,除了降血糖作用之外,还具有减轻体重、缓解代谢综合征、预防糖尿病以及保护心血管等作用。针对移植手术后糖尿病管理的最佳策略,需要开展深入研究。

血脂异常

由于移植受体的动脉粥样硬化事件发生率非常高,因此,需要对高脂血症进行积极治疗。20 世纪 90 年代的数据表明,移植 1 年后胆固醇升高(>5mmol/L)的患病率为 80%~90%,而同时有>90% 的移植受体出现 LDL 水平升高(>2.5mmol/L)的情况。随着过去十年免疫抑制药物的不断开发,上述情况有所改善。免疫抑制药物在移植后血脂异常的发病过程中发挥着重要的作用,糖皮质激素类药物可通过抑制促肾上腺皮质激素(ACTH)的分泌,而引起高胰岛素血症和 LDL 受体表达水平下调,进而刺激肝脏对 VLDL 的合成,间接影响脂肪代谢。环孢菌素也具有类似的不良作用,该药物以一种剂量依赖性方式,直接导致 LDL 胆固醇和总胆固醇水平升高,而他克莫司似乎没有类似较为明显的影响。最后,mTOR 抑制剂会通过阻断胰岛素刺激的脂蛋白酶方式,引起明显的甘油三酯水平升高。高脂血症的继发性原因,包括肾病综合征、甲状腺功能减退、糖尿病、过量饮酒、慢性肝病以及其他药物等,均需进行评估。

通常建议在移植后 6 个月内、移植后 1 年以及此后每年对血脂水平进行监测。根据普通人群血脂水平对受体病例血脂目标水平进行推断:LDL−C<2.5mmol/L;甘油三

酯<2.2mmol/L,非 HDL-C<3.3mmol/L。移植后受体患者如果出现 LDL-C 水平上升,则需要进行饮食和运动方面的干预,如果仍然不理想,则需要使用他汀类药物进行治疗。针对肾移植受体患者,研究人员仅开展过 1 项前瞻性随机试验(ALERT),对他汀类药物(氟伐他汀)用于肾移植患者的情况进行评估,结果发现与安慰剂组相比,治疗组患者胆固醇水平降低,副作用较少。虽然在最初的试验中,复合心血管事件发生率的降低趋势并不显著,但随着将随访时间延长至 5 年之后,发现脑卒中和心肌梗死复合终点显著改善。不仅如此,通过本试验的次要结果以及其他试验的观察结果和事后分析结果,均证明了具有积极的作用。

他汀类药物通过肝细胞色素 P450 3A4 进行代谢, 与环孢菌素、他克莫司以及 mTOR 抑制剂类似。在服用上述免疫抑制剂的情况下,体内他汀类药物浓度可能会升高,出现肌病的风险升高。因此,他汀类药物应从较低的剂量开始服用,并逐渐增加剂量,应密切监测是否出现毒性反应。在使用 CNI 的情况下,剂量不应超过平时最大剂量的 1/2。此外,美国 FDA 最近发布了一项警告,建议不要将辛伐他汀和环孢菌素联合使用,并建议服用氨氯地平的患者将辛伐他汀的剂量限制在 20mg。在他汀类药物中,氟伐他汀和普伐他汀与 CNI 的相互作用最小, 移植受体通常对这两种药物耐受性良好。另外一种较新的药物为瑞舒伐他汀,该药物具有更明显的降脂作用,也可作为替代药物选择使用,因为该药物并不会经过 P450 代谢。通常认为阿托伐他汀具有相互作用的风险,但认为其风险略低于辛伐他汀。

移植后骨矿物质紊乱

移植后的骨矿物质紊乱包括骨痛/骨折、电解质紊乱(钙/磷酸盐)以及缺血性坏死等多种疾病。对于肾脏和非肾脏实体器官移植患者,上述疾病有所差异。在后者中,类固醇诱导的骨质疏松是主要表现,而对于肝移植受体来说,存在一定程度的 25-羟化酶活性降低引起的骨软化风险。相比较而言,肾移植后骨骼疾病更为复杂,因为其发病为以下因素的共同作用,包括继往存在的肾性骨营养不良、免疫抑制治疗、肾移植物功能低下以及移植后 PTH/FGF-23 升高(图 12.8)。骨矿物质紊乱的其他非移植特定风险因素包括年龄较大、既往骨折病史、绝经、体重较轻(<58kg)、无法活动、糖尿病、吸烟以及饮酒过量。

一般来说,决定骨骼强度的特征有两个:质量和密度。后者可通过骨骼矿物质密度(BMD)测试进行分析,而前者通常无法进行测定。研究发现 BMD 对于移植人群来说,并不能作为骨折的有效预测性指标,这一点非常重要。在肾移植之后,大多数患者在前6 个月内 BMD 迅速降低,并在此后保持稳定。与健康人群相比,移植之后骨折总体风险率升高 300%,研究显示,减少类固醇药物的使用可显著降低该风险。有趣的是,通

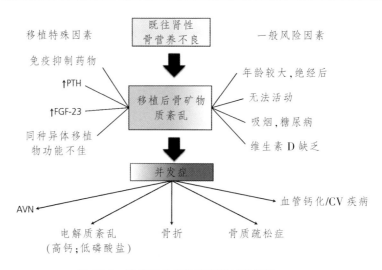

图 12.8　移植后骨矿物质紊乱风险因素。

过一项针对 600 例患者的调查发现,移植受体骨折最常见的部位为足。

　　导致骨骼损伤的两种主要的免疫抑制药物是糖皮质激素和 CNI,他们可以降低成骨细胞增殖活性,通过破骨细胞增加骨吸收。尤其是糖皮质激素,与移植患者最令人担忧的骨骼并发症——股骨头缺血性坏死(AVN),具有非常明显的相关性。AVN 的发生率约为 5.5%,通常出现髋关节和腹股沟疼痛,且具有承重加剧的特点。通常需要使用 MRI 技术进行诊断,有>60%的髋关节 AVN 患者需要实施全髋关节置换术。二磷酸盐或其他疗法对早期 AVN 的治疗作用并不明确。

　　指南建议,对于移植手术后接受皮质类固醇药物治疗或具有骨质疏松的风险因素的肾移植患者, 如果移植手术后前 3 个月内 GFR>30mL/min, 则需要对 BMD 进行监测。移植后前 12 个月内较低的 BMD 应根据钙、磷、PTH 以及 25(OH)-维生素 D 的异常水平情况进行控制。但研究发现,PTH 水平与骨骼组织病理学结果无相关性。因此,考虑到双磷酸盐因素或存在复发性骨折情况,则建议进行活检,以便排除骨动力学疾病。一项针对使用帕米磷酸盐肾移植患者的临床试验表明,虽然在治疗之后该药物导致 100%出现骨动力学疾病,但它能够确保该人群的 BMD 水平。双膦酸盐以及立特帕肽用于移植后骨矿物质紊乱治疗的长期结果尚不清楚。同样,西那卡塞用于移植患者的治疗情况也尚不确定。通常,大多数研究中心会在移植当天停止使用该药物,然后在后期对 PTH/钙进行监测,众所周知,在移植后第 1 年,PTH 水平会出现显著降低。由于 BMD 并非移植患者骨折的可靠性预测指标,因此,应通过将骨折作为事件终点的临床试验证实该患者治疗的获益情况,并尽可能将心血管事件作为一项预后予以纳入。

　　在所有骨矿物质紊乱中,低磷血症是肾移植术后最常见的并发症(>90%的患者),

主要是由于同种异体移植物肾小管对 PO_4 吸收水平的降低。其病因可能与 PTH 水平及活性升高、FGF-23 水平升高以及免疫抑制药物的不良反应等多种因素有关。对于大多数患者来说,低磷血症会自发性恢复。我们建议对移植患者的低磷血症进行保守治疗,通过饮食结构调整增加磷酸盐的摄入量。尽管进行了营养干预,只有出现相关症状的患者或持续性出现严重低磷血症的患者($<0.3mmol/L$),方可通过口服磷酸钾的方式进行治疗。这种谨慎的治疗方案与通常低磷血症的一般治疗建议有所不同,因为同种异体肾移植物在补充磷酸盐时,具有较高的磷酸钙沉积风险,这可能导致移植物出现更加不好的预后。初始剂量应为口服磷酸盐 1000mg/d,并分成若干小剂量在 1 天内服用,防止出现血清磷酸盐急剧升高的情况。

甲状旁腺功能亢进是低磷血症的重要组成部分,在一项短期的小型临床试验中发现西那卡塞可以通过降低 PTH 水平纠正磷酸盐水平,同时可对高钙血症进行控制。但仍然需要纳入病例数较多且使用硬性指标(骨折风险和存活率)作为终点的长期临床试验,对该治疗策略进行指导。如果开始使用西那卡塞,则建议从低剂量开始,并逐渐降低剂量,并推荐最终停止使用。同样,甲状旁腺切除术在肾移植患者中的作用尚不清楚,因为大多数患者随着时间的推移,会出现 PTH 逐步降低的情况,因此,可能在移植后 1~2 年延迟出现影响。

高血压

有 60%~80% 的移植患者在移植手术后出现高血压, 与相对较高的心血管负担和同种异体移植物丢失有关。CNI 在其发病机制中具有重要作用,环孢菌素似乎比他克莫司更容易导致出现高血压。CNI 可通过激活交感神经系统、升高内皮素水平以及抑制内皮诱导一氧化碳等多种机制显著升高全身和肾脏血管阻力。糖皮质激素也会导致血压升高,尤其是在较高的剂量水平下。顽固性高血压可能与肾动脉狭窄有关,在移植后 3 个月至 2 年时间内,可能会发生此类情况。诊断的金标准为动脉造影,但近年来 MRA 和 CTA 的应用也越来越多。超声具有良好的特异性,但敏感性情况差异较大,且检测程序高度依赖操作者的水平。

必须对移植后高血压高度重视,积极采取治疗措施以防止出现心血管疾病,并防止较高的血压水平对移植物产生损伤。根据指南建议, 移植患者的目标血压水平应该 $<130/80mmHg$。首先在可能的情况下应减少 CNI 的应用。如果患者血压水平仍然偏高,应使用钙通道抑制剂(例如,氨氯地平)或利尿剂进行治疗。首先似乎可改善 CNI 诱导的血管收缩,并改善肾脏血流。目前 ACEI/ARB 的作用尚不清楚,且通常避免移植之后过早使用,以便降低对血清肌酐水平升高的判断的影响。但如果移植后 6 个月时

患者的临床状态较为稳定,应考虑将上述药物作为合理的替代用药,尤其是对于糖尿病患者、蛋白尿患者以及具有心脏衰竭/心肌梗死病史的患者。应对血钾水平进行密切监测,尤其在联合 CNI 用药的情况下。

血液系统疾病

在移植手术后 1 年内,有 20% 的患者出现贫血的情况。其病因很多,包括铁或维生素 B_{12} 缺乏、同种异体移植物功能差(EPO 生成量偏低)、免疫抑制(MMF、AZA 或 mTOR 抑制剂)、细小病毒 B19 感染或血栓性微血管病 (TMA)。移植后 TMA 通常与 CNI 有关,但可能还包括其他影响因素,例如,血管排斥反应、病毒感染、补体异常或其他药物的使用等。通常表现为贫血,并伴有外周血液涂片血小板减少和红细胞破裂碎片。对其处理主要为中止 CNI 给药。尽管如此,有越来越多的证据表明,在某些情况下,血浆置换可能是有益的,而且依库丽单抗(抗 C5 单克隆抗体)的作用仍需在移植环境下进一步探索。最终,较低的网织红细胞计数水平以及持续性贫血可能提示出现细小病毒感染,通常需要测定血液中 B19 病毒载量进行确诊。

移植后红细胞增多症通常表现为移植手术后红细胞比容>51%,大约有 5% 的肾移植患者会出现该情况。其病因尚不明确,但通常认为是促红细胞生成素(EPO)反应性增强和(或)EPO 生成增加共同导致。在这种情况下首要需要排除的是肾细胞癌,其可导致 EPO 分泌水平升高。这项工作包括对对肾脏进行超声检查,包括对肾脏和移植肾脏进行超声检查,以及对尿液进行细胞学检查。这种情况可能有多种表现,包括不适、头痛、多血症,或出现更令人担忧的血栓栓塞并发症(10%~30% 的患者)。治疗包括给予 ACEI 或 ARB 进行治疗, 目标是使血红蛋白<175g/L 的水平。上述药物即能够减少 EPO 的生成,并对红系祖细胞产生抑制作用。对于耐药患者,静脉切开术是一种潜在的替代方法。

白细胞减少症也是移植后常见的血液学并发症,在移植后的第 1 年可能会影响 20%~50% 的移植患者。其病因受到多种因素的影响,但最重要的原因是抗增殖药物 MMF 的使用,该药物具有很强的骨髓抑制作用,其他的影响因素包括预防 CMV 所用的缬更昔洛韦。使用抗胸腺细胞球蛋白进行诱导治疗也对移植后患者出现白细胞减少具有明显的促进作用。在所有其他免疫抑制剂中,mTOR 抑制剂具有轻微的骨髓毒性,而泼尼松和钙调神经磷酸酶抑制剂并不是重要的影响因素, 但他克莫司对 MPA 醛糖酸化作用的抑制能够增加 MMF 可用的活性形式,加重白细胞减少。在移植后 6 个月内,经常作为抗生素预防药物的复方新诺明也会加重白细胞减少。对于白细胞减少症患者,需要排除的重要条件就是 CMV 感染,对于具有一定风险的患者(例如,CMV 阴性受体患者),其可能会表现为孤立的白细胞减少症,有必要对 CMV 病毒载量进行检测。白细胞减少症的主要影响是导致细菌感染风险增加,特别是出现明显的白细胞减少时(<500/mm³)。对于移植患者白细胞减少的治疗,并无相应的指南,但最有效方法是减少 MMF 剂量。某些研究中心可能会考虑停止感染预防类药物的使用(缬更昔洛韦/复方新诺明),直至全血计数结果恢复正常。如果采用上述相应处置策略对白细胞减少症改善并不明显,则可考虑使用粒细胞集落刺激因子(G-CSF),根据肿瘤学相关文献中的数据,尽管缩短了中性粒细胞减少的持续时间,但其对感染阳性培养物的数量以及住院率并不产生影响,且可能导致移植后排斥反应风险增加。

总　结

移植后并发症对移植物长期随访期间的丢失起到重要的作用,对相应条件的预防应作为移植领域重点关注的问题。移植后死亡的 3 个主要原因(心血管疾病、恶性肿瘤和感染)保持不变。在所有这些情况下,用于预防移植后排斥反应的免疫抑制药物对此类并发症的发生起到重要的作用,这表明应考虑之前的风险分层情况,对移植患者进行个体化治疗。随着更多的免疫抑制药物的出现,除了确保移植物功能预后良好之外,临床医生更倾向于使用副作用较低的药物。最后,移植后出现的大部分并发症均是根据普通人群推断的数据进行处理,因此,有必要开展针对移植后人群的特定临床试验,积累该领域内的循证医学证据。

(魏江浩　译)

参考文献

Kasiske BL, Snyder JJ, Gilbertson DT, Wang C. Cancer after kidney transplantation in the United States. *Am J Transplant.* 2004;4(6):905–13.

Webster AC, Craig CJ, Simpson JM, Jones MP, Chapman JR. Identifying high risk groups and quantifying absolute risk of cancer after kidney transplantation: a cohort study of 15183 recipients. *Am J Transplant.* 2007;7: 2140–51.

延伸阅读

Asberg A, Humar A, Rollag H, Jardine AG, Mouas H, Pescovitz MD, et al. Oral valganciclovir is noninferior to intravenous ganciclovir for the treatment of CMV disease in solid organ transplant recipients. *Am J Transplant.* 2007;7(9):2106–13.

Ayus JC, Achinger SG, Lee S, Sayegh MH, Go AS. Transplant nephrectomy improves survival following a failed renal allograft. *J Am Soc Nephrol*. 2010;21(2):374–80.

Coco M, Glicklich D, Faugere MC, Burris L, Bognar I, Durkin P, et al. Prevention of bone loss in renal transplant recipients: a prospective, randomized trial of intravenous pamidronate. *J Am Soc Nephrol*. 2003;14(10):2669–76.

Conley E, Muth B, Samaniego M, Lotfi M, Voss B, Armbrust M, et al. Bisphosphonates and bone fractures in long-term kidney transplant recipients. *Transplantation*. 2008;86(2):231–7.

Cosio FG, Kudva Y, van der Velde M, Larson TS, Textor SC, Griffin MD, et al. New onset hyperglycemia and diabetes are associated with increased cardiovascular risk after kidney transplantation. *Kidney Int*. 2005;67(6):2415–21.

Crutchlow MF, Bloom RD. Transplant-associated hyperglycemia: a new look at an old problem. *Clin J Am Soc Nephrol*. 2007;2(2):343–55.

Fishman JA. Infection in solid-organ transplant recipients. *N Engl J Med*. 2007;357 (25):2601–14.

Humar A, Limaye AP, Blumberg EA, Hauser IA, Vincenti F, Jardine AG, et al. Extended valganciclovir prophylaxis in D+/R-kidney transplant recipients is associated with long-term reduction in cytomegalovirus disease: two-year results of the IMPACT study. *Transplantation*. 2010;90(12):1427–31.

Johnston O, Rose C, Landsberg D, Gourlay WA, Gill JS. Nephrectomy after transplant failure: current practice and outcomes. *Am J Transplant*. 2007;7(8):1961–7.

Kaplan B, Meier-Kriesche HU. Death after graft loss: an important late study endpoint in kidney transplantation. *Am J Transplant*. 2002;2(10):970–4.

Kasiske BL, Snyder JJ, Gilbertson D, Matas AJ. Diabetes mellitus after kidney transplantation in the United States. *Am J Transplant*. 2003;3(2):178–85.

Kasiske BL, Zeier MG, Chapman JR, Craig JC, Ekberg H, Garvey CA, et al. KDIGO clinical practice guideline for the care of kidney transplant recipients: a summary. *Kidney Int*. 2010;77(4):299–311.

Kiberd BA, Rose C, Gill JS. Cancer mortality in kidney transplantation. *Am J Transplant*. 2009;9(8):1868–75.

Kotton CN. Management of cytomegalovirus infection in solid organ transplantation. *Nat Rev Nephrol*. 2010;6(12):711–21.

Kotton CN, Kumar D, Caliendo AM, Asberg A, Chou S, Snydman DR, et al. International consensus guidelines on the management of cytomegalovirus in solid organ transplantation. *Transplantation*. 2010;89(7):779–95.

Malluche HH, Monier-Faugere MC, Herberth J. Bone disease after renal transplantation. *Nat Rev Nephrol*. 2010;6(1):32–40.

Mangray M, Vella JP. Hypertension after kidney transplant. *Am J Kidney Dis*. 2011;57(2): 331–41.

Monier-Faugere MC, Mawad H, Qi Q, Friedler RM, Malluche HH. High prevalence of low bone turnover and occurrence of osteomalacia after kidney transplantation. *J Am Soc Nephrol*. 2000;11(6):1093–9.

Martinez OM, de Gruijl FR. Molecular and immunologic mechanisms of cancer pathogenesis in solid organ transplant recipients. *Am J Transplant*. 2008;8(11):2205–11.

Opelz G, Dohler B. Improved long-term outcomes after renal transplantation associated with blood pressure control. *Am J Transplant*. 2005;5(11):2725–31.

Randhawa P, Brennan DC. BK virus infection in transplant recipients: an overview and update. *Am J Transplant*. 2006;6(9):2000–5.

Webster AC, Wong G, Craig JC, Chapman JR. Managing cancer risk and decision making after kidney transplantation. *Am J Transplant*. 2008;8(11):2185–91.

第13章

移植物免疫排斥及耐受的生物标志物

Choli Hartono, Thangamani Muthukumar, Manikkam Suthanthiran

本章概述

- 生物标志物可以用于移植免疫排斥及移植耐受，在诊断及预后评价方面都有重要用途，对移植医学的发展至关重要。
- 在特定的患者队列中，与 T 细胞、B 细胞、固有免疫细胞功能相关的生物标志物在判断移植受体预后方面具有广阔的应用前景。
- 生物标志物在临床实践中的稳定性及持久性尚不明确。
- 大规模临床试验的结果为生物标志物的有效性提供了有力的支持。
- 基因组学、转录组学、蛋白组学、代谢组学的技术发展有助于新型生物标志物的开发、验证及评价。

引 言

移植患者的短期预后在过去 50 年间取得了长足进步，同时，急性排斥导致的移植物丢失已非常少见。尽管取得了显著进步，但移植物的长期存活率并没有获得显著的改善，并且影响移植物长期存活的机制尚未研究清楚。导致长期预后不理想的潜在影响因素包括急性排斥反应治疗不当、未检测到的急性排斥反应(亚临床排斥反应)、慢性排斥反应(CR)以及钙调磷酸酶抑制剂(CNI)相关肾毒性。心血管疾病的发病率和死亡率、感染和恶性肿瘤也会对长期预后产生不良影响。从直观角度分析，避免移植免疫排斥反应的同时降低免疫抑制药物的副作用，对于改善长期预后具有重要的作用，但仍然存在较大的挑战。因此，实现移植免疫耐受仍然是移植领域"皇冠上的明珠"。实现这一宏伟的目标也是全体移植医师的愿景。

随着对免疫排斥与耐受分子机制的深入研究和PCR等分子生物学技术在排斥反应诊断中的运用,生物标志物在移植领域正在蓬勃发展。我们希望在器官移植中实现可检测及可预测的免疫耐受状态,那么生物标志物的运用将起到重要的作用。本章介绍了与肾移植免疫排斥及耐受相关的生物标志物。

生物标志物

诊断和预后生物标志物的需求

基于Banff移植排斥反应分类的临床应用,移植临床医生能够根据排斥反应的严重程度以及类型进行标准化的治疗,并在一定程度上根据患者的具体情况进行调整。然而,病理活检需要进行肾脏穿刺,穿刺活检取得的标本仅为移植器官的一小部分,以及排斥反应的病理表现具有局灶性分布的特点,再加上病理切片判读的一致性可能不理想,故病理活检在诊断排斥反应的精确程度还不够。更重要的是,病理活检为侵入性操作,而血液学检查及尿液检测能够作为病理活检的无创性或微创性替代方法,同时允许多次取样。对移植受体的信使核糖核酸(mRNA)进行分析可有多种重要作用,具体详见表13.1所示,仅就概念而言,可适用于实体器官移植和细胞移植。

血液、器官活检标本及尿液作为mRNA分析的标本具有的优缺点,详见表13.2所示。对于肾移植来说,血清肌酐水平升高大多为同种异体移植物功能不全的表现,但对于临床急性排斥反应来说,并不具有相应的敏感性及特异性,对于亚临床急性排斥反应来说,参考价值也极为有限。血清肌酐检测取样方便,可对同种异体移植物功能异常情况进行筛查,并可检测排斥反应的治疗转归。因此,该方法常用于临床实践中,并作为临床试验的主要观察指标。与血清肌酐检测不同,无创性分子标志物,例如,尿液中

表 13.1　器官移植受体 mRNA 特征分析的目的

1.通过无创手段诊断排斥反应,并避免对同种异体移植物实施有创性活检程序
2.在组织发生损伤前预测移植排斥反应的发生
3.评价排斥反应的预后,评估抗排斥治疗的有效性
4.预测移植物功能
5.有助于根据发病机制提出治疗方案
6.促进免疫抑制药物治疗方案的个体化或优化,包括中止治疗或重新引入治疗

Reprinted with permission from Anglicheau and Suthanthiran (2008).

表 13.2　血液、活检标本或尿作为开发生物标记所需 RNA 来源样本的优缺点

RNA 来源	优势	不足
外周血液	1.易于定期取样	1.无法监测移植物内免疫反应
	2.可检测血液源性免疫事件	2.无法检测次级淋巴结的免疫事件
		3.半侵入性
肾脏组织	1.对检测同种异体移植物免疫事件具有高特异性	1.无法检测次级淋巴结的免疫事件
	2.诊断的金标准	2.取样误差
		3.重复
尿液	1.无创	1.无法检测血液源性免疫事件
	2.易于重复取样	2.无法检测次级淋巴结的免疫事件
	3.检测移植物免疫事件	3.取决于尿量

穿孔蛋白以及颗粒酶 B 的 mRNA 细胞水平,与单独进行血清肌酐检测相比,对诊断急性排斥的特异性及敏感性均有显著的改善,并可进行定期检测,有助于对发病机制进行深入探索。在免疫激活过程中,分子生物标志物的信号能更早被检测到,因此,在组织学出现变化或血清肌酐水平升高之前(图 13.1)即可检测发现。通过这种方式,生物标志物可以帮助我们在移植物出现不可逆损伤前预测排斥反应的发生。

　　在给患者开具抗排斥药物时,采用"一刀切"的做法,会不可避免的导致移植患者出现严重的副作用。我们认为,每个个体都有独特的免疫系统,并对同种异体移植物产生不同程度的免疫应答。利用生物标志物,对个体免疫应答的特征和表型进行分析,有助于更好地为患者制定个体化方案。

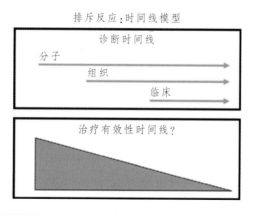

图 13.1　排斥反应:时间线模型。Reprinted with permission from Anglicheau and Suthanthiran (2008).

与移植排斥有关的生物标志物

信使 mRNA

近十几年来，研究人员发现移植受体患者尿液或血液中的 mRNA 可作为移植排斥反应的生物标志物（表 13.3）。在这些研究中，PCR 分析、基因芯片分析或二者结合的方法均可以用于检测相关 mRNA。定量 PCR 分析通常用于对肾移植受体患者尿液中的 mRNA 进行定量分析，该系列 mRNA 在机制上具有相关性，通过对尿液中穿孔蛋白、颗粒酶 B、IP-10、CXCR3 以及 PI-9 的 mRNA 进行分析，可对急性排斥反应进行无创诊断，并且有较高的准确性。尿液中 Foxp3 mRNA 的水平也可用于急性排斥反应的诊断，并且更为重要的是，该指标能够用于预测抗排斥治疗对急性排斥反应及移植物功能衰竭的逆转效果。

在器官移植 04（CTOT-04）临床试验中，研究人员按照规定的时间，从 485 例肾移植患者收集了 4300 份尿样，对其 mRNA 进行了分析。在该项观察性试验中，对尿液中细胞 mRNA 的水平采用实时定量 PCR 技术进行分析。通过 CTOT-04 试验，进一步证实了尿液细胞 mRNA 水平分析对急性细胞介导排斥反应的无创诊断的可行性。此外，通过 CD3ε mRNA、IP-10 mRNA 以及 18S rRNA 等指标的综合分析，可对急性细胞排斥反应的发展情况进行预测。

尿液中细胞 mRNA 分析还可用于人类肾脏移植物是否出现纤维化的无创性诊断。我们对 48 例出现移植物纤维化的肾移植患者以及 66 例活检结果正常的患者进行研究。基于 76 例移植患者（32 例纤维化患者和 44 例正常患者）开发诊断标记，另外的 38 例移植患者（16 例纤维化患者和 22 例正常患者）用于对诊断标记进行验证。在试验组中，波形蛋白、e-钙黏蛋白、NKCC2 以及 18S rRNA 这 4 个基因模型可用于诊断移植物纤维化。根据上述 4 个基因模型，采用综合评分法对移植物纤维化进行诊断，结果发现敏感度可达到 93.8%，特异度可达到 84.1%（$P<0.0001$）。通过对 38 例肾移植受体进行验证，使用 4-基因标记对同种异体移植物纤维化进行诊断，敏感度可达到 77.3%，特异性可到达 87.5%（$P<0.0001$）。

AlloMap®为第一个经美国食品药品监督管理局（FDA）批准的用于心脏移植患者的体外诊断方法。其主要功能是辅助现有的临床诊断方法对心脏移植患者的移植物功能进行评价，且在测试过程中发生急性排斥反应的可能性较低。AlloMap 试验采用 PCR 分析技术对心脏移植患者外周血的 20 种基因进行检测，并计算其评分，该评分对于移植心脏的排斥反应阴性具有较高的预测价值。

基因芯片分析可用于高通量筛选与移植物状态有关的生物标志物。基因芯片分析

表 13.3　mRNA 谱用于肾移植急性排斥反应的诊断

Rn*	急性排斥反应与非急性排斥反应相比尿液细胞 mRNA 水平
151/85	穿孔蛋白以及颗粒酶 B 水平较高
95/87	PI-9、颗粒酶 B 以及穿孔蛋白 mRNA 水平较高
99/99	颗粒酶 B 水平较高；
89/79	CD 103 水平较高
221/26	颗粒溶解素水平较高
63/58	IP-10 以及 CXCR3 mRNA 水平较高
83/83	FOXP3 mRNA 水平较高
-/76	IP-10 mRNA 水平较高
162/37	在 AR、UTI、CMV 以及 DGF 期间，穿孔蛋白、颗粒酶 B 以及 FasL mRNA 水平较高
-/117	NKG2D mRNA 水平较高
72/72	Tim-3 以及 IFNγ mRNA 水平较高
165/115	Tim-3 水平较高
48/35	穿孔蛋白、颗粒酶 B、FasL、PI-9 以及 FOXP3 水平较高
64/64	穿孔蛋白、颗粒酶 B、颗粒溶解素相对较高；在 AR 中，三者与细菌相比，颗粒酶 B、颗粒溶解素较高，但穿孔蛋白并不高；同理，在 AR 中三者与 CMV 相比，穿孔蛋白较高，但颗粒素 B 和颗粒溶解素并不高
	急性排斥反应与非急性排斥反应期间外周血 mRNA 水平的比较
31/25	颗粒酶 B、穿孔蛋白以及 FasL mRNA 水平升高
-/21	IL-4、IL-5、IL-6、IFNγ、颗粒酶 B 以及穿孔蛋白 mRNA 水平升高
-/57	在 AR、CAN 或两者同时存在条件下 CD40L mRNA 水平升高
27/27	颗粒酶 B、穿孔蛋白以及 HLA-DRA mRNA 水平升高
206/29	颗粒酶 B、穿孔蛋白以及 FasL mRNA 水平升高
364/67	颗粒酶 B 以及穿孔蛋白 mRNA 水平上升高
88/15	穿孔蛋白 mRNA 水平升高
268/46	颗粒酶 B 以及穿孔蛋白 mRNA 水平上升高
64/-	颗粒酶 B、穿孔蛋白以及 FasL mRNA 水平升高
165/115	Tim-3 水平较高
48/35	穿孔蛋白、颗粒酶 B、FasL、PI-9 以及 FOXP3 水平较高

Source: Reprinted with permission from Hartono et al. (2010).

AR，急性排斥反应；CAN，慢性同种异体移植物肾脏病变；CMV，巨细胞病毒；CXCR3，趋化性细胞因子（CXC motif）受体 3；移植物功能延迟恢复；FasL，Fas 配体；FOXP3，forkhead box P3；IFN，干扰素；HLA，人类白细胞抗原；IL，白细胞介素；IP-10，诱导蛋白-10；PI-9，蛋白酶抑制剂-9；Tim-3，T细胞免疫球蛋白域；UTI，尿道感染。

* 样本数量/患者数量。

通常需要一个试验组和一个验证组，通过实施 RT-PCR 分析对基因表达数据进行后续验证。一项来自斯坦福大学的研究报道了 67 例肾活检标本的全基因组表达，这 67 例肾活检病例包括 52 例急慢性移植肾功能不全、8 例基线肾活检、7 例移植肾功能正常患者。移植物功能障碍患者的基因表达可分为三组：A 组–急性排斥反应，B 组–毒性和感染，C 组–慢性同种异体移植肾病。在急性排斥反应患者中采集了 26 份样本，12 份入 A 组（AR–Ⅰ），9 份入 B 组（AR–Ⅱ），5 份入 C 组（AR–Ⅲ）。研究者发现 385 个基因组在 AR–Ⅰ 与 AR–Ⅱ 和 AR–Ⅲ 中存在差异表达。基因组主要反映细胞功能，例如，细胞凋亡、免疫细胞浸润、NF-κB 和 IFN-γ 对淋巴细胞的激活功能。本文还介绍了其他淋巴细胞相关基因，例如，IL-2 受体链和 T 细胞受体链、天然杀伤细胞转录物–4、基质金属蛋白酶–7 和巨噬细胞受体。此外，研究者还观察到反映 T 细胞效应器功能的基因高表达，例如，颗粒酶 A 和 RANTES（在激活后调节正常表达和分泌的 T 细胞）、黏附分子、细胞因子、细胞因子受体和生长因子。有趣的是，这项研究发现，相较于 AR–Ⅱ 和 AR–Ⅲ 组，AR–Ⅰ 组中 B 细胞相关蛋白占主导地位（例如，CD20、CD74、免疫球蛋白重链和轻链以及与 B 细胞受体相关的其他分子的 mRNA）。为了对此进行验证，研究者通过对出现排斥反应患者的活检样品中的浸润淋巴细胞进行 CD20 免疫组织化学染色来判断是否出现 B 细胞浸润，结果显示 CD20 细胞浸润与主要聚集在 AR–Ⅰ 中的耐类固醇急性排斥反应相关。

最近，研究者完成了肾移植排斥反应中基因芯片的最新评估。笔者总结了使用基因芯片作为生物标志物平台相较于 RT-PCR 和其他组学的优缺点（表 13.4）。

微小 RNA

微小 RNA（miRNA）为新近发现的一类小分子 RNA，它们不会翻译为蛋白质。它们在进化上相对保守，并且由非编码区或 DNA 蛋白编码区的内含子产生。它们可通过 mRNA 去稳定化或抑制翻译来调节基因表达。miRNA 的长度为 20~25 个核苷酸，单个 miRNA 可以调节单个细胞类型中的数百个功能性靶标，而每个 mRNA 均可以成为多个 miRNA 的靶标。迄今为止，人们已经发现 1000 多种 miRNA。

笔者研究了 33 份移植肾活检组织中的移植物 miRNA 表达模式。在 365 个成人的 miRNA（发现集/实验集）中，使用含有引物和探针的 TaqMan® 人 miRNA 低密度芯片组对 33 项活检组织检查中的 7 项进行全局表达谱分析，并且使用 PCR 对剩余的 26 项活检组织检查（验证集）进行分析，实验集中已鉴别的 miRNA 子集对移植物的状态具有诊断价值。移植物 miRNA 表达模式的无人为干预的分层聚类和主成分分析可正确地区分 AR 与正常活检组织，无须先验样本分类（图 13.2）。分层分析鉴别出 17 种 miRNA（$P<0.01$），可用于区分发生急性排斥与正常的移植物标本。我们根据上述基因

表 13.4　生物标志物研发的主要平台比较

平台	特征
实时 PCR	1.假设检验(对比假设提出)
	2.操作简单,数据分析方便
	3.经济性强
	4.快速转变
	5.灵敏度高,特异性强
	6.高通量
基因芯片	1.假设提出
	2.需要专业的操作和数据分析
	3.价格昂贵
	4.敏感性低,特异性差
	5.高通量
	6.可以快速地研究数以万计的基因
	7.需要预先了解 DNA 序列
测序	1.假设提出
	2.无须事先知道 DNA 序列
	3.高通量
	4.执行和分析数据存在技术困难
	5.需要专业的操作和数据分析
	6.虽然目前价格昂贵,但成本迅速下降
代谢组学	1.假设提出
	2.高通量
	3.化学性质差异大和动态浓度范围广给分析工作带来了挑战性
蛋白质组学	1.假设提出
	2.敏感度高
	3.特异性差
	4.具有技术挑战性
	5.高通量

的表达模式和潜在相关性,选择了 17 种 miRNA 中的 6 种进行验证,并且使用 PCR 方法验证了其中 5 种 miRNA 的差异表达,最后一种 miRNA 在 AR 和正常活检组织之间表现出边缘显著性(P=0.08)。为了确定肾同种异体移植物急性排斥中 miRNA 表达改变的基础,笔者检测了活化和未激活的人外周血单核细胞(PBMC),以及用活化的或未激活的人 PBMC 浓缩无细胞上清液培养的人肾小管上皮细胞中的 miRNA 表达。研究

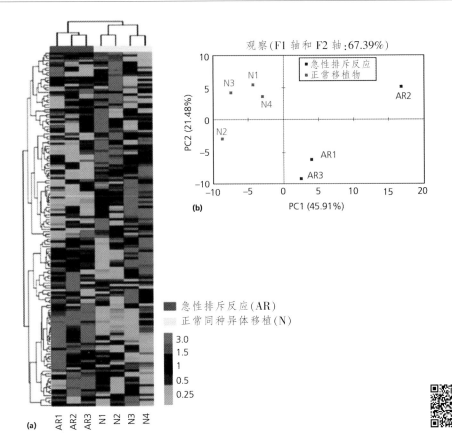

图 13.2 MicroRNA 表达谱可区分人类肾同种异体移植物的急性排斥活检与正常的移植物活检。
(a)在 365 个成熟人 miRNA 中,使用包含 TaqMan 探针和引物对的微流体卡对 7 个人肾同种异体移植物活检组织中的 miRNA 表达模式进行检测[其中 3 个显示急性排斥的组织学特征(AR),另外 4 个同种异体移植物活检结果显示正常(N)]。在所有样品中,总共(174±7)个 miRNA 的表达水平有显著差异(即 CT<35)。基于表达模式的相似性,通过无监督的分级群聚对活检组织检查进行分组。活检样本中表达模式的关联度参见顶部的树状图。分支长度代表各个样本(顶部)或 miRNA(左部)之间的相似度。两个主要的细胞群(顶部)可将 AR 活检组织与正常的同种异体移植物活检组织准确地区分开来。每一列对应肾同种异体移植物活检组织的表达谱,每一行对应一个 miRNA。每个细胞中的颜色反映对应样品中对应 miRNA 的表达水平(相对于其在整组活检样品中的平均表达水平)。红色越深意味着特定 miRNA 在指定样品中的表达水平越高,而绿色越深意味着该 miRNA 的表达水平越低。比例(参见右下图)代表指定样品中 miRNA 丰度比(相对于所有样品的平均水平)。(b)基于在所有样品中表达水平具有显著差异的 174 个小 RNA(即 CT<35),对 7 个肾同种异体移植物活检组织的主成分进行分析。主成分分析(PCA)是一种双线性分解方法,旨在降低多变量系统的维数,并适用于概述多变量数据中的聚类。它将数量众多的相关变量转换为数量较少的不相关变量(称之为 PC)。第一个 PC 尽可能考虑数据的可变性,每个后续组分尽可能考虑剩余的可变性。PCA 提供了聚类的证据并确认 AR 样本与正常同种异体移植物活检组织的分离。通过 PC1 方法对样品进行精确分组,并且解释了 miRNA 表达总体变异性的 45.91%,而 PC2 解释了 21.48%的变异性,且未根据诊断结果对样品进行分类。Source: Reprinted with permission from Anglicheau et al. (2009).

表明,①人类 PBMC 中高丰度表达的 miRNA 在急性排斥移植物中的表达水平也相对较高;②移植物内过表达的 miRNA 水平与 T 细胞 CD3 mRNA 和 B 细胞 CD20 mRNA 之间存在强烈的正相关;③肾小管特异性 NKCC-2mRNA 与在人肾小管上皮细胞中高丰度表达的 miR-30a-3p 和 miR-10b 之间存在强烈的正相关。AR 期间 miRNA 表达改变的原因很可能是移植物浸润的免疫细胞和肾实质细胞的相对比例发生了变化,这一点也与观察结果保持一致。通过体外研究发现,一些(但不是全部)差异表达的 miRNA 也接受刺激的调节作用,进一步支持急性排斥反应期间细胞内 miRNA 调节可能会发生变化。

另外,使用基于小 RNA 的 cDNA 文库的新型条形码技术深度测序对人肾移植物活检的 miRNA 转录组进行分析。分析结果显示,相较于正常活检组织,纤维化活检组织分离的 RNA 中总 miRNA 含量降低 50%。miR-21、miR-30b 和 miR-30c 等数种 miRNA 在纤维化活检组织和正常活检组织之间的表达存在差异。纤维化组与正常组在核苷酸序列变异模式方面也表现出差异。另外,我们通过 RT-PCR 确认了 miRNA 在独立的 18 个移植物活检组织中的表达存在差异。

蛋白质组学生物标志物

蛋白质组学技术可检测特定生物样本(例如,血液或尿液)中的蛋白质。由于基因组和蛋白质组之间没有线性关系,蛋白质可以在基因表达无变化的情况下发生变化,而且基因表达可以在未检出蛋白质增加的情况下发生变化,因此,蛋白质组学技术可以与基因组方法互补。质谱(MS)是对样品中蛋白质和肽进行表征、鉴别和定量的常用分析方法。在经典的移植蛋白质组学研究中,人们发现尿 β2-微球蛋白是急性排斥反应的标志物。后续的验证研究表明,尿 β2-微球蛋白并非特定的标志物,而是提示肾小管损伤的指标之一。有报道一些实验室使用蛋白质组学方法对尿液和血液进行检测,以确诊肾移植排斥、心脏移植排斥、肝移植中的无药物耐受、移植物抗宿主病和 BK 病毒肾病。最近一项研究使用房水蛋白来诊断急性角膜排斥反应,而另外一项研究则发现从支气管肺泡灌洗液中分离的肽可用于诊断慢性肺移植排斥反应。由于蛋白质组学在移植领域具有重要意义,因此,应做进一步的研究评估。

与免疫耐受相关的生物标志物

移植免疫耐受是指在未使用免疫抑制药物的情况下,没有检测到针对移植物的特异性破坏性免疫应答。移植物免疫耐受具有供体特异性,因此,能够排斥第三方同种异体移植物。在临床中,供体特异性免疫耐受的检测极其困难。相反,术语"操纵性免疫耐受"是指一种临床状态,即肾移植受体在未使用免疫抑制药物的情况下具有稳定的移植功能。表 13.5 列出了导致免疫耐受的潜在通路。同时干预多条通路可能有助于维持免疫耐受。此外,同种异体移植物的免疫耐受可以是全面和永久的,也可以是部分或短暂的。

与操纵性免疫耐受相关的 B 细胞标记

美国的四家移植中心(埃默里大学、NIH、瑞典医学中心和威斯康星大学)在免疫耐受网络(ITN)的赞助下开展了一项多中心研究,旨在研究血液或尿液的特征是否与肾移植耐受有相关性。2004—2007 年期间,这项研究总共招募了 25 例出现操纵性免疫耐受性(TOL)的肾移植受体(17 例亲属供体;5 例死亡供体;1 例非亲属活体供体;2 例供体类型未知)。TOL 患者停止服用免疫抑制药物至少 1 年,其中 20/25 例患者因缺乏依从性而停止接受免疫抑制治疗,其余 5 例患者因药物相关并发症而停药。对照组由 33 例接受以 CNI 为基础的免疫抑制方案 (SI) 且肾功能保持稳定的肾移植受体和42 例正常健康个体(HC)组成。该研究发现,在校正错误发现率后,5 种独特的耐受相关基因(*TUBB2A*、*TCL1A*、*BRDG1*、*HTPAP* 和 *PPPAPDC1B*)的分析结果具有统计学意

表 13.5　免疫耐受分类

A.基于所涉及的主要机制
1.克隆剔除
2.克隆失能
3.抑制
B.基于诱导时期
1.胎儿
2.新生儿
3.成人
C.基于靶细胞
1.T 细胞
2.B 细胞
D.基于耐受程度
1.完全
2.部分,包括分离
E.基于诱导的主要部位
1.中枢
2.外周

Source: Suthanthiran et al. (2007). Reproduced by permission from Wolters Kluwer Health.

义。TOL 组 30 个基因的分级群聚较 SI 组高出 2 倍以上,表明 22 个基因具有 B 细胞特异性。TOL 患者的尿细胞分析显示,在测试的 18 个基因中,只有 CD20 的尿液细胞水平显著高于 SI 患者。相较于 TOL 患者,HC 患者 CD20、CD3、穿孔素和 FOXP3 的尿液细胞 mRNA 水平均显著降低。全血多重 RT-PCR 检测显示,TOL 患者的 31 个基因差异表达($P<0.05$)水平高于 SI 患者,与 HC 患者相比没有明显差异。同样,B 细胞上的大多数基因是呈特异性表达的免疫球蛋白 κ 或 λ 轻链。

在线性判别分析(LDA)预测模型中,利用 *IGKV4-1*、*IGLL1* 和 *IGKV1D-13* 这 3 个基因标记可以将 TOL 组和 SI 组区分开来,阳性预测值(PPV)为 83%,阴性预测值(NPV)为 84%。这 3 个基因集编码免疫球蛋白的 κ 和 λ 轻链,在前 B 细胞转变为成熟 B 细胞过程中,以及成熟 B 细胞的抗原活化后的类别转换和受体编辑期间发生轻链上调。与上述发现保持一致的是,TOL 受试者的全血流式细胞术分析结果显示,总体 B 细胞($CD19^+$)和幼稚 B 细胞($CD19^+CD27^-IgM^+IgD^+$)的数量较 SI 受试者增多。值得注意的是,相较于 SI 组,TOL 组的过渡性 B 细胞($CD19^+CD38^+CD24^+IgD^+$)也有所增多。总而言之,这些研究表明 B 细胞对诱导临床耐受具有重要意义,但目前仍然有许多机制问题有待解决。

欧洲的耐受性指数(IOT)联盟与 ITN 共同联手研究跨平台方法是否能够有效解决与肾移植耐受相关的特征。在这项研究中,35 例肾移植受者被分配到操纵性免疫耐受组,接受至少 1 年无免疫抑制药物(TOL-DF)治疗,而且他们还被纳入由 IOT 研究 11 例受试者组成的实验集以及由 ITN 研究 23 例受试者组成的测试集中。

这项研究得出以下结果:①来自 TOL-DF 组的全血流式细胞术分析显示 TOL-DF 组的 B 细胞数量(CD19+)高于不耐受组;②当使用 RT-PCR 分析时,实验集和测试集均显示,TOL-DF 患者中外周血 FOXP3 mRNA 与 α-1,2-甘露糖苷酶 mRNA 的比值升高;③全血 RNA 的基因芯片分析确定了实验集和测试集所有各组之间显著性差异表达的基因探针组。B 细胞相关通道中的基因与耐受性显著相关,在排名前 11 位的探针中,6 种表达于 B 细胞或具有相关的 B 细胞功能。通过跨平台生物标志物研究,我们成功创建了一个多参数模型,其中涉及的参数包括:①B 淋巴细胞亚群与 T 淋巴细胞亚群的比值、$CD4^+CD25^{int}$ T 细胞的百分比;②抗供体与抗第三方 ELISPOT 的频率比值;③FOXP3 mRNA 与 α-1,2-甘露糖苷酶 mRNA 的比例;④排名前 10 位基因的多基因特征;运用该模型预测公差时,实验集和测试集的曲线下面积为 1.0(阈值为 0.01,PPV 和 NPV 为 100%),特异性为 0.923,敏感性为 0.903(阈值为 0.27,PPV 为 80%,NPV 为 96%)。实验集的阈值与测试集不同,给多参数预测模型的临床适用性带来了挑战。

欧洲的一项研究调查了 B 细胞及 B 细胞特征在 TOL 患者中的特定作用。该研究总共纳入 12 例 TOL 患者，其中 9 例自行停止免疫抑制治疗（即不依从），2 例因移植后淋巴组织增生性疾病（PTLD）停止免疫抑制治疗，剩余 1 例因 CNI 毒性停止免疫抑制治疗。将这 12 例 TOL 患者与 34 例接受标准免疫抑制方案治疗的临床稳定肾移植受体（STA）、31 例接受标准免疫抑制方案（CR）出现同种异体移植功能恶化患者、29 例年龄匹配的健康志愿者（HV）进行比较。该研究使用 Bm1–Bm5 分类系统来鉴定研究参与者血液中的 B 细胞发育阶段。Bm3 和 Bm4 不存在于血液中，所以未纳入数据分析。

流式细胞仪分析结果显示，由于 IgD$^+$CD38$^+$（激活的 Bm2 细胞）和 IgD$^-$CD38$^{+/-}$ 亚群明显增加，TOL 患者的外周 B 细胞数量也显著升高（表达 CD27 的 EBm5/Bm5 记忆 B 细胞）。相较于 STA 和 CR 参与者，TOL 患者 B 细胞上的 CD80（$P<0.05$），CD86（$P<0.01$），CD40（$P<0.05$）和 CD62L 表达水平较高（$P<0.05$）。相较于 STA 和 HV 患者，TOL 患者的 IgD$^-$CD38$^{+/-}$ 记忆群中 CD40 的平均荧光强度（MFI）升高，这表明 TOL 患者体内表现出大量 B 细胞表达活化–记忆表型，且共刺激分子表达增强。

基因芯片数据的基因富集分析显示，相较于 STA 组，TOL 组中与 T 细胞通道相关的七组主要基因显著富集（错误发现率<25%，$P<5\%$）。生物学功能分析表明，随着基因的上调，数种 B 细胞功能的调节与细胞循环（CCNA2、CCND2、BIRC5、CDC2、CDKN3、CKS2、PCNA）、增殖（CCNA2、CDC20、BUB1）发育和成熟有关。TOL 患者血液中具有锚蛋白重复序列 1（BANK1）的 B 细胞支架蛋白水平高于 STA 患者（$P<0.01$）。相较于 CR 患者，TOL 患者的 CD32a/CD32b 比值显著降低（$P<0.05$），并且在 CD19$^+$ B 细胞水平上也观察到 CD32a/CD32b 比值呈降低的趋势。PBMC 中 CD32b mRNA 转录本表达显著升高，这与流式细胞术检测显示 TOL 患者的 CD32b 在蛋白质水平升高（无论绝对值还是 MFI）保持一致。运用流式细胞术对 CD19$^+$ 细胞中的 CD1d 和 CD5 表达水平进行分析，结果发现 11 例 TOL 患者中表达 CD5 和 CD1d 的 B 细胞数量显著高于 STA 患者（$P<0.05$）。CD32a/CD32b 比值降低和 BANK1 表达水平升高表明 TOL 患者的 B 细胞表现出抑制性特征。此外，相较于 STA 患者（$P<0.01$）、HV 参与者（$P<0.05$）和 CR 患者（$P<0.05$），TOL 患者的 BAFF–R/BAFF 比值升高，表明 TOL 患者的转录谱有利于 B 细胞存活，从而导致外周 B 细胞计数升高。

与操纵性免疫耐受有关的 T 细胞标记

斯坦福大学和 Nantes 医院的研究人员进行了一项研究，旨在验证使用基因芯片和 RT-PCR 方法分析外周血细胞是否能够确定与肾移植耐受相关的特征。在 2000 年至 2006 年期间，这项研究入组 17 例 TOL 患者，其中 15 例患者自行停止服用免疫抑制药物治疗至少 2 年(不依从),1 例因 PTLD 停药,1 例因 CNI 诱导肾毒性停药。使用微阵列(PAM)对 TOL(n=5)、CR(n=11)和 N(n=8)训练集进行预测分析,鉴别了 49 个基因的耐受特征,能够将 TOL 患者与其他组患者准确地区分开来。采集 6 例 TOL-测试患者和 6 例 CR-测试患者的 PBMC, 提取 RNA 并运用 RT-PCR 方法对 FOXP3、GITR 和神经纤毛蛋白 1(Neuropilin-1)的转录本进行分析,所有 12 例患者均被纳入基因芯片分析中,并且从 12 例 STA 患者中随机选择了 7 例。分析结果显示,相对于 CR 测试组,TOL 测试组的 FOXP3(P=0.009)表达增强。在 TOL 测试组和 CR 测试组中,神经毡蛋白-1 和 GITR 转录本的表达也分别升高了约 2 倍和 8 倍(P=NS)。在比较 TOL 测试组和 CR 测试组时,RT-PCR 检测结果显示来自 49 个基因组的数个转录本具有统计学意义(P<0.001,适用于 CCL20、TLE4、CDH2、PARVG 和 SPON1;P<0.006,适用于 RAB30、BTLA 和 SMILE;P<0.03,适用于 SOX3、CHEK1、HBB 和 DEPDC1;P=0.045,适用于 CDC2)。

在盲法交叉验证的 PAM 中, 研究者利用了一个具有 33/49 个耐受基因标记的模型,准确地将 TOL 测试组的 7~11 号患者划入耐受类别,将 CR 测试组的 6~11 号患者划入 CR 类别,并且建立了一个错误类别(TOL 测试组的 12 号患者被划入 CR 组)。研究者使用 33 个基因转录本形成的独特复合物对 7 例 STA 移植后患者进行分类(TOL 或 CR),并且对单个稳定患者进行了预测, 以便与 TOL 表型共享高于 99%的分类评分。因此,在这项研究中,TOL 的 RT-PCR 检测基因表达结果为数量少的基因也提供了有力的证据。该研究发现,在可以区分耐受和 CR 的基因中,TGF-β 对其中 27%的基因具有功能调节作用。这些 TGF-β 调控基因包括潜伏 TGF-β-结合蛋白 4(LTBP4)(增加 2.6 倍),其功能是转化潜伏 TGF-β 蛋白成活性形式;N-钙黏蛋白(CDH2)(增加 5 倍),其功能是增强 TGF-β 在 G1 期诱导细胞周期停滞的能力;CD9,一种表面抗原,能够启动 TGF-β 信号通路,并且在 TOL 患者中的表达水平升高 40%。此外,还有一个重要发现,即相较于 CR,T 细胞共刺激基因在 TOL 患者中表达不足。该研究还证实,在 TOL 患者中,T 细胞活化相关基因(CD69、TACTILE、LAG3 或 SLAM)缺乏上调,细胞毒性相关基因水平发生降低(颗粒酶、穿孔素、fas 和颗粒溶素)和促炎应答相关基因(例如,TNF-α)出现。

固有免疫和操纵性免疫耐受

最近,越来越多的人认识到固有免疫增强了可以导致排斥反应的适应性免疫应答并且直接诱导同种异体移植物损伤。一项欧洲研究调查了外周血 Toll 样受体 4(TLR4)在 TOL 中的作用。研究组包括 8 例未接受药物治疗且具有操纵性免疫耐受性的患者、8 例接受标准免疫抑制治疗具有稳定肾功能的肾移植患者(N)、26 例 CR 患者、10 例非免疫性原因的肾衰竭(NIRF)患者和 22 例健康志愿者(HV)。在 26 例 CR 活检中,22 例为 C4d 阳性,在此 26 例患者中,24 例也有抗 HLA 抗体。在 36 例肾移植患者的单独队列中,36 例活检结果分别显示移植肾小球病(TG,$n=10$)、CR(CR-Bx,$n=18$)或正常(N-Bx,$n=8$)。收集患者的 PBMC 并检测髓样分化因子 88(MyD88)mRNA 和 TLR4 mRNA。相较于 TOL 或 N 患者,CR 患者 PBMC 中的 MyD88 mRNA 过表达。相较于 HV 和 NIRF 参与者,CR 患者的 MyD88 mRNA 表达水平升高。相较于 TOL、N 和 HV 组,CR 组 TLR4 mRNA 表达增强。研究人员还证实,TLR4 血液水平不受伴随感染的影响。相较于 TG 和 N-Bx 组,CR-Bx 组的活检组织中 TLR4 mRNA 在移植物内的表达水平也有所升高。由于 TOL 患者未进行活检组织检查,因此,没有表征 MyD88 或 TLR4 的 mRNA 的移植物内水平。

在临床移植耐受试验中鉴别耐受性标记

通过供体和受体混合的造血干细胞(HSCT)嵌合实现肾移植耐受已经完成临床转化。在 5 年随访期间,使用 RT-PCR 方法对具有短暂嵌合体的 HLA 不匹配耐受患者的移植肾活检的总 RNA 进行分析,结果显示 FOXP3 mRNA 的移植物内水平升高,没有发现急性细胞排斥生物标记、颗粒酶 BmRNA。在最初的 5 例耐受患者中,4 例术后移植物功能维持长达 11 年。

在西北大学进行的一项 HSCT 后实现 HLA 相同肾移植耐受性研究中,耐受患者的尿细胞 mRNA 分析显示,CD25、CD3ε、颗粒酶 B、穿孔素、IP-10、CXCR3 和 CD103 的水平显著低于接受免疫抑制药物治疗的患者。在通过 HSCT 实现肾移植耐受的试验中,耐受潜在特征的其他确定标志物包括持续的 T 细胞嵌合体和调节性自然杀伤 T 细胞的生成增多。

临床信息丰富的耐受性生物标志物总结参见表 13.6。随着基因芯片和 RT-PCR 技术的出现,先前未确定的临床耐受性分子机制得到了证实。大多数生物标志物与 TOL 患者中 B 细胞相关功能和通路的上调有关。这一发现可能仅仅是停止使用免疫抑制药物的结果;因此,在研究耐受性的生物标志物时,比较组的选择具有重要的意义。例如,在过度活跃 B 细胞应答的关键调节基因表达方面,相较于未接受任何免疫调节药物治疗的健康志愿者,耐受患者体内的 BANK1 转录本显著升高,这表明在停用免疫抑制药物后身体仍然能够维持自发耐受的活性免疫成分。在未来,耐受性患者的生物标志物研究很可能对耐受诱导试验机制带来重大影响。

迄今为止,TOL 患者的生物标志物结果显示了 T 细胞特征的一些共性,更重要的是,提示了多个存在 B 细胞的意外标记。显然,这些问题不仅要在耐受诱导机制的研究中得到解决,还需要在抗 B 细胞疗法的应用过程中得到验证。

表 13.6 肾移植免疫耐受的生物标志物

作者 (研究年份)	中心数目/ 赞助方	耐受 样本量	平台	样品	耐受患者的主要生物标志物发现
Newell 等 (2010)	4	25	基因芯片	血液	↑ *IGKV4-1*,*IGLL1*,*IGKV1D-13* (编码 κ/λ 轻链)
			RT-PCR		↑ 过渡性 B 细胞(CD19⁺CD38⁺ CD24⁺IgD⁺)
			流式	尿液	↑ 泌尿 CD20 转录本
Sagoo 等 (2010 年)	企业资助	35	基因芯片	血液	↑ 血液 CD19⁺细胞
			RT-PCR		↑ 血液 *FOXP3* 与 α-1,2-甘露糖 苷酶的比值
			流式		↑ 6 种 B 细胞功能和相关通路的 富集基因
			酶联免疫 斑点		4 种生物标志物和 10 种基因(参 见正文)
Pallier 等 (2010)	欧洲	12	基因芯片	血液	↑ IgD⁺CD38⁺激活的 Bm2 和 CD27+ 记忆 B 细胞
			RT-PCR 流式		↑ 7 组 B 细胞相关通路的富集基因 ↑ B 细胞中 BANK1 的表达 ↑ CD32a/CD32b 在 CD19⁺细胞水平 上的比值 ↑ B 细胞存活的 BAFF-R/BAFF 比 值(参见正文)
Brouard 等 (2007)	2	17	基因芯片 RT-PCR	血液	↑ 血液 *FOXP3* ↑ TGF-β 调节基因(*LTBP4*,*CDH2*, *CD9*) ↑ 细胞毒性基因(颗粒酶、穿孔素、 fas 和颗粒溶素) ↑ 促炎基因(*TNF-α*,*IL-4* 和 *IL-10*)
Braudeau 等 (2008)	1	8	RT-PCR	血液	↑ 血液 *TLR4* 和 *MyD88*
Kawai 等 (2008)	1	5	RT-PCR	移植物内	↑ 移植物内 *FOXP3*

创新技术

二代测序

测序是一种确定基因组主要结构的方法。过去 30 多年来，剑桥大学 Frederick Sanger 开发的双脱氧链终止法一直是测定 DNA 链中核苷酸碱基顺序的金标准。最近几年，新一代 DNA 测序技术，即第二代高通量测序技术发展迅猛。第二代测序技术克服了 Sanger 方法的固有局限性，"新一代"测序方法可以在短时间内对完整基因组、转录组（表达基因）和已知外显子组进行测序，显著降低了成本，这大大提高了其临床实用性。目前主要的测序平台包括：①HiSeq2500(Illumina)；②GS FLX+系统(Roche/454 Life Sciences)；③SOLiD 5550XL 系统(Applied Biosystems)；④HeliScope 单分子测序仪(Helicos Biosciences)。

Illumina 测序仪是全球使用最广泛的平台。Illumina 测序包括 DNA 的片段化以及与 5' 和 3' 通用适配器的连接。然后，将 DNA 分子固定在载玻片（流动室）上。"流动室"表面覆盖着与适配器序列对应的单链寡核苷酸。通过固相桥式 PCR 在流动室表面扩增 DNA，产生一系列克隆簇。然后，通过连续掺入荧光标记的可逆终止子对这些细胞群进行测序，每次从 4 个核苷酸的混合物中挑选一个。通过四通道荧光扫描实时读取序列，每个信号对应于单一位置上的单个核苷酸。一般情况下，读取每个簇的正向链，也可以读取每个簇的正向和反向模板，这称为配对末端读数。读数转换为有意义信息的过程分多个阶段完成。对来自测序仪的图像进行分析，并将其转换为序列读数。然后，通过重新汇编或映射到参考数据库的方式，完成读数匹配。最后，在特定下游应用中使用实验中的映射和未映射读数。

覆盖深度是指特定 DNA 核苷酸在阅读序列中平均出现的次数。使用 Lander-Waterman 方程确定覆盖范围：C=LN/G，式中 C=覆盖范围，L=阅读的长度，N=阅读序列的数量，G=单倍体基因组长度。检测人类基因组中突变、单核苷酸多态性，重排时需要约 $10\times\sim30\times$ 的覆盖深度。然而，由于不同转录本以不同水平表达，使得 RNA 测序的计算变得比较复杂。相反，映射总读数是一个更有用的指标。一般，人类差异表达研究推荐使用的映射读数为 2500 万~3000 万个。

DNA 测序可以识别人类基因组中的结构改变，例如，单核苷酸多态性(SNP)和拷贝数变异。相较于其他技术（例如，基因芯片），测序更具优势，它不需要使用杂交探针，因此，不受探针设计的限制，也无须事先知道 DNA 序列（见表 13.4）。在最近的一份报道中，Snyder 等指出，无细胞 DNA 可用于检测与排斥反应相关的器官特异性特征。在心脏移植受体中，可以随时监测供体 DNA 水平，从而确定是否发生排斥反应。

DNA 测序可以确定供体和受体 SNP 的读数,用于计算受体血浆中供体 DNA 的百分比。

小鼠研究表明,DNA 甲基化表观遗传修饰可能为肾脏中持续存在的成纤维细胞活化和纤维形成提供了分子基础。

RNA 测序是高通量转录组分析的替代方法。与基因芯片相比,RNA 测序具有诸多优点,例如,分辨率高可以更好地发现新转录本、差异等位基因表达、交替剪接变体、转录后突变型和同种型。此外,不需要事先知道待测的转录本序列。RNA 测序还可以用于比较样本之间的差异表达。RNA 测序方法已经用于鉴别生物标志物。例如,RNA 测序可用于量化癌症患者的乳头状浆液性卵巢癌转录组。胰岛素样生长因子结合蛋白(IGFBP-4)始终在肿瘤样品表达率最高的 7.5% 基因中。在相对大型的独立验证组中,通过酶联免疫吸附测定(ELISA)发现 IGFBP-4 显著增加。

代谢组学

代谢组是生物区室中所有内源性和外源性小分子代谢产物的完整集合。代谢组学的目标是以高通量方式鉴定和量化代谢组。代谢组含有各种各样的化合物,包括脂质、有机酸、糖类、氨基酸和核苷酸。代谢组的鉴别可以是靶向的或非靶向的。在非靶向方法中,目标是能尽可能多地检出样品中的代谢物,并基于代谢模式对表型进行分类。在靶向方法中,测量一组预定的代谢物。代谢组学的工作流程包括通过核磁共振(NMR)或质谱、数据挖掘、提取和分析技术进行样品制备、代谢物的分离和检测。肾脏移植研究主要使用基于核磁共振平台的非靶向方法。Kim 及其同事应用基于核磁共振的代谢组学,研究了接受环孢素或他克莫司等免疫抑制剂治疗的移植受体的血清代谢特征,并且能够识别血清代谢特征的独特变化。

在过去 20 年中,出现了一种称为系统生物学的新兴科学领域。系统生物学的目标是在基因组学、转录组学、蛋白质组学和代谢组学信息等多个水平上表征生物体。这种组学的整合将提供一个强大的平台,不仅可以发现生物标志物,还可以了解生物系统对疾病、异常遗传构成、药物治疗和环境损害的反应。

现状和前景

最近,研究者发现并验证了急性 T 细胞介导排斥反应的生物标志物,虽然已经给临床带来了一定的益处,但是,体液/抗体介导排斥反应的生物标志物尚未完全确定。随着高通量技术和平台的发展,新型生物标志物的发现过程大大加快(表 13.7)。从 RT-PCR 到基因芯片和流式细胞术,在跨平台的共同努力下发现的生物标志物有助于提高诊断同种异体移植排斥反应和耐受的准确性,更具预测价值。虽然生物标志物背后的分子基础和科学研究已取得了一定的进展,但仍然未能快速地转化为临床工具。

表 13.7 发现和验证生物标志物的平台

测试		平台	潜在生物标志物示例
基因转录本	单基因	RT-PCR	mRNA:颗粒酶 B,穿孔素,Foxp3;miRNA;miR155,miR223
	多基因	DNA 基因芯片	
蛋白质	单一蛋白质	ELISA	人趋化因子,淀粉样蛋白 A,β2 微球蛋白
	多种蛋白	蛋白质芯片	
淋巴细胞功能	产生细胞因子的细胞	ELISPOT	IFNγ
	活化 T 细胞中的 ATP 水平	Immuknow	ATP
异体抗体	单个或多个抗体	Luminex xMAP	抗 HLA 抗体,抗 MICA 抗体

Source: Reprinted with permission from Hartono et al.(2010).

Foxp3,叉头框蛋白 P3;HLA,人白细胞抗原;IFNγ,干扰素 γ;MICA,主要组织相容性复合体 (MHC)Ⅰ类相关 A 链;miRNA,微小核糖核酸;RT-PCR,实时 PCR;ELISA,酶联免疫吸附试验;ELISPOT,酶联免疫吸附斑点试验。

对于临床医生而言,在确诊同种异体移植物失功方面,相较于订购生物标志物试验,血清肌酐测量基准值在临床实践中更直观并且测试速度更快。组织学活检虽然为有创性检查,但无疑是诊断的金标准,对于临床管理仍然具有十分重要的意义。虽然在排斥反应诊断方面取得了进展,但还没有一种可能的方法来诊断和预测移植受体的耐受性,因此,寻找对人的耐受性具有特征性的生物标志物具有重要而深远的意义。

将新知识从实验室研究向临床应用转化仍然是一个艰难的过程。除了习惯障碍之外,移植领域还存在资金和监管等若干问题。本章介绍的耐受试验想要完成从设计到执行的转化并获得有意义结果至少要十年的时间。耐受性研究需要获得足够的样本量和招募足够的满足入选标准的受试者,因此,这项工作非常耗时,往往还会遇到后勤障碍。此外,在 TOL 受试者中发现的生物标志物可能无法从机制上提供参考。目前还不清楚耐受性特征是否稳定和持久。因此,需通过精心设计的长期研究加以验证。

总　结

在移植免疫排斥和耐受辅助诊断相关生物标志物的开发和验证方面已经取得了很大成就。生物标志物的研究无疑受益于移植受体的系统质询、高通量检测,还得力于能充分表征基因组、转录组、蛋白质组和代谢组的多个平台。相较于传统病理活检，无创检测优势明显。生物标志物的临床效用需要在精心设计的临床试验中加以验证。

（粘烨琦　译）

参考文献

Anglicheau, D and Suthanthiran M. Noninvasive prediction of organ graft rejection and outcome using gene expression patterns. Transplantation 2008;86:192–199.

Anglicheau D, Sharma VK, Ding R, et al. MicroRNA expression profiles predictive of human renal allograft status. Proc Natl Acad Sci U S A 2009;106:5330–5335.

Braudeau C, Ashton-Chess J, Giral, M, et al. Contrasted blood and intragraft toll-like receptor 4 mRNA profiles in TOL versus CR in kidney transplant recipients. Transplantation 2008;86:130–136.

Brouard S, Mansfield E, Braud C, et al. Identification of a peripheral blood transcriptional biomarker panel associated with operational renal allograft tolerance. Proc Natl Acad Sci U S A 2007;104:15448–15453.

Hartono C, Muthukumar T, and Suthanthiran M. Noninvasive diagnosis of acute rejection of renal allografts. Curr Opin Organ Transplant 2010;15:35–41.

Kawai T, Cosimi AB, Spitzer TR, et al. HLA-mismatched renal transplantation without maintenance immunosuppression. N Engl J Med 2008;358:353–361.

Newell KA, Asare A, Kirk AD, et al. Identification of a B cell signature associated with renal transplant tolerance in humans. J Clin Invest 2010;120:1836–1847.

Pallier A, Hillion S, Danger R, et al. Patients with drug-free long-term graft function display increased numbers of peripheral B cells with a memory and inhibitory phenotype. Kidney Int 2010;78:503–513.

Sagoo P, Perucha E, Sawitzki B, et al. Development of a cross-platform biomarker signature to detect renal transplant tolerance in humans. J Clin Invest 2010;120:1848–1861.

Suthanthiran M,Hartono C, and Strom TB. Immunobiology and Immunopharmacology of Renal Allograft Rejection" Chapter 96 in: Diseases of the Kidney and Urinary Tract, 8th Edition Robert W. Schrier, Editor. Lippincott Williams & Wilkins, Philadelphia, 2007.

延伸阅读

Bechtel W, McGoohan S, Zeisberg EM, et al. Methylation determines fibroblast activation and fibrogenesis in the kidney. Nat Med 2010;16:544–550.

Kim CD, Kim EY, Yoo H, et al. Metabonomic analysis of serum metabolites in kidney transplant recipients with cyclosporine A- or tacrolimus-based immunosuppression. Transplantation 2010;90:748–756.

Leventhal JR, Matthew JM, Salomon DR, et al. Genomic biomarkers correlate with HLA-identical renal transplant tolerance. J Am Soc Nephrol 2013;24:1376–1385.

Li B, Hartono C, Ding R, et al. Noninvasive diagnosis of renal-allograft rejection by measurement of messenger RNA for perforin and granzyme B in urine. N Engl J Med 2001;344:947–954.

Lorenzen JM, Volkmann I, Fiedler J, et al. Urinary miR-210 as mediator of acute T-cell mediated rejection in renal allograft recipients. Am J Transplant 2011;10:2221–2227.

Metzker ML. Sequencing technologies—the next generation. Nat Rev Genet 2010;11:31–46.

Mosig RA, Lobl M, Senturk E, et al. IGFBP-4 tumor and serum levels are increased across all stages of epithelial ovarian cancer. J Ovarian Res 2012;5:3–11.

Muthukumar T, Dadhania D, Ding R, et al. Messenger RNA for FOXP3 in the urine of renal-allograft recipients. N Engl J Med 2005;353:2342–2351.

Nankivell BJ and Alexander SI. Rejection of the kidney allograft. N Engl J Med 2010;363:1451–1462.

Nankivell BJ, Borrows RJ, Fung CL, et al. The natural history of chronic allograft nephropathy. N Engl J Med 2003;349:2326–2333.

Sarwal M, Chua MS, Kambham N, et al. Molecular heterogeneity in acute renal allograft rejection identified by DNA microarray profiling. N Engl J Med 2003;349:125–138.

Snyder TM, Khush KK, Valantine HA, et al. Universal noninvasive detection of solid organ transplant rejection. Proc Natl Acad Sci U S A 2011;108:6229–6234.

Solez K, Colvin RB, Racusen LC, et al. Banff 07 classification of renal allograft pathology: updates and future directions. Am J Transplant 2008;8:753–760.

Suthanthiran M, Schwartz JE, Ding R, et al. Urinary-cell mRNA profile and acute cellular rejection in kidney allografts. N Engl J Med 2013;369:20–31.

Weiss RH, Kim K. Metabolomics in the study of kidney diseases. Nat Rev Nephrol 2011;8:22–33.

第 **14** 章
器官移植领域中的新问题

Rupert Oberhuber, Guangxiang Liu, Timm Heinbokel, Stefan G. Tullius

本章概述

- 老年患者是等待移植患者中增长最快的人群，衰老已成为移植中的一个重要问题。
- 随着移植需求的增加，边缘供体的使用也在增多，从而引发与器官衰老、器官损伤和修复以及整体器官质量相关的问题。
- 在老年人中免疫衰老对同种免疫应答、免疫抑制治疗、药物相关并发症的发生率和整体移植转归的影响目前仍然知之甚少。
- 作为解决器官短缺问题的替代方法，异种器官移植仍然具有相当大的吸引力。
- 其他重要的领域包括人造器官、移植设备、干细胞和器官再生。

引 言

在过去的 50 年中，器官移植取得了前所未有的进步，成功实现从实验阶段到终末期器官衰竭患者的一种公认治疗手段的转化。随着移植后生活质量的显著提高和发病率的降低，移植的适应证已大大扩展，并且基本上消除了年龄限制。因此，等待器官移植的患者人数远远高于过去。例如，2011 年美国约有 10 万例患者在肾移植等候名单上，较过去十年增长了 90%。因此，移植患者的中位等待时间显著增加。

与此同时，尽管器官捐赠数量有所增长，但捐赠器官的可用性未得到有效提高，甚至略有下降。在活体捐赠中也观察到类似的趋势。虽然在 20 世纪 90 年代初期，随着微创手术的出现，器官捐献率有所上升，但近期活体捐赠数量有所下降。因此，器官供应数量仍然远远不能满足需求量。为了满足移植需求，临床上越来越多的人试图通过边缘供体器官、老年供体器官或循环骤停后的供体器官(即心脏或循环死亡或DCD供体捐赠的器官)来扩大供体库。实际上,最近几年边缘供体器官和从DCD供体中获取的器官数量增长最快。随着神经外科开颅技术的不断进步和人口老龄化程度的进一步加剧,未来DCD和边缘供体器官的使用量可能会进一步增加。为了解决器官可用性和质量等令人担忧的问题,有必要进一步探索边缘供体器官使用的临床意义。

器官衰老和修复能力受损可能与边缘供体器官移植后转归不佳有关。了解衰老的机制以及在器官灌注、器官保存期间和移植后早期探索适当的治疗方案对于改善边缘供体器官的移植转归具有重要意义。对于等待名单上的老年患者,我们从非移植疾病模型中了解到,免疫应答在衰老过程中会发生显著改变。实际上,衰老对免疫系统的各个组成部分似乎都会产生影响。由于老年人接受移植的频率越来越高,了解免疫系统随衰老产生的复杂变化及其对免疫抑制和器官存活带来的影响具有重要意义。

随着器官移植需求的不断增大,解决器官短缺的替代方法再次受到强烈关注。近年来,生物人工器官取得了长足的进步,这些生物人工器官的发展为异种移植带来了契机。异种移植与生物人工器官这两个领域的交叉融合,孕育出了使用异种器官作为人源干细胞支架,从而获得人工器官的新技术。鉴于当前供体器官短缺给临床工作带来的压力,我们对异种移植领域近年来的发展进行综述(图14.1)。

衰老和免疫应答

衰老对免疫应答的影响是一种多因素的过程,免疫系统各种组分受到的影响并不一致。胸腺退化作为免疫衰老的标志,对所有T细胞亚群的表型和功能产生深远的影响。固有免疫系统的功能(包括补体活性)、趋化性和吞噬性质似乎受衰老的影响较小。除了某些T细胞亚群数量的减少以外,一些细胞表面标志物的表达也发生了显著变化(图14.2)。例如,老年人T细胞共刺激分子的表达发生变化,可能会干扰阻断共刺激通道药物的临床疗效。通过改变PD-1的表达水平诱导T细胞"耗竭"的新兴概念尤其引人注意,特别引起癌症研究人员的高度兴趣,有望成为增强抗肿瘤免疫力的有效途径。

衰老时,CD4+T细胞表达谱由Th1向Th2偏移,在老年患者中,INF-γ产生减少,而Th2相关的细胞因子(例如,IL-4和IL-10)占主导地位。年龄较大的患者体内效应/记忆表型T细胞的出现频率升高;然而,体内水平的研究显示,这些细胞在免疫应答中的作用较为低效。"衰老的"T细胞也出现了细胞内钙水平降低,可能会对下游蛋白质(例如,蛋白激酶C、MAPK和MEK)的信号转导和活化产生影响。一些研究报道了T细胞激活后IL-2受体密度降低和IL-2合成受损。有趣的是,研究者在老年人中观察

器官移植的需求与供给之间的差距
器官捐赠率停滞不前或略有下降
在过去十年中，肾移植的等待时间翻了一番
增加边缘供体器官的利用率
修改器官分配方案
提高器官质量的策略
异种移植物
生物人工器官
机械辅助装置
组织再生

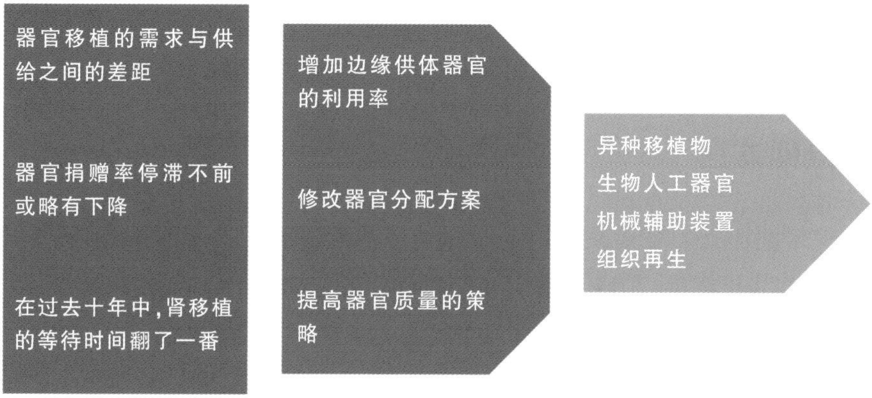

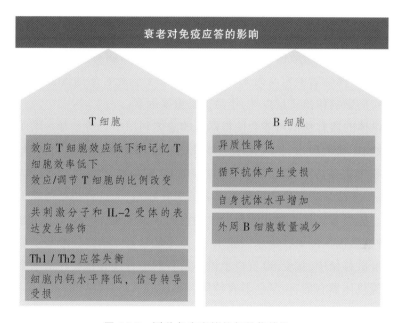

图 14.1 器官移植中的紧迫问题：现有和未来的方法。

衰老对免疫应答的影响
T 细胞
效应 T 细胞效应低下和记忆 T 细胞效率低下
效应/调节 T 细胞的比例改变
共刺激分子和 IL-2 受体的表达发生修饰
Th1 / Th2 应答失衡
细胞内钙水平降低，信号转导受损
B 细胞
异质性降低
循环抗体产生受损
自身抗体水平增加
外周 B 细胞数量减少

图 14.2 同种免疫应答的年龄依赖性。

到更多的调节性细胞。

同样，随着年龄的增长，B 细胞亚群发生广泛的改变，并表现出异质性降低、抗体水平降低以及自身抗体水平增加。免疫衰老相关的研究结果显示，代谢及性别相关的差异也可能发挥作用。例如，最近研究者发现，与衰老相关的激素变化似乎会影响免疫应答，并且至少是引发免疫衰老的部分原因，因为性激素与胸腺退化的关系尤其密切。值得注意的是，迄今为止，免疫衰老及其作用机制的大部分知识均是基于移植之外的疾病。然而,调节性细胞功能完好和效应细胞功能受损似乎可以解释老年受体急性排斥反应频率较低。这一发现可以作为老年患者免疫抑制治疗的指导。

边缘供体器官

随着供体器官日益短缺,越来越多的边缘器官用于移植。美国之前的分配体系超出了普通的移植标准,2014 年底引入的现行分配系统基于供者肾脏概况指数(KDPI)评估器官的质量。这种评估方法是在 0~100 的范围内,对 10 个供体因素进行评分,以预测移植物失败的可能。一般而言,KDPI 评分越高,器官转归越差,表现为迟发性或原发性无功能发生率升高和移植物长期存活率降低。由于缺血再灌注损伤,移植物功能恢复延迟(DGF)在老年器官移植后更为常见,可能是年龄相关性损伤增大和修复过程减弱的结果。在最近的多项研究中,DGF 被证实与急性排斥反应和移植物失功的发生率增加有关。然而,有关注册数据中,对 DGF 仍有争议,这是由于其生物学机制复杂,并且多种变量值在注册数据中缺失,这也许是注册分析固有的问题。对于其他器官分配系统,边缘供体器官的定义尚未明确,但是,除了脑死亡后的器官损伤、缺血时间延长或先前疾病影响移植质量以外,年龄也是重要因素。

边缘供体的器官移植可能会使得器官的总体利用率有所上升。然而,值得注意的是,大多数临床研究显示,扩大标准供体(ECD)或 KDPI 评分>85 分的肾脏的 1 年和 5 年患者和移植物存活率显著降低。更重要的是,需要认识到,与等待名单上的患者相比,边缘肾脏移植为特定患者提供了显著的生存收益,但这种益处可能不具有普遍性。实际上,一些患者在接受优化透析后短期内的表现可能优于接受边缘肾移植的患者。当然,这种情形仍然停留在临床经验水平,而不是已确立的最佳方案。值得注意的是,在肾脏和肝脏移植中,接受 80 岁以上供体器官的患者和移植物存活率都很高。

就边缘供体器官而言,某些器官特异性表现似乎具有特殊的意义。衰老与功能丧失有关,因此,供体年龄是长期移植功能欠佳的重要危险因素。供体年龄也与急性和慢性排斥反应的发生率增加有关,这表明衰老本身可导致免疫原性增加。此外,与年龄相关的修复机制下降也可能导致移植转归欠佳。然而,很难区分慢性排斥相关的变化[例如,间质纤维化和肾小管萎缩(IFTA)或肾小球硬化]与生理衰老引起的变化。

与肾脏相反,肝脏本身似乎不易衰老,特别是在健康人群中。这可能与肝脏强大的功能储备和显著的再生能力有关。然而,研究者发现老年人肝脏合成三磷酸腺苷的能力(作为合成能力的替代标志物)降低,而且老年供体的肝移植物在移植后出现内皮细胞损伤增加。特别是在长时间的冷缺血后,边缘肝脏移植物的受体出现原发性无功能的风险较高。老年供体的肝脏还可能会增加预先存在的脂肪变性的发生率,从而加剧缺血再灌注损伤的有害作用。因此，对老年供体的器官应进行仔细选择，在分配器官时应综合考虑供体和受体年龄相关的风险因素(图 14.3)。

心脏或循环死亡(DCD)后供体的器官

器官对长期缺血的特定易感性在 DCD 供体器官的使用中起关键作用。目前，在肾移植中，普遍接受的热缺血时间不超过 1 个小时(定义为心脏骤停后至冷灌注开始之前的时间段)。虽然相较于神经学确定的死亡(NDD)供体肾脏，DCD 供体肾脏的 DGF 发生率升高，但是 1 年后的转归显示两者之间没有显著差异。老年 DCD 供体的肾脏质量似乎不及老年 NDD 供体的肾脏质量，提示年龄可能加剧了长期热缺血的不良影响。

由于肝脏对热缺血后的损伤更加敏感，因此，最大耐受的热缺血时间通常不超过 30 分钟。此外，很少使用来自老年 DCD 供体的肝脏。在胰腺移植中，通常只使用热缺血时间短的年轻供体移植物。迄今为止，只有个别的几例使用 DCD 供体的心脏和肺脏的移植病例。最近报道了多例在移植前详细地评估和改善器官质量，而后经常温离体灌注后肺移植获得成功的病例。总体而言，应该强调 DCD 供体对于 ICU 中的患者而言是一种有价值的"临终选择"，而且也是增加供体器官可用性的适当且必要的方法。值得注意的是，由于肾脏以外的器官使用率相对较低，所以虽然 DCD 捐献有助于供体数量整体上升，但器官移植总量未必增加。

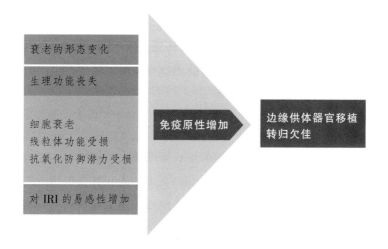

图 14.3　器官质量影响移植预后。

器官年龄及其在免疫原性、损伤/修复和免疫应答中的影响

一般而言,器官年龄与非特异性损伤后受损的修复过程有关。缺血再灌注损伤或脑死亡后的非特异性损伤是移植过程的固有组成部分。有更多的证据表明老年供体的器官对这些损伤尤其敏感。老年器官的抗氧化能力和再生能力受限,并产生不利影响。此外,老年供体移植物的线粒体功能受损,导致细胞内能量减少,进一步削弱细胞的修复能力。

最新的临床研究表明,供体年龄越大,急性排斥反应发生率可能越高。在一些临床和实验报告中,供体年龄与宿主免疫应答增加有关。此外,缺血再灌注损伤或脑死亡后修复机制受损可能会加重老年供体器官移植后发生的非特异性移植物损伤。这些非特异性损伤可以通过病原体相关分子模式(PAMP)(例如,肽聚糖或脂多糖)激活抗原呈递细胞(APC)上的模式识别受体(PRR)。Toll 样受体(TLR)是 PRR 中主要的一个亚群,表达于巨噬细胞/单核细胞、树突状细胞(DC)和自然杀伤(NK)细胞。TLR 通过与配体结合,诱发促炎细胞因子的释放,进而募集和激活固有免疫系统的关键组分,例如,中性粒细胞和巨噬细胞;然后,这些细胞将会激活和调节适应性免疫应答。此外,TLR还可识别受损伤和受破坏细胞的产物。因此,长期缺血、再灌注损伤或脑死亡后的移植物损伤不仅可以激活固有免疫应答,还可以激活适应性免疫应答。最近,研究者发现一种被称为"坏死性凋亡"的细胞程序性死亡方式可能与诱发肾脏和心脏移植模型中的同种异体排斥反应有关。随着针对细胞死亡内源性通道的新疗法的出现,这些研究结果可能会为器官损伤和修复的药理学机制开辟新的视角。

供体和宿主 APC 加工和呈递供体同种异体抗原。当 T 细胞与老年供体的 APC共培养时,观察到应答者增殖增加,表明衰老的 APC 可能具有增强抗原呈递能力和增加移植物免疫原性的作用。因此,与年龄特异性损伤和受损修复机制相关的年龄依赖性抗原呈递可能是移植老年供体器官时观察到免疫应答增强的原因(图 14.4)。

受体年龄和移植归转

老年人占等待器官移植患者比例的增长幅度最大。例如,大多数肾移植受体均为50 岁以上的患者。此外,当前的人口变化表明,老年人在社会中所占的比例不断上升,这很可能会导致未来老年供体和老年受体人数进一步上升。事实上,在过去十年中,65岁以上等待肾移植的患者人数增加了两倍。

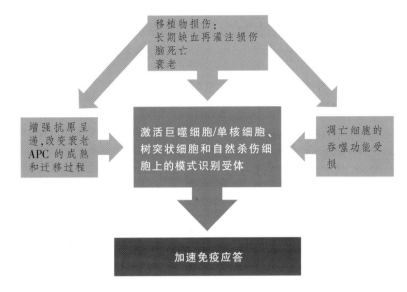

图 14.4　移植物损伤是免疫应答的决定性因素。

　　因为老年人的死亡率明显升高,因此,在分析移植物存活率时,重点是区分删失后的死亡率和未删失的移植物存活率。最近的临床数据表明,相较于接受透析的患者,年龄 >65 岁的患者接受肾移植后预期寿命延长一倍。这些数据强烈支持移植为老年人带来的临床收益。过去,老年肝移植一直存在争议,大多数研究者认为,>60 岁的受体移植后存活率下降。然而,>70 岁的患者接受了移植后存活率相当高。由于可能存在协同作用,供体及受体风险因素是改善移植高龄供体器官结果的关键。

　　移植后感染在老年受体中较为常见。衰老本身就是感染的主要风险因素之一,可导致 50 岁以上患者移植后第一年内出现死亡,发生率约占 50%。此外,老年人的恶性肿瘤发病率较高,可能与免疫监视受损有关。新发恶性肿瘤,特别是非皮肤恶性肿瘤较为常见,并且是老年患者移植后转归不佳的重要原因。由于免疫抑制是恶性肿瘤和感染的重大危险因素,因此,必须更加深入地了解免疫衰老的后果和调整免疫抑制的方法,以便更好地适应在老年患者中的应用。

　　免疫衰老是指衰老引起的免疫系统功能不全。非免疫细胞衰老已成为防止不受控制的细胞分裂的生理策略。同时,免疫活性细胞的衰老限制了肿瘤监视,随后导致恶性细胞发生免疫逃逸。端粒是染色体末端重复 DNA 序列,它是染色体末端的一种特殊结构,端粒缩短是衰老的标志。一旦端粒短到了一个临界长度,细胞就会失去复制能力,进入衰老状态。衰老细胞的形态异质性和脂褐素颗粒蓄积更加明显,对有丝分裂刺激的应答能力降低并且参与细胞周期的基因(例如,p16INK4a)表达水平发生变化(根据定义)。除了复制性衰老以外,应激诱导的早衰(SIPS)也可能导致老年人的器官发生损伤,产生不利影响。

老年人免疫抑制

现有的免疫抑制药物会增加移植后的恶性肿瘤和感染的风险,特别是在老年患者中的影响更为明显。

药物代谢、肾功能受损、肝脏和内脏血流减少以及体脂重新分布导致腹部脂肪堆积等因素不但会影响老年患者的药物吸收,而且还会影响药物的分布和消除。影响免疫抑制剂在老年患者中的吸收和代谢的其他因素包括胃液 pH 值升高、胃动力受损和细胞色素Ⅲa 系统效率降低。值得注意的是,许多临床试验大多排除老年移植受体。

使用诱导治疗已经在肾移植中充分得到了证实。然而,由于与抗淋巴细胞药物相关的感染和恶性肿瘤的风险增加,因此,在老年人中使用需经过仔细评估。虽然目前仍然缺乏前瞻性临床试验,但 IL-2 受体抗体已成功用于老年肾移植受体,相较于更积极的诱导治疗,这种方法可以减少移植后淋巴组织增生性疾病(PTLD)和感染的发生率(图 14.5)。

霉酚酸酯(MMF)、泼尼松以及钙调神经磷酸酶抑制剂(CNI)是目前在老年移植受体中最常用的免疫抑制药物。基于老年免疫应答变化,怎样对老年移植受体的药物剂量进行调整或给予特殊考虑仍然是一个值得探讨的问题。哺乳动物雷帕霉素靶蛋白(mTOR)抑制剂的副作用少并具有抗增殖特性,至少在理论上非常适合老年人使用。西罗莫司在保持肾功能的同时可能会降低患恶性肿瘤的风险。然而,伤口迁延不愈、间质性肺炎、血小板减少和血脂异常可能限制该药物在老年患者中的使用。

贝拉西普是一种 CD28 共刺激的抑制剂,已经获批在临床中使用。贝拉西普有望

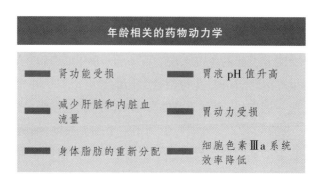

图 14.5 导致免疫抑制剂在老年患者中吸收和代谢发生改变的因素。

提高 1 年和 2 年同种异体移植物的存活率，同时还能减小肾毒性和降低心血管风险，这些特征使得该药物颇具吸引力。然而，该药物在老年患者中的疗效还需要进一步的研究加以证实。

异种移植

异种移植物，即来源于其他物种的器官、组织或细胞，能够有效解决临床移植器官短缺问题。非人灵长类动物和猪可能适合异种移植。然而，除了免疫障碍之外，在临床应用之前还需要解决感染风险以及生理学差异。此外，还有需要进一步探讨法律和道德问题。

目前，异种移植面临着各种关键的生物学障碍，其中最重要的是植入后 24 小时内发生的由预先存在的抗体介导的超急性排斥反应(HAR)。异种抗体针对 Galα1–3Galβ1–4GlcNAc(αGal)碳水化合物残基。αGal 存在于非人灵长类动物的血管内皮细胞上，但不存在于人类中。这些抗 αGal 抗体(主要是 IgMiso 型)约占循环中总免疫球蛋白的 1%。当这些抗体与异种移植物中的血管内皮细胞结合时，通过经典通道激活补体系统，导致在数分钟至数小时内发生移植物排斥。HAR 的组织学特征是间质性出血和水肿，伴有血管血栓形成。一旦移植物恢复血液供应，就会发生这些变化。为了防止 HAR 发生，研究者已经对"可溶性糖"是否可以抑制抗体与猪 αGal 结合进行了检测。遗憾的是，糖的用量太多导致了副作用，并且只能阻断 30% 的有害抗体。为了降低异种抗体的滴度，研究者曾经尝试使用白蛋白、新鲜冷冻血浆或其他替代性液体置换受体血浆。尽管用这种方法成功延长了移植物的存活时间，但是导致许多具有重要生物学意义的免疫球蛋白也被消除，因此，其临床应用受到限制。此外，研究者还尝试利用亲和柱的吸附作用选择性地消除异种抗体，但是这种方法没能充分降低抗体滴度(图 14.6)。

作为替代策略，供体移植物中 αGal 的缺失可以显著延长异种移植物的存活时间。例如，α-1,3-半乳糖基转移酶(αGalT)缺失的猪心脏移植至狒狒体内后可以存活长达 6 个月。因此，1,3-半乳糖基转移酶基因缺失的猪可能会成为异种移植物的来源。此外，研究者还测试了表达干扰人补体系统的蛋白质的转基因猪。由于补体级联在 HAR 期间引起细胞裂解和凝血级联的激活，研究者对 CD55[人类衰变加速因子(hDAF)]、CD59(保护素；阻断膜攻击复合物)和 CD46(膜辅助因子 1)的基因编辑进行了调查。最近已经有三种转基因猪可供使用。实际上，这些方法能够防止从猪到狒狒移植模型中的超急性排斥反应。此外，研究者还结合基因操作和免疫抑制调查了产生异种抗体的 B 细胞的消除机制。在一些模型中，心脏异种移植物的存活时间长达 50 天，研究者敲除猪的 α-1,3-半乳糖基转移酶基因以表达人衰变加速因子(hDAF)，然后将源于猪

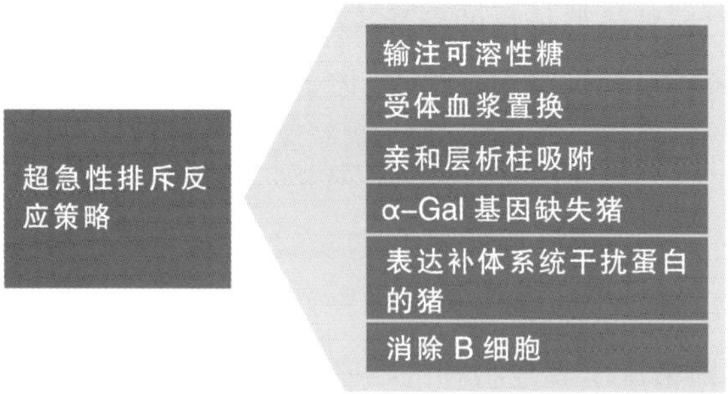

图 14.6 异种移植后超急性排斥反应的预防策略。

的移植物移植到采用利妥昔单抗(抗 CD20)、他克莫司、西罗莫司、MMF 和泼尼松治疗的狒狒体内。

除了 HAR 之外,极低水平的 αGal 特异性抗体以及抗其他猪抗原的抗体,在移植后数天或数周内诱发急性异种抗体介导的排斥反应(AXR)。甚至在 αGalT 缺失的转基因猪中也观察到 AXR,这表明非 αGal 抗原至少在一定程度上引发 AXR。AXR 的预防策略仍然十分有限。然而,"适应"概念已经取得了令人期待的结果,至少在少数合并给药方案中是如此。"免疫适应"是指移植物能够在有抗体存在的情况下存活。这种现象最早发现于 ABO 不相容的临床移植患者。在抗内皮细胞抗体存在的情况下,移植物的存活与内皮细胞上的抗原决定簇的下调过程、抗体库的变化和保护性基因的诱导有关。

与 HAR 和 AXR 相比,细胞异种移植排斥主要由 NK 细胞和 T 细胞介导。NK 细胞在异种移植物的排斥中起重要作用,并且人 T 细胞能够经直接通道识别猪主要组织相容性复合体(MHC)Ⅱ类抗原。此外,受体 APC 可通过异种识别的间接通道激活受体 T 细胞。异种移植物的细胞排斥反应甚至比在具有多种致敏抗原的同种异体移植物中的细胞排斥反应更为强烈。为了克服 T 细胞介导的异种移植物排斥反应,研究者已经对不同的策略(包括使用不同的免疫抑制和耐受诱导方案)进行了研究。通过封装技术进行物理隔离已经在胰岛中进行了测试,但成效有限。

造血干细胞嵌合体诱导移植免疫耐受策略已经取得了令人满意的效果。通过这种策略,将宿主免疫系统重建的供体干细胞,移植到经过高强度预处理的受体中。在此过程中,胸腺中对供体异种抗原有反应的 T 细胞被剔除,只留下对移植体有耐受性的细胞。使用 hDAF 猪作为造血干细胞的供体,可在辐照狒狒体内诱导异种嵌合体。但所获得的低水平嵌合体仅暂时性存在。最近,经过非清除性处理以及后续从 Galt-KO 猪种移植大量骨髓[$(1\sim2)\times10^9$ 个细胞/千克]之后,实现了祖细胞移植。但即使是毒性较低的接受处理方案,也需要确保猪祖细胞的植入。

除了广泛的免疫问题之外,异种移植还面临着潜在的感染风险。尤其是异种动物疾病,可通过异种植入物导致感染源传播,对于严重免疫抑制受体来说是潜在的风险。此外,研究表明,通过转基因猪表达的人类补体调节剂,例如,CD46、CD55 以及 CD59 可作为病毒受体,导致宿主细胞感染。猪内源性反转录病毒(PERV),至少由三个不同的亚型组成,至少在理论上,具有整合至人类基因组中的可能性。尽管目前为止,尚未报道有传播的情况,但 PERV 的传播仍然是一个重大的问题。

替代疗法:人造器官或生物器官

人造肾脏

1913 年,Rowntree 和 Turner 开始尝试制作人造肾脏,他们在玻璃夹套中置入纤维蛋白管作为血流净化装置。使用从水蛭中提取的水蛭素作为抗凝剂使用。将该装置作为模型,后续进行了多次的改进,首次临床应用在 1924 年完成(图 14.7)。1943 年,Kolff、Berk 和 Watschinger 开发了一种血液透析装置,该装置由一个旋转的鼓和 30~40 米长的玻璃低管组成,装在一个固定的容器中。经过不断的改进之后,该设备于 1945 年开始进入临床应用。尽管早期研究取得了一定成功,但上述设备并未能在临床上长期使用,因为必须通过较大的导管方能保证具有足够的血流,而较大的导管会对患者的静脉和动脉造成损伤。

血液透析的下一个关键步骤是研发了动静脉分流器,1952 年,在西雅图启动了第一个针对慢性肾衰竭患者的血液透析治疗项目。随着血液透析技术的不断发展,世界各地有数百万的终末期肾病患者定期到当地的透析中心接受血液透析治疗。虽然血液透析是最成功的器官置换疗法之一,但仍不如肾移植理想,因此,证明完全由人工系统对器官进行替换存在巨大挑战。

目前使用人工器官替代非肾脏器官的尝试虽然取得了一些成功,但效果并不理想。

肝脏支持系统

人工肝脏支持系统在清除肝脏毒性物质的同时, 可具有暂时性代谢和排泄功能,并在某些情况下可确保肝衰竭患者状态稳定。如果肝损伤之后有足够数量的肝细胞,有研究报道表明肝功能后续能够恢复,并实现肝脏再生。对于衰竭肝脏的置换,主要采

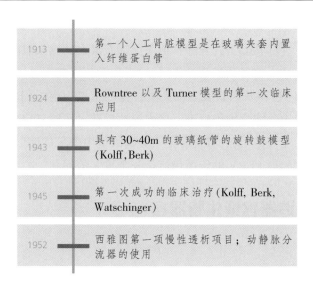

图 14.7　肾脏器官替代疗法的发展阶段。

取两种主要的策略：①与血液透析的原理类似，设计使用薄膜和吸附剂实现毒物排除；②活性炭过滤器可用于吸收肝脏衰竭之后循环系统中存在的多种毒素。但在分子吸附再循环系统(MARS)发明之前，尚不能对蛋白结合毒素进行有效地清除。研究结果表明，MARS 能够去除水溶性毒素以及能够与蛋白结合的低分子量和中等分子量毒素，并且具有较高的选择性，目前在体外肝脏支持技术中应用最为广泛。研究人员针对三种人工肝脏支持系统展开了随机对照临床试验，包括 MARS 器械(Gambro, Stockholm, Sueden)、Prometheus(Fresenius Medical Care, Bad Homburg, German)，以及 BioLogic−DT/肝脏透析单元。大多数临床试验表明，人工肝具有良好的安全性。另外一些研究报道显示，研究器械与标准医疗护理技术相比，可快速地改善患者状态(图 14.8)。

　　使用肝脏活细胞的生物器械则代表了另外一种可替代治疗技术。生物人工系统可将人类肝母细胞瘤细胞或猪肝细胞整合至生物反应器中，以便发挥解毒和肝合成功能的作用。患者血液中存在的可渗透性屏障可将细胞与免疫球蛋白和白细胞分离开来，从而避免发生免疫应答，但较小的颗粒，例如，毒素、代谢产物以及合成的蛋白质则可被滤过。研究人员针对两种生物人工肝脏开展了随机对照临床试验，其中 HepatAssist 使用猪肝细胞，而体外肝脏辅助器械主要基于人类肝母细胞瘤细胞。临床研究结果显示，肝功能参数有所改进，某些病例的临床症状出现缓解。但对患者转归的影响，仍需进一步确认。

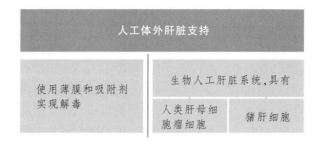

图 14.8　人工肝脏支持系统的主要原理。

心室辅助器械和心脏再生

研究人员目前已开发出用于心脏衰竭暂时性支持的机械装置。该器械产品主要设计为短期支持使用，且既可以体内植入也可体外应用。目前，右心室辅助器械(RVAD)、左心室辅助器械(LVAD)或双心室辅助器械(BiVAD)已经应用于临床。理想的 VAD 系统应覆盖较宽泛的需求，包括耐久性、充分的系统流动性、低血栓风险、低出血或溶血风险。最近，研究人员研发出一种被称为第三代 VAD 的产品，主要基于连续流速泵原理。尽管近期取得了一定的进步，但几乎所有的器械均为非生物材料制成，容易诱发凝血，因此，需要进行抗凝处理。最近研发的器械产品–HeartMateXVE，通过使用从纤维蛋白中提取的生物材料，避免了这一问题，从而无须使用抗凝剂。

在大多数情况下，一般植入 VAD 作为移植的过渡器械。在某些情况下，出现了心脏功能的显著改善，甚至可将器械移除。这一概念被称为"恢复之桥"，用于外科手术后心脏衰竭、急性心肌炎以及急性心肌梗死的患者非常成功。

组织工程、器官支架和干细胞

在被称为支架的工程细胞外基质重建器官，是当前的研究热点。细胞外基质(ECM)可指导器官发育、细胞修复和再生，因此，在组织工程领域内具有特殊的用途。使用纳米纤维和脱细胞技术制作具有完整 3D 解剖结构和血管系统的 ECM 支架(图 14.9)。

人类器官或异种器官进行脱细胞化处理之后，可形成一种具有完整解剖结构和血管导管系统的无细胞 ECM 支架，可用于再细胞化。最近，研究者使用小型动物和大型动物死后的心脏、肺、肝脏、胰腺以及肾脏制备了整个器官支架。最重要的是，这些支架不含 DNA 和细胞核,同时保留了 ECM 组分,例如,胶原蛋白 I、胶原蛋白 III、层粘连蛋白、纤维连结蛋白以及糖胺聚糖。研究表明,经过脱细胞处理的支架可以使用干细胞或祖细胞进行重构,形成具有整个器官系统的结构,至少可以恢复部分器官功能(例如,肝脏、肾脏)或结构(例如,膀胱、气管)。随着干细胞可能的应用越来越多,利用其潜力的关键挑战依然存在。最近,基于诱导多能干细胞成功制备了功能性肝脏组织,进而成功地对器官支架填充,可部分恢复肝脏的功能。再生医学在未来的应用前景巨大,但需要对基本的干细胞生物学深入研究,同时,由于受体对人工制品、异种支架及植入的细胞存在免疫应答,故仍需开展相应的免疫学研究。

总　结

器官移植在相当短的时间内迅速发展,成为一种循证支持的治疗手段,对终末期器官衰竭患者来说,获益巨大。正是由于这一成功,器官移植的等待名单中的患者越来越多,这反过来又给应对供体器官缺乏问题带来巨大的挑战。在探索替代性器官来源、优化器官质量,更好地认识由于供体/受体年龄差异导致的免疫应答不同,以及探索器官修复新方法的同时,研究如何进一步改善移植预后至关重要。

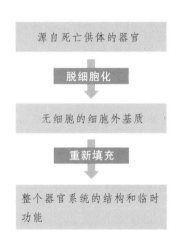

图 14.9　构建整个器官系统的器官支架。

(粘烨琦　译)

延伸阅读

Aspinall R, Andrew D. Thymic involution in aging. *J Clin Immunol* 2000;20: 250–256.

Bernardo JF, McCauley J. Drug therapy in transplant recipients: special considerations in the elderly with comorbid conditions. *Drugs Aging* 2004;21: 323–348.

Danovitch GM, Gill J, Bunnapradist S. Immunosuppression of the elderly kidney transplant recipient. *Transplantation* 2007;84: 285–291.

de Fijter JW. The impact of age on rejection in kidney transplantation. *Drugs Aging* 2005;22: 433–449.

Gourishankar S, Halloran PF. Late deterioration of organ transplants: a problem in injury and homeostasis. *Curr Opin Immunol* 2002;14: 576–583.

Kim IK, Bedi DS, Denecke C, Ge X, Tullius SG. Impact of innate and adaptive immunity on rejection and tolerance. *Transplantation* 2008;86: 889–894.

Martins PN, Pratschke J, Pascher A et al. Age and immune response in organ transplantation. *Transplantation* 2005;79: 127–132.

Merion RM, Ashby VB, Wolfe RA et al. Deceased-donor characteristics and the survival benefit of kidney transplantation. *JAMA* 2005;294: 2726–2733.

Orlando G, Baptista P, Birchall M et al. Regenerative medicine as applied to solid organ transplantation: current status and future challenges. *Transpl Int* 2011;24: 223–232.

Pierson RN, III, Dorling A, Ayares D et al. Current status of xenotransplantation and prospects for clinical application. *Xenotransplantation* 2009;16: 263–280.

Pomfret EA, Sung RS, Allan J, Kinkhabwala M, Melancon JK, Roberts JP. Solving the organ shortage crisis: the 7th annual American Society of Transplant Surgeons' State-of-the-Art Winter Symposium. *Am J Transplant* 2008;8: 745–752.

Port FK, Bragg-Gresham JL, Metzger RA et al. Donor characteristics associated with reduced graft survival: an approach to expanding the pool of kidney donors. *Transplantation* 2002;74: 1281–1286.

Rao PS, Schaubel DE, Guidinger MK et al. A comprehensive risk quantification score for deceased donor kidneys: the kidney donor risk index. *Transplantation* 2009;88: 231–236.

Soto-Gutierrez A, Yagi H, Uygun BE et al. Cell delivery: from cell transplantation to organ engineering. *Cell Transplant* 2010;19: 655–665.

Stutchfield BM, Simpson K, Wigmore SJ. Systematic review and meta-analysis of survival following extracorporeal liver support.*Br J Surg* 2011;98: 623–631.

The 2009 OPTN/SRTR Annual Report: Transplant Data 1999–2008. Available from: www.srtr.org/annual_Reports/archives/2009/2009_Annual_Report. Accessed July 21, 2014.

Timsit MO, Tullius SG. Hypothermic kidney preservation: a remembrance of the past in the future? *Curr Opin Organ Transplant* 2011;16: 162–168.

Tullius SG, Garcia-Cardena G. Organ procurement and perfusion before transplantation. *N Engl J Med* 2009;360: 78–80.

Tullius SG, Tran H, Guleria I, Malek SK, Tilney NL, Milford E. The combination of donor and recipient age is critical in determining host immunoresponsiveness and renal transplant outcome. *Ann Surg* 2010;252: 662–674.

Yang YG, Sykes M. Xenotransplantation: current status and a perspective on the future. *Nat Rev Immunol* 2007;7: 519–531.

第 **15** 章

新前沿与新技术

Haval Shirwan, Yiming Huang, Kadiyala Ravindra, Suzanne T. Ildstad

---

本章概述

- 干细胞在组织修复/再生方面具有巨大的潜力,这将对未来器官移植产生显著影响。
- 血管化复合异体移植正在迅速的走向临床领域,其需要新的方法来支持移植耐受性。
- 纳米技术是一个快速发展的领域,可提供新的药物输送系统以及新的诊断工具,与器官移植的关联性非常高。
- 新一代实时成像技术的快速发展,将对移植研究提供显著的促进作用。
- 基因治疗在目前器官移植过程中的策略、局限性以及未来的发展方向将对临床移植产生重大影响。

再生医学:过去、现在和未来

再生是指由于损伤而使身体失去的部分结构恢复和(或)替换的过程。再生的历史可追溯至 17 世纪早期,当时 Rene-Antoine Ferchault de Reaumur 发现,小龙虾的四肢和爪受损后可以再生。这引发了一场关于再生技术是否可应用于人类患者的百年争论。干细胞具有多能性,从定义上讲具有"自我修复"的能力,并可产生祖细胞,最终从三个原始生殖层分化出组织或器官来源的细胞。内源性干细胞和外源性干细胞都有助于组织修复和再生。值得注意的是,它们可以替换大脑、心脏、肝脏、肾脏、胰腺、视网膜以及骨骼肌肉等特定组织,具有重建复杂结构的能力(例如,四肢)(图 15.1)。组织工程的一般策略是将干细胞与三维(3D)支架相结合,为干细胞提供支撑和结构,通过细胞重构形成功能性组织或器官(图 15.2)。未来,必然在移植领域内有着广泛的应用,但器官捐献缺乏、排斥、疾病复发以及器官过早衰竭仍然是目前所面临的最大挑战。本章将重点介绍干细胞相关治疗技术在组织修复/再生方面的最新进展, 以及在试验研究和临床方面的最新成果。

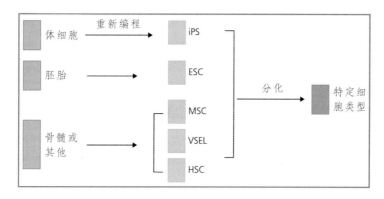

图 15.1　干细胞来源。如图所示为不同类型的干细胞来源。干细胞参与细胞或组织再生的机制包括重新编程、去分化和转分化。

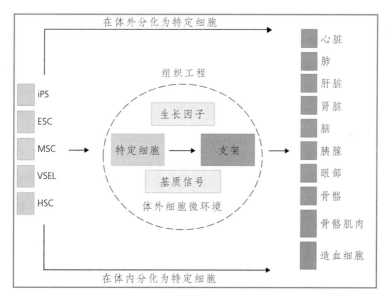

图 15.2　再生医学中基于干细胞的治疗技术。干细胞可在体外或体内分化为特定细胞类型,进而在细胞再生和组织修复方面具有潜在的治疗作用。特定细胞类型可接种在天然或人工支架上,依靠基质信号以及生长因子刺激,可支持特定器官细胞的分化和成熟。

干细胞概念的定义

干细胞:按其发展潜力分为全能性、多能性、多潜能、寡能性和单能性。

全能性:能够产生所有胚胎和胚胎外细胞类型。

多能性:能够产生胚胎的所有细胞类型。

多潜能:能够产生细胞谱系的一个子集。

寡能性:能够产生比多潜能干细胞更有限的细胞谱系子集。

单能性:只能产生一种成熟的细胞类型。

外胚层:能够产生皮肤和神经谱系。

中胚层:能够产生血液、骨骼、肌肉、软骨和脂肪。

内胚层:产生呼吸道和消化道组织。

去分化:在潜在再分化为不同细胞类型之前,将完全分化的细胞转化为祖细胞样表型。

转分化:一个成熟的细胞表型转化为另外一个成熟细胞表型。

重新编程:诱导分化细胞恢复多能性。

干细胞来源

胚胎干细胞(ESC):来源于胚泡期胚胎的内部细胞。这些细胞具有自我更新的能力,并能够分化为来自 3 个胚层的所有成人细胞类型的能力:内胚层、中胚层和外胚层。Evans 以及 Kaufman 于 1981 年首先建立了一条多能性小鼠 ESC 系(1981)。ESC 在神经元、心肌细胞、血细胞、肺上皮细胞、胰腺 β 细胞以及视网膜色素上皮细胞相关功能性细胞类型的产生方面具有巨大的治疗前景。研究人员认为 ESC 与畸胎瘤的形成有关,且研究表明如果以未分化的类型进行移植,其可以产生良性或恶性肿瘤。此外,许多政治、伦理和宗教问题也限制了人类 ESC 在临床上的应用。

Friedenstein 等于 1968 年在骨髓中发现了间充质干细胞(MSC)。其他来源的 MSC 包括脂肪组织、肌肉、胎盘、脐带血以及肝脏。体外扩增结果显示 MSC 表达 CD105、CD90 以及 CD73,以及缺乏 CD45、CD34、CD14、主要组织相容性复合物(MHC)Ⅱ类表达。MSC 具有自我更新以及分化为中胚层细胞和非中胚层细胞的能力。此外,MSC 通过抑制 T 细胞活化、树突状细胞分化 B 细胞增殖以及自然杀伤细胞的溶解功能,可在体外和体内发挥强力的免疫调节作用。

诱导多能干细胞(iPS):Takahashi 和 Yamanaka 首次报道(2006)从成人组织中分

离获得的。这些技术提供了解决当前 ESC 局限性的方法,并可提供源自特定患者组织的特定干细胞。iPS 细胞产生于具有多种遗传疾病的患者。iPS 通过 4 种转录因子:Oct3/4、Sox2、K1f4 以及 c-Myc 的作用实现反转录转导,最终从分化的体细胞以体外重新编程方式形成多能性 ESC 样细胞。iPS 可进行体外培养,并分化为心肌细胞、造血细胞、肝细胞样细胞、视网膜细胞、神经元、脂肪细胞和成骨细胞。iPS 同样提供了一种在伦理、政治以及实践方面更容易实现的新方法。然而,这些细胞在形态学、增殖和畸胎瘤形成的局限性方面与 ESC 具有相似性。

骨髓来源的极小胚胎样干细胞(VSEL):骨髓中存在的一种罕见的同质小细胞群,其具有与 ESC 非常相似的形态学特征,并且可表达几种 ESC 表达的标志物。VSEL 细胞可在体外分化为源自所有 3 个胚层的细胞。VSEL 细胞的表型标志物为 $CD45^-$/$Sca-1^+$/$CXCR4^+$/$lineage^-$,其也可表达早期胚胎转录因子。VSEL 细胞属于干细胞流动池,其可以在小鼠及人类发生急性心肌梗死(AMI)、卒中、肝损伤、骨骼肌损伤、链脲霉素(STZ)诱发糖尿病以及 $NaIO_3$ 损伤视网膜上皮细胞之后,被动员进入外周血液中。然而,关于 VSEL 细胞在肿瘤形成中的作用,需要进一步验证。

造血干细胞(HSC):Spangrude 等 1988 年从小鼠骨髓中提取的多功能干细胞。造血干细胞可以自我更新,并可产生包括骨髓和淋巴系在内的所有血细胞类型。小鼠 HSC 的表型标志物为 Sca-1+,c-Kit+,Thy-1.1^{lo} 以及谱系-(B220,CD3,CD4,CD8,Mac-1,Gr-1,Ter 119),人类 HSC 的表型标志物为 CD34+,Thy-1+ 以及谱系-(CD10,CD14,CD15,CD16,CD19,CD20)。最近,一系列的研究表明,通过各种方法富集骨髓细胞可诱导造血干细胞活性增强,可促进多种非造血组织的形成,包括心肌、肺上皮、肾上皮、肝实质、胰腺、骨骼肌肉和中枢神经系统的神经元。

试验研究与临床应用

近年来,从神经系统应用开始,干细胞疗法向临床的转化越来越多。

脑

干细胞在治疗脑卒中、帕金森病和脊髓损伤方面具有巨大的潜力。研究人员针对许多不同类型的干细胞,包括 ESC、各种类型的神经干细胞 (NSC)、MSC、VSEL 和 HSC、嗅鞘细胞和嗅神经成纤维细胞开展了研究,以确定它们是否能够修复和保护细胞免受损伤。早期的研究表明,未分化的 ESC、NSC、MSC 以及 VSEL 能够进行增殖,并分化为不同的神经元和胶质细胞类型,进而有助于大鼠脑卒中模型脑功能的恢复。其他动物试验结果表明,在帕金森病大鼠模型中,未分化的 ESC 可分化为多巴胺能神经元,并可促进大鼠模型单侧旋转功能恢复。iPS 细胞可以分化为神经前体细胞,并可以在体外和体内产生神经元和胶质细胞。研究结果表明,iPS-来源的神经前体细胞能够在大鼠纹状体中植入并整合,能够在局部注射后改善帕金森病大鼠模型的行为。研究人员针对卒中患者,已经开展了人类神经元细胞、胎猪神经祖细胞和骨髓来源的骨髓间充质干细胞的临床试验。现在,人类 ESC 来源的少突胶质前体细胞和来自胎儿组织的成人神经干细胞用于治疗缺血性卒中和脊髓损伤的 1 期临床试验正在开展(Mack,2011)。

心脏

　　基于干细胞的心肌细胞再生和血管重建对受损心脏进行修复,已经引起了广泛关注。目前,大多数临床试验均关注使用基于干细胞的再生疗法治疗急性心肌梗死和充血性心力衰竭。几项研究表明,小鼠和人类 iPS 像 ESC 一样可以分化为心肌细胞。据报道,将来源于 ESC 或 iPS 的心肌细胞或心脏祖细胞移植到啮齿动物心脏内,可改善其心脏功能。几项临床试验研究结果表明,骨髓源性细胞可改善 AMI、心力衰竭和慢性心肌缺血的心肌灌注和心肌收缩功能。近期发现一种新方法, 可制备一个具有 3D结构和脉管系统的完整心脏支架(Ott 等,2008)。将大鼠心脏进行脱细胞处理后,将脱细胞心脏支架使用新生心脏细胞或大鼠主动脉内皮细胞进行重新填充,然后在模拟生理条件下培养器官至成熟。目前,该结构可以产生相当于成人心脏功能 2% 的泵血能力。

肺

　　干细胞/祖细胞可用于修复肺损伤。骨髓源性细胞包括 MSC、HSC、内皮祖细胞、循环纤维细胞和其他类型的细胞,均已被证实有助于成熟分化的气道结构、肺泡上皮细胞、血管、内皮和肺间质细胞的再生。MSC 在组织修复和调节固有免疫及获得性免疫功能方面具有一定的能力, 促进了人们将 MSC 作为潜在的细胞基础疗法治疗各种肺部疾病的研究。此外,研究人员在 2008 年成功完成 1 例使用脱细胞基质支架制成的组织工程气道临床植入手术(Macchiarini 等,2008)。此手术从死亡人体供体中取出气管段,去除细胞,使用受体自身的上皮细胞和 MSC 源的软骨细胞进行支架重新填充,使用该植入物代替受体左主支气管。该移植物在移植后 4 个月使患者气道功能和生活质量得到改善。在另一项研究中,将经过脱细胞处理的大鼠肺,使用上皮细胞和内皮细胞对其进行重构,在体外重新生成气体交换组织,并在大鼠模型中拔管后在体内提供了长达 6 小时的气体交换(Ott 等,2010)。

肾脏

近年来,研究人员对基于干细胞治疗技术的肾脏修复的兴趣与日俱增。研究表明,内源性干细胞,例如,肾脏祖细胞、标记滞留细胞,以及外源性干细胞,例如,HSC、MSC以及 ESC,均可能对损伤细胞有所修复。但上述干细胞发挥上述作用的机制尚不清楚。在缺血再灌注的动物模型中,移植 HSC 和 MSC 可以减少肾损伤。研究发现,骨髓源性细胞可分化为系膜细胞、足细胞和肾小球毛细血管内皮细胞。多项研究表明,MSC 具有潜在的抗炎作用,可调节缺血或再灌注,并促进受损肾组织的较早再生。

在最近的一项研究中,将脱细胞大鼠肾脏通过肾动脉和输尿管接种小鼠多能性ESC,并在不加入促分化剂的条件下在生长介质中培养。免疫组织化学研究结果显示,ESC 可在脱细胞处理大鼠肾脏中增殖并分化为成熟肾脏细胞(Uygun 等,2010)。

肝脏

对于肝衰竭和(或)终末期肝脏疾病的治疗,肝细胞移植可作为原位肝移植的替代性治疗方案。然而,基于细胞疗法对肝病进行治疗的主要局限是原代人类肝细胞的产生。研究人员更多关注如何通过源自动物或源自人类的不同类型肝脏外干细胞或前体细胞,来诱导肝细胞样细胞的产生。多项研究表明,ESC、MSC、骨髓源细胞以及肝脏干细胞/前体细胞可在体外和体内条件下分化为肝细胞。

最近的一项研究证实了一种以大鼠为模型动物,使用脱细胞肝脏基质制备可移植肝脏植入物的新技术(Uygun 等,2010)。使用大鼠原代肝细胞对脱细胞大鼠肝脏基质进行填充,结果表明具有肝脏特异性功能,包括白蛋白分泌、尿素合成以及细胞色素P450 表达,且与体外正常肝脏功能相当。去细胞化肝脏植入物可植入大鼠体内,可支持肝细胞存活,并能够在最小缺血损伤条件下发挥作用。

胰腺 β 细胞再生

1 型糖尿病的主要特点是胰腺 β 细胞的自身免疫性破坏。从干细胞/祖细胞产生胰腺 β 细胞的方式,主要集中在 ESC、iPS、骨髓源性细胞(MSC 和 VSEL)、器官特异性干细胞或祖细胞、胰管上皮细胞、腺泡细胞和肝细胞。植入 MSC 或 VSEL 可提高 STZ诱导的糖尿病小鼠血清胰岛素水平,降低血糖水平。研究发现,人类 ESC 在植入经STZ 治疗免疫缺陷小鼠体内后,在体内葡萄糖的诱导下可分泌一定的胰岛素。通过OCT4、SOX2、c-MYC 以及 KLF4 反转录表达的源自皮肤细胞的人类 ESC 样 iPS,可分化为可产生胰岛素的胰岛样簇。但从 ESC/IPS 分化为功能性 β 细胞的效率较低。这些促进功能性 β 细胞形成的方法可作为再生技术糖尿病治疗的替代方法。

造血系统

近40年来,将造血干细胞移植用于造血细胞的重建和肿瘤疾病的治疗,已在临床上成为现实。1968年,研究人员报道了第一例成功地使用造血干细胞移植对严重免疫缺陷疾病联合 Wiskott–Aldrich 综合征进行治疗的病例。有更多证据表明,骨髓细胞或造血干细胞移植用于白血病、重度综合性免疫缺陷疾病以及重度再生障碍性贫血的治疗,可延长患者存活期并改善治疗效果(Copelan, 2006)。目前,骨髓细胞或 HSC 移植需要使用非特异性免疫抑制剂和辐照处理,防止出现移植排斥反应和移植物抗宿主疾病。与治疗相关的毒性是巨大的,包括机会性感染和恶性肿瘤的发生率增高。目前研究集中于诱导供体特异性移植耐受的安全性上。最近,研究人员使用镰状细胞性贫血的人源化小鼠模型,对患者特异性 iPS 细胞源性 HSC 进行了评估,结果表明,自体基因修饰的 iPS 源性造血祖细胞,在表型上和功能上可以纠正镰状细胞缺陷。

未来的挑战

将干细胞技术转化为临床应用仍然面临以下严峻挑战:①肿瘤形成的风险;②遗传病患者的 iPS 基因矫正;③iPS 细胞成功分化为靶细胞类型。然而基于特定组织再生来源的细胞,以实现有效归巢至受伤区域,并维持功能细胞的持久植入,以促进组织的形成的问题仍然没有解决。充分了解再生的生物学机制,包括去分化、转分化和重新编程,将有利于改善干细胞的研究成果,从而实现充分发挥体内组织再生的应用潜能。

最近,研究人员重点关注使用 3D 纳米技术培养系统和生物工程学方法来生成所需的功能组织。研究人员目前正在研究一种工程学支架,其可以模拟细胞外基质(ECM)的尺寸,以有效组织细胞创造具有类似于体内自然组织发育的形态学和生理学特征的组织。在动物试验和人类相关研究中,成功地实现了心脏、肺、肝脏、肾脏、皮肤以及骨骼的工程学制备。与组织工程学相关的若干问题,例如,特定细胞外微环境、植入前体外需要何种成熟度以及工程支架的生物相容性和生物降解性等,在能够安全地应用在临床之前仍需加以解决(Dvir 等,2011)。

血管化复合同种异体移植

"复合组织同种异体移植"(CTA)已更名为"血管化复合同种异体移植"(VCA),以强调与非血管化复合组织移植的区别。尽管手的首次移植在15年前就已经完成,但该领域的进展仍然非常缓慢。由于缺乏 VCA 受体的长期数据,以及需要终身服用免疫抑制，使其临床应用进展缓慢。至今为止，只有约 100 例 VCA 植入的报告(Brandacher 等，2010)。主要包括手/上肢、部分面部、腹壁、喉/气管、子宫、阴茎、膝关节等(表 15.1)。传统的重建手术对于有严重缺陷(如截肢)和严重面部畸形的病例有一定局限性。在这种情况下，恢复形态和功能的唯一方法是"使用相似的植入物进行替代"。

如表 15.2 所示，VCA 方法缺乏广泛的应用。根据手部及复合组织移植国际登记机构过去 13 年相关的手术数据，分析强调了一个事实，即在该领域能够继续发展之前，还需要做很多工作。目前预防 VCA 植入物排斥反应的策略包括常规的三联药物免疫抑制和抗体诱导，免疫抑制的总体程度与胰腺移植相似。

独特的挑战

VCA 将受到更严格的管控，因为它不是救命的。关于实施该手术带来的获益和风险争论不断。人们迫切需要科学研究来确定 VCA 在生存质量和功能方面的优势。

对 VCA 移植物进行目视检查，可以实现连续的免疫监测。这可能是面部和手部同种异体移植后急性排斥反应发生率较高的原因。根据相关报告，近 85% 的手部移植病

表 15.1　已经实施的 VCA 手术列表

手/上肢	49(33 例受体)
面部	9
腹壁	15(14 例患者)
喉管/气管	14(14 例患者)
膝关节	8 例受体
阴茎	1
子宫	1
舌	1

表 15.2　过去 13 年多家出版物报道的 VCA 手术数量

年	1998/1999	2000/2001	2002/2003	2004/2005	2006/2007	2008/2009	2010
手部移植	1/3	10/3	5/2	0/1	4/2	4/3	10
面部移植	—	—	—	—/1	1/1	1/3	4
其他 CTA*	—/11	0/0	10/0	0/1	15/0	0/0	2
出版物	7/16	18/12	9/18	24/21	14/28	24/43	20/41

根据手部及复合组织移植国际登记机构的相关数据。

* 数字反映了对应年份的单中心系列报道。

例和几乎所有面部移植病例在移植后的第一年至少经历过一次急性排斥反应,这一比例高于实体器官移植病例的发生率。令人惊讶的是,VCA 中较高的急性排斥反应发生率似乎不会对远期预后产生不利影响。

由于药物毒性和慢性排斥反应等多种因素, 实体器官移植通常会出现慢性损伤。VCA 中对慢性排斥的定义不明确。关于 VCA 是否具有"特殊性"和对慢性损伤是否具有免疫性,一直存在争论。但试验数据表明,在发生多次急性细胞排斥反应后,血管病变可能会有所发展。停止或不遵医嘱服用免疫抑制后导致手同种异体移植物丢失(失功),并且会表现出慢性排斥反应的特征。当前 BANFF 分类模式中并未对 VCA 移植物的慢性排斥进行定义(Cendales 等,2008)。

并发症

截止至 2011 年,在西方共出现 3 例手部植入物的丢失(不包括联合面部植入物):一例在 29 个月时因出现不相容而丢失,一例在术后立即丢失,另一例在 9 个月时因血管排斥而丢失(Kanitakis 等,2003)。此后有更多的手移植物丢失病例。然而,在手部同种异体移植受体中并未出现死亡病例。相反,面部移植会出现严重的并发症,具有高达20% 的死亡率。VCA 的免疫抑制相关并发症与实体器官移植相似。手部移植受体相关并发症包括感染、代谢并发症、肾损害和肿瘤。巨细胞病毒感染已在一些手部和脸部移植受体中造成了严重的问题。

目前的研究

由于目前认为实体器官移植的主要作用是改善生活质量,因此,VCA 在实体器官移植领域面临的挑战更加突出。由于移植物的易接近性,因此,VCA 是测试新免疫抑制疗法的理想选择。VCA 中的许多问题仍未得到解决,包括:①冷缺血和热缺血的最佳保存方法和局限性;②VCA 移植物骨髓成分在免疫调节中的作用;③局部免疫抑制的作用;④慢性排斥的发生;⑤供体特异性耐受的诱导。综上所述,VCA 技术仍在不断发展,后续的研究有望提高和改善移植物预后。

纳米技术

组织工程学的主要目标是研发功能性替代物,可替代受损的组织和器官。制造有功能的组织需要将含有相应形态和生理特征的细胞进行融合中。其中主要的挑战是确定支持结构,对干细胞介导的再生分化进行引导,使其分化为器官等功能性结构。最近的研究表明,基于纳米技术的组织工程学策略具有一定积极意义(图 15.3)。为了对其正确认识，必须对纳米技术相关术语进行定义。纳米颗粒通常是指直径为 50~500nm 的颗粒(即比 DNA 更小的颗粒)。纳米结构具有类似的直径和尺寸。通常，细胞的大小为 $25\mu m$ 或 25 000nm。

从概念上讲，ECM 是一个动态的、分级组织的纳米复合物，它可以调节关键的细胞功能，包括分化和细胞增殖。该 3D 结构中相关信号通路尚不完全清晰。研究人员认为，ECM 在指导形态发生方面发挥重要作用。实际上，ECM 细胞传导信号的丢失会导致细胞程序性死亡，通常被称为失活。

使用多孔性 ECM 纳米结构而不使用之前的大孔支架，因前者对组织工程师使用纳米技术具有促进作用。静电纺丝和分子自组装是常用的纳米加工技术，用于交织纤

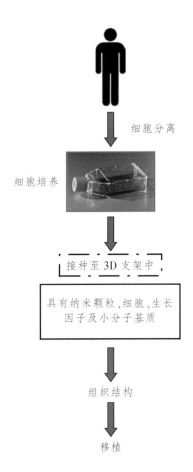

图 15.3　特定组织或器官工程。分离不同来源的干细胞并在富含生长因子的介质中培养。在扩增/活化之后，将其接种于 3D 支架上，3D 支架使用纳米颗粒、生长因子以及小分子进行浸渍，以便促进组织和器官形成。长期目标是形成可用于移植的器官替代结构。

维 3D 支架的制备。静电纺丝技术利用电场使聚合物纤维沉积在目标基板上。支架可同时浸渍于生长因子、肽、酶、药物、PNA 和 RNA 中，以促进干细胞的组织再生。该技术的局限性在于，这种方法只能促进较薄组织的生成，而不允许细胞渗透到基质的核心。为了解决这一局限性，研究人员将静电纺丝与三维微印刷技术相结合，制备了一种大孔结构，其互联空隙更接近于 ECM。但上述技术很少能达到低于 500μm 的范围。

为了更好地实现 ECM 的复制，分子自组装技术被用于制备更小孔径的结构。使用该技术，3D 支架的纤维直径可低至 10nm，孔径在 5~200nm 之间。研究表明，该结构可促进细胞快速分化为神经元。目前仍需要开展更深入的研究，优化该技术的应用。

纳米技术对组织工程学的发展和再生医学产生了重大影响，为组织发育提供了第一个仿生嵌合体，使该技术向临床移植迈出了关键一步。

同种异体移植的影像学：纳米技术及其他

直到现在，对排斥反应的诊断仍是通过活检方式进行的，但活检方法具有一定侵入性，且容易出错。在排斥反应的早期阶段，浸润是不均匀和不一致的，取样误差是一个主要的限制，因为安全地从大多数血管化器官移植物中取出的样本量较小。在过去的 20 年里，研究人员开发了多种成像技术，以便对细胞水平的排斥反应进行无创性检测，包括超声心动、正电子发射断层扫描(PET)、CT、光学成像及 MRI。这些技术可作为监测个体细胞体内状态的强有力的工具。

细胞和功能性 MRI(CMRI)可对浸润移植物相关细胞的时间关系和空间关系进行检测和分析，并作为排斥反应的替代标志物。此过程必须使用 MRI 造影剂，例如，氧化铁(Fe_nO_m)对目标细胞(巨噬细胞、树突状细胞、B 细胞)进行标记。应用最成功的造影剂为包裹右旋糖酐及其他多糖衍生物的氧化铁类造影剂(Fe_2O_3 以及 Fe_2O_4)。超顺磁性氧化铁(SPIO)和超小型 SPIO(USPIO)纳米颗粒，分别由 4~5nm 和 5~8nm 的铁核心颗粒组成，标记可通过体外或体内的方式进行。在体内，通过注射的方式给予造影剂，细胞通过吞噬作用自然摄取药剂。在排斥心脏注射 USPIO 一天后，MRI 可以检测移植物中的巨噬细胞，且 USPIO 和 SPIO 颗粒是可生物降解的。

微米大小的粒子使单个细胞成像成为可能，它们持续时间较长，且可以进行纵向跟踪。上述技术在对大鼠心脏移植后慢性排斥反应发展过程已进行了有效地监测。巨噬细胞在慢性排斥反应早期出现，并随着排斥反应的不断进展而增加。许多氧化铁粒子也可以设计为含有荧光标记，可通过 MR 及光学成像观察。对于非吞噬性细胞，包括 T 细胞、B 细胞和干细胞，必须在体外进行标记后再注射，以便在体内成像。研究人员研制了一种聚乙二醇涂层的纳米铁颗粒,称为 ITRI-IOP,其标记 T 细胞的效率为 92%~99%(Wu 等,2010)。

研究表明,将巨噬细胞浸润情况监测和区域功能性 MRI 两种方法相结合,用于排斥反应无创性监测时具有更高的精密度。其可以利用区域壁运动的高分辨率应变分析行 MRI 标记。虽然具有人工富集的特点,但是已经产生了临床相关联系。同时将排斥反应中的细胞浸润与排斥反应相关的功能异常相结合,可获得更高的准确性和敏感性(Wu 等,2010)。这些新技术正在逐步走向临床,有望取代目前对移植物的侵入性活检。

移植中的基因治疗

基因治疗包括将外源性遗传物质引入细胞,以替换、修饰或移除有缺陷的一个或多个基因以治疗疾病。尽管这项技术最初是为纠正由单一基因引起的遗传异常,如囊性纤维化、肌肉营养不良和血友病而研发的技术,但后来人们认识到,基因疗法可用于治疗癌症、自身免疫病和感染以及移植过程中获得的疾病(Verma 和 Weitzman,2005)。更为重要的是,重组核酸技术的不断发展、对人类基因组的绘制以及对基因调控机制的全面了解,使研究人员不仅能利用 DNA,也能利用 RNA(即短干扰或微 RNA)进行基因调控,作为纠正基因缺陷并治疗疾病的手段。本节只关注基于 DNA 的基因治疗在移植耐受中的应用。

基因传递途径

基因治疗包括克隆至 DNA 载体和基因盒,包括目标基因和侧翼启动子,并对表达所需的序列进行调节(转基因),然后将其导入目标细胞或组织中表达,从而纠正相关缺陷。生殖系细胞和体细胞都是基因治疗的潜在靶点。但根据伦理方面的限制,基因疗法仅适用于人类的体细胞。基因可以通过体外或体内的方式传递至细胞中。在体外方法中,在出于治疗目的将细胞、组织或器官植入受体体内之前,将基因在体外引入目标细胞、组织或器官中,体内方法是直接将目标基因引入患者的目标细胞/目标组织中。

目前在基于细胞治疗过程中均选择体外传递技术。该技术的主要优势包括以下方面:①基因转移具有高效性;②如果具有相应的选择标记,修饰后的细胞可进行富集;③在将细胞移植进入患者体内之前,可对移植有效性评估。然而,对细胞进行基因操作需要严格的 GMP 条件,将基因转移至细胞中的效果取决于目标细胞的性质,因为从不同的目标组织中获取原代细胞,并将其保存在培养基中进行基因转移可能具有一定的挑战性。在这种情况下,对骨髓中的造血干细胞进行基因操作就具有很高的实用性和有效性,因为上述细胞可以较容易地从患者体内获取,并且可以使用不同的载体对目标基因进行有效修饰。

体内基因治疗,尽管具有一定实际意义,但也面临诸多挑战。首先,有选择地将基因精确输送至特定的靶细胞而不是任意靶细胞(特别是生殖系细胞),这非常具有挑战性。然而,如果靶细胞特异性元件(增强子/启动子)可对表达进行调节(靶向转录),则可以克服该限制。或者,可通过细胞特定受体的胞吞作用将目标基因传递至特定细胞,或利用靶细胞载体病毒的趋向性(如果存在这种趋向性)传递至特定细胞。其次,基因传递的效率非常低,在大多数情况下,转移基因的表达时间非常短,需要进行多次治疗。连续的治疗可能引起抗体免疫应答,进而会对基因治疗的有效性产生影响。

将目标基因传递到靶细胞、组织和器官的方法多种多样,但一般可分为两类:病毒传递法和非病毒传递法。

病毒载体

由于病毒能够感染靶细胞并在细胞内复制以产生大量后代,因此,病毒是将外来遗传物质输送到靶细胞的一种方便而有效的手段。因此,整合到病毒载体中的外源转基因的拷贝数也非常高,这通常是治疗疾病所需要的(图15.4)。RNA 和 DNA 病毒均用作基因治疗的载体。最常见的 RNA 病毒包括反逆转录病毒,而腺病毒和腺相关病毒是用于基因治疗最常见的 DNA 病毒。虽然病毒载体的选择取决于基因治疗的目的,但反转录病毒需要主动分裂细胞并整合至宿主基因中进行复制。

尽管整合至宿主基因组中有利于转基因的长期表达,但它具有特定的风险,即对重要的宿主基因产生破坏作用,或对该基因的调控产生影响,并致使发生不良后果,例如,肿瘤的出现(Hacein Bey Abina 等,2003)。病毒载体感染不可分裂细胞具有一定可行性,该病毒载体可在感染细胞中维持相应的基因表达。病毒载体的最终选择取决于转导可分裂细胞不可非分裂细胞的疗效,如基因表达水平与持续时间、重复治疗的需要以及风险/获益方面的权衡。

非病毒载体

与病毒载体相比,非病毒转基因传递提供了一种更实用、更安全的替代方法。这主要是由于非病毒载体易于生产,无法与宿主基因组进行整合,从而避免了插入突变的风险,而后者却是病毒载体需要面临的一个重要问题。更重要的是,非病毒载体缺乏免疫原性,因此,可以进行重复治疗。由于非病毒载体不整合至宿主基因组中,缺乏复制潜能,转基因拷贝数随着靶细胞分裂而不断减少,导致缺乏持续和长久的表达,从而降

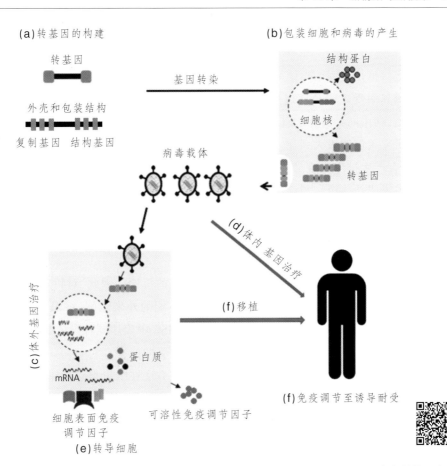

图 15.4　体外以及体内基因治疗示意图。目标转基因被克隆至表达盒中，并与包含病毒结构和复制基因的包装结构一同转染至包装细胞系(a)中。在包装细胞系(b)中产生含有转基因的病毒后，将其转导到体外细胞(c)或直接对人体给药(d)。转导细胞(e)的特点是转基因表达，然后移植至人体内发挥免疫调节的作用(f)。通过体外控制的细胞或人体组织表达的转基因产物有望发挥免疫系统调节作用而达到预期目的(g)。

低了治疗效果。

基因治疗在移植中的应用

　　基因治疗最初是作为一种遗传性疾病的治疗方法而逐步发展起来的，这种遗传性疾病要么是由于缺乏某些基因导致，要么是由于在自体环境中存在基因缺陷导致。随着基因治疗概念的不断发展，以及我们对各种生物系统的理解，其在各种获得性疾病的治疗过程中得到了广泛的应用。这一部分重点介绍基因疗法在移植中的应用，特别是对移植物或移植受体的直接作用，以促进移植物长期存活和诱导移植耐受。

细胞移植

细胞移植是基因治疗诱导耐受最有效的靶点。在所有的细胞移植中，HSC移植最有可能诱导耐受。HSC通过分化为不同的血液细胞和免疫细胞而产生功能性免疫系统。因此，利用同种异体HSC作为重建或重新调节免疫系统的手段来诱导移植耐受，已引起研究人员的极大兴趣。然而，异种基因HSC在免疫系统正常的受体体内被认作外来物，会产生排斥反应。因此，潜在的移植物接受者必须接受各种调节方案，以防止排斥并实现成功移植。与这些调节方案有关以及和植入效果不佳的相关的毒性，是未经处理的同种异体HSC移植的一些并发症。基因治疗有可能通过多种免疫分子的表达来克服同种异体HSC移植的并发症，这些免疫分子可能会增强移植物功能并克服排斥反应。

MHC分子是同种异体移植排斥反应最有效的抗原。因此，对特定同种异体MHC分子的耐受，可能用于克服与相同MHC分子匹配的外来细胞、组织以及器官的排斥反应。一些研究测试了使用基因疗法在同基因HSC中表达同种异体MHC分子的可行性，并测试了这种基因调控细胞对供体移植物耐受的能力。

多个系统均获得了可喜的研究结果，表明该方法在啮齿类动物和大型动物中的可行性。例如，使用反转录病毒载体用同种异体H-2K^b I 类MHC分子转导骨髓细胞时，可使转入基因持续表达，当用于重组条件下的同基因小鼠时，这种转基因细胞诱导了对供体皮肤移植物的耐受。同样，在一项以小型猪为实验动物的研究中，使用同种异体MHC II类基因转导的骨髓细胞可在短暂免疫抑制剂作用下，实现对转基因匹配供体肾脏同种异体移植物的诱导耐受（Sonntag等，2001）。

除了HSC之外，多种细胞类型，如肝细胞、树突状细胞、间充质干细胞以及内皮细胞等，均可用于基因治疗介导的移植耐受，表达免疫调节分子的转基因同种异体细胞在诱导移植耐受中的应用尚待临床验证。

实体器官

与细胞移植相比，实体器官移植的免疫反应更为复杂，具有更显著的特征。由于脑死亡、器官获取、器官保存、外科手术和再灌注损伤等因素对供体器官造成早期损伤而引发非免疫应答，会继而引发强烈的固有免疫应答，不仅直接对移植物造成损伤，而且还启动和协调促进移植物排斥的适应性T细胞和B细胞应答，进而加速移植物的排斥反应。适应性免疫是通过长期的免疫抑制进行控制，会出现各种长期的并发症。基因治疗有可能通过产生免疫调节蛋白，解决实体器官移植的各种并发症问题，这种免疫调节蛋白不仅对非免疫应答具有保护作用，而且能够诱导移植耐受，可能不需要长期的免疫抑制。

　　编码各种可溶性或细胞膜免疫调节蛋白的基因，已根据问题和预期的治疗目标，用于实验环境中的实体器官移植的基因治疗。例如，缺血再灌注损伤已成为血红素加氧酶-1 基因治疗的靶点。此疗法通过执行不同的重复功能，即减少自由基的形成、维持微循环和调节抗炎反应来防止移植物出现缺血性再灌注损伤的情况。研究人员也对抗凋亡基因，例如，Bcl-2、Bclxl 和 A20，进行了测试，验证其预防缺血再灌注损伤的作用。重要的是，研究发现这些抗凋亡基因在内皮细胞中的表达，不仅可以防止它们在缺氧和其他环境条件下的凋亡，还可以抑制其通过 NF-κB 信号通路实现活化，而 NF-κB 可调节促进移植排斥机制的促炎细胞因子的分泌。

　　免疫调节性细胞因子，例如，IL-2、IL-4、IL-10、TGF-β 和这些细胞因子的各种组合，均已用于基因治疗，以产生移植物保护反应或诱导移植耐受。基因工程可溶性共刺激配体，如 CTLA4Ig、CD40Ig 以及 PDL1-Ig，可用于阻断共刺激而实现诱导耐受。同样，对实体器官进行基因改造，以表达可溶性供体 MHC 分子，从而阻断同种抗原识别或吲哚胺 2，3 双加氧酶，此为一种通过色氨酸分解代谢参与 T 细胞抑制的酶，从而实现诱导耐受（Laurence 等，2009）。在实体器官上直接转入凋亡诱导分子，例如，FasL，作为抗原激活后特异性消除表达 Fas 受体的同种反应性淋巴细胞的方法，从而防止移植排斥反应，该凋亡诱导分子已在临床前模型中进行了验证（Yolcu 等，2008）。然而，FasL 在胰岛中的表达导致炎症和胰岛坏死，可能是 FasL 激活中性粒细胞的意外结果。此外，并非所有的细胞类型都具有内源性能力来抵抗所表达分子造成的损伤，因此，在选择传递的分子和细胞时，需要对其进行深入的机制研究。

　　总之，基因治疗在诱导移植耐受方面具有巨大的潜力。然而，这种潜力的实现取决于传递工具的改进、转基因在靶细胞/组织/器官中的持续表达以及转基因对其免疫调节能力的选择。基因治疗的方法，体外方法以及体内方法，基因治疗的靶点，细胞/组织/器官，均值得重视。表达目标基因的造血干细胞不仅通过诱导中枢耐受机制还通过诱导外周耐受机制，提供一种更为实用而有效的方法来诱导强效且持久的耐受。最后，需要对基因治疗的获益与肿瘤和感染的风险进行权衡。

　　综上所述，组织再生、纳米技术、基因治疗和 VCA 同共代表着移植技术的未来。这些技术都是相互关联的，因为他们协同可以更好地提供组织和器官的替代来源，以满足移植领域不断增长的需求。

（许洋　译）

参考文献

Brandacher G, Gorantla VS, Lee WP. Hand allotransplantation. Semin Plast Surg 2010;24: 11–17.

Cendales LC, Kanitakis J, Schneeberger S et al. The Banff 2007 working classification of skin-containing composite tissue allograft pathology. Am J Transplant 2008;8: 1396–1400.

Copelan EA. Hematopoietic stem-cell transplantation. N Engl J Med 2006;354: 1813–1826.

Dvir T, Timko BP, Kohane DS, Langer R. Nanotechnological strategies for engineering complex tissues. Nat Nanotechnol 2011;6: 13–22.

Evans MJ, Kaufman MH. Establishment in culture of pluripotential cells from mouse embryos. Nature 1981;292: 154–156.

Friedenstein AJ, Petrakova KV, Kurolesova AI, Frolova GP. Heterotopic of bone marrow. Analysis of precursor cells for osteogenic and hematopoietic tissues. Transplantation 1968;6: 230–247.

Hacein-Bey-Abina S, Von KC, Schmidt M et al. LMO2-associated clonal T cell proliferation in two patients after gene therapy for SCID-X1. Science 2003;302: 415–419.

Kanitakis J, Jullien D, Petruzzo P et al. Clinicopathologic features of graft rejection of the first human hand allograft. Transplantation 2003;76: 688–693.

Laurence JM, Allen RD, McCaughan GW et al. Gene therapy in transplantation. Transplant Rev (Orlando) 2009;23: 159–170.

Macchiarini P, Jungebluth P, Go T et al. Clinical transplantation of a tissue-engineered airway. Lancet 2008;372: 2023–2030.

Mack GS. ReNeuron and StemCells get green light for neural stem cell trials. Nat Biotechnol 2011;29: 95–97.

Ott HC, Matthiesen TS, Goh SK et al. Perfusion-decellularized matrix: using nature's platform to engineer a bioartificial heart. Nat Med 2008;14: 213–221.

Ott HC, Clippinger B, Conrad C et al. Regeneration and orthotopic transplantation of a bioartificial lung. Nat Med 2010;16: 927–933.

Petruzzo P, Dubernard JM. The International Registry on Hand and Composite Tissue allotransplantation. Clin Transpl 2011: 247–253.

Sonntag KC, Emery DW, Yasumoto A et al. Tolerance to solid organ transplants through transfer of MHC class II genes. J Clin Invest 2001;107: 65–71.

Spangrude GJ, Heimfeld S, Weissman IL. Purification and characterization of mouse hematopoietic stem cells. Science 1988;241: 58–62.

Takahashi K, Yamanaka S. Induction of pluripotent stem cells from mouse embryonic and adult fibroblast cultures by defined factors. Cell 2006;126: 663–676.

Uygun BE, Soto-Gutierrez A, Yagi H et al. Organ reengineering through development of a transplantable recellularized liver graft using decellularized liver matrix. Nat Med 2010;16: 814–820.

Verma IM, Weitzman MD. Gene therapy: twenty-first century medicine. Annu Rev Biochem 2005;74: 711–738.

Wu YL, Ye Q, Ho C. Cellular and functional imaging of cardiac transplant rejection. Curr Cardiovasc Imaging Rep 2010;4: 50–62.

Yolcu ES, Gu X, Lacelle C et al. Induction of tolerance to cardiac allografts using donor splenocytes engineered to display on their surface an exogenous fas ligand protein. J Immunol 2008;181: 931–939.

第 **16** 章
探索和临床转化中的实验模型

Andrew B. Adams, William H. Kitchens, Kenneth A. Newell

> **本章概述**
>
> - 动物模型在移植领域技术发展中发挥着关键作用。
> - 小型动物模型可帮助研究者对免疫机制进行深入探索,但结果往往呈现出与动物品系相关的特异性。
> - 大型实验动物模型对临床转化和异种移植研究至关重要。
> - 实验动物模型并不能完全预测患者的实际转归。
> - 未来的实验模型将解决移植的突出需求,更好的模拟人体对移植的反应。

引　言

　　或许所有现代临床移植技术均建立在早期动物实验模型的基础上。这一情况可追溯到 1902 年的移植起源,当时 Alexis Carrel 开创了外科技术,成功实现犬的血管的吻合,这一发展使 Ullman 在当年晚些时候成功地完成首次犬的肾移植。动物模型不仅有助于临床医生克服移植的技术障碍,并且对于确定同种异体移植的排斥反应也至关重要。例如,Peter Medawar 利用新生小鼠进行的开创性研究,重塑了免疫耐受基础的新思路。此外,几乎所有临床上应用的免疫抑制药物均使用移植动物模型研发,Calne 及其同事研究的 6-巯基嘌呤(现开发为硫唑嘌呤),证明可以抑制犬肾移植模型的排斥反应。再如药物贝拉西普,在获得 FDA 批准之前,已经在啮齿动物和非人类灵长类动物(NHP)中进行了广泛的测试。

　　尽管器官和组织移植的发展非常迅速,但仍然存在着严重的障碍,限制了我们以最佳的安全性和有效性进行移植。而动物模型在克服上述障碍方面无疑会起到关键作用。然而,随着移植科学的不断发展,还没有哪种动物模型能准确地再现临床上移植期间所出现的所有特征。通常,研究者会使用最有效的模型,而不是选择最适用临床特定问题的模型。在本章,我们首先讨论器官移植不同实验模型的特征,以及这些特征如何使某些模型更适合开展一些特定类型的研究。我们还会提供一些临床问题的示例,展示其中的实验模型所发挥的关键作用。

移植动物模型的必要性

技术、操作及伦理等因素限制了对人类移植受体的研究。因此,动物模型对于在移植免疫学方面开展基础研究以及对新的免疫抑制技术进行验证时,仍然不可或缺。但这些实验模型偶尔也会失败,无法准确预测临床行为,导致出现诸多质疑,质疑上述模型的作用在未来是否会减弱。实验模型无法预测临床结果的突出例子,源自针对抗-CD154 抗体在移植存活率作用的相关研究。对小鼠和 NHP 进行的大量研究表明,抗-CD154 抗体具有有效的免疫抑制特性,副作用有限。出乎意料的是,抗-CD154 抗体的临床研究由于血栓栓塞事件而停止,这是啮齿动物或 NHP 临床前研究都没有预测到的。这一经验恰当地表明,没有一种动物模型能准确地再现人体移植的每一个关键特征,而这也进一步强调了研究者必须了解所使用的不同移植模型的相对优势和局限性,以便选择最适合目标问题的模型。

小型动物模型和大型动物模型的选择

在动物模型选择时,研究者首先面对的问题就是在小型动物模型和大型动物模型之间选择。小型动物模型通常使用大鼠及小鼠。啮齿类动物模型系统通常具有许多优点。首先,它们的购买和饲养的成本相对较低,有助于针对样本量较大的受体快速完成实验。其次,具有数量非常多的自交系和同源系可供选择。因此,可以连续开展重复实验,而不会因不同程度的遗传差异,特别是在主要组织相容性复合体(MHC)引起混淆和变化。此外,同源标记允许同基因细胞的转移,这对于研究细胞迁移特别重要。小鼠近交系的存在也促进了转基因动物的产生,通过这些基因敲除和转基因小鼠,针对同种异体反应所涉及的免疫途径,获得了诸多的研究思路和见解。啮齿类动物体内具有大量的抗体、融合蛋白和分子介质,增加了对啮齿类动物的遗传途径的研究。上述物质可用于在体内或体外对细胞进行识别,阻断或增强特定途径的功能,或用于检测基因表达的模式。

尽管小型动物实验模型具有上述诸多优点,但在实验设计过程中还是需要慎重考虑小型动物实验模型潜在的局限性。首先,实验动物较小,有些器官的移植在技术上存在挑战。此外,与大型动物和人类相比,小型动物的淋巴细胞数量较少,转化为 T 细胞的多样性减少,T 细胞克隆大小也有所降低。这两个因素影响了同种异体反应的强度和性质,可能会导致人类和小型动物移植之间有时观察到不同的转归。小鼠和人类的 T 细胞库之间的这些差异,进一步受到小鼠饲养环境的影响,即小鼠的标准饲养规程要求在无病原体环境中饲养。虽然这种饲养要求将病毒感染和接触其他病原体引起实验变异性的可能降至最低,但也限制了 T 细胞库的成熟。实验小鼠的 T 细胞库在表型和功能上均不成熟,而在成年人和大型实验动物中,成熟的 T 细胞在 T 细胞库中占有很大的比重。我们和其他研究人员开展的研究均表明,移植前故意感染各种病毒会显著改变小鼠对移植器官的反应,并干扰耐受性诱导。

　　小鼠模型的另一个局限性是,供体-受体品系组合可对同种异体反应的性质和移植的结果产生深远影响。例如,对于大鼠来说,某些品系属于"低应答"品系,对移植器官的接受度非常高。在供体方面,一些小鼠品系对缺血再灌注损伤更为敏感,缺血再灌注损伤促进炎症反应并改变固有免疫,进而促进同种异体反应。同样,宿主同种异体反应可能由 Th1、Th2 或 Th17 细胞控制,这取决于所选的品系组合。最后需考虑的问题是,啮齿类动物和人类之间存在许多生理方面的差异。例如,大鼠对钙调神经磷酸酶抑制剂毒性具有相对抗性,在解释慢性同种异体移植肾病变的研究结果时必须考虑到这一点。上述因素的叠加,可能导致小型实验动物与人类移植手术转归之间出现显著性差异。例如,短期使用环孢菌素可诱导大鼠对"允许"品系产生耐受性,短时间的共刺激途径的阻断,如 CD28 或 CD154,则可促进小鼠长期接受某些类型的移植器官。上述治疗方法用于实施移植手术的人类患者几乎无效。

　　大型动物模型具有不同的优势和局限性,在很大程度上补充了小型动物移植模型对应的空缺。虽然犬、猪和 NHP 的体型相对较大,增加了移植成本和移植后动物饲养的复杂性,但它们所具有的较大的体型是一个相对优势,能够促进人类移植成功所需手术技术的改进。与小鼠相比,目前影响大型动物移植模型使用的因素包括,遗传限定动物的有限性,治疗用生物制剂相对较少,或用于免疫应答研究的技术不够丰富。此外,这些大型动物模型几乎都是远系杂交,这给实验带来了基因变异。NHP 供体受体配对的选择尤其具有挑战性,由于猕猴 HLA 基因座的分型困难和灵长类群体内的近亲繁殖,导致许多实验灵长类动物共享 MHC 等位基因。与小型动物相比,社会对大型动物善后的关注,特别是 NHP,对研究的设计和实施有着更大的影响。

　　考虑到这些因素,大型动物模型目前被认为是最后的临床前研究,需要将实验室结果转化为临床实践。没有这些 NHP 实验,任何新的免疫抑制药物或治疗方案都不能通过 FDA 的审查。异种器官移植是另一个适合大型动物模型研究的领域。显然,考虑到大小相容性因素,将猪的器官移植到 NHP 中是异种移植转化研究最合理的选择,但在猪肾脏的生理学方面,还存在一定差异(促红细胞生成素种类特异性、改变磷酸盐处理等),使其不仅局限于免疫学方面的挑战。

贝拉西普的发展恰恰证明了移植研究小型和大型动物模型整合的成功。早期的小鼠移植研究表明,用 CTLA4-Ig 融合蛋白阻断 CD28-CD80/CD86 通路,可显著延长同种异体移植物的存活率。然而,对肾脏和胰岛移植的研究表明,与啮齿动物模型不同,单独使用 CTLA4-Ig 治疗,不足以持续延长 NHP 的同种异体移植物存活率。这一结果促进了对 CTLA4-Ig 的修饰,以提高其对 CD80/CD86 的结合效率,最终促进了贝拉西普的发展,并在灵长类肾脏移植模型中得到了广泛的验证。这些大型动物模型为后来贝拉西普成功的人体试验奠定了基础,最终获得了 FDA 的批准。

模型-器官的选择

除了需要选择一个小的或大的动物模型外, 还必须选择需要移植的特定器官,以解决实验中遇到的问题。需要考虑的一项因素是,实验数据清晰地说明了不同移植器官的同种异体反应强度的等级,从严重排斥器官(例如,皮肤、肺和肠)到可能排斥甚至自发耐受的器官(例如,肝脏和肾脏同种异体植入物)。尽管难以清楚地解释,但这些器官的特异性差异可能反映了免疫原性、易损性和再生能力的变化。在选择实验模型时应对上述因素进行考虑。例如,肾脏移植的小鼠模型可能不适合急性排斥反应的研究,因为在某些品系组合(B6 与 Balb/c)条件下,同种异体肾脏移植可以在没有免疫抑制的情况下长期存活。在研究过程中需要考虑到较高的自然接受率,这通常需要更大的实验样本量,观察更长的时间。同样,小鼠肺移植模型用于慢性损伤和排斥反应相关研究也存在很大的困难,主要是因为早期急性排斥反应会引起强烈的免疫应答。

所有的移植实验模型都需要对移植物的状态进行仔细评估,用于实现此目的的技术从根本上取决于模型器官的选择。小鼠皮肤植入物是最简单的模型之一,只需要对移植物进行目视检查与评估。而对于其他小鼠模型(例如,心脏和肠移植),则需要考虑将移植物在不切除原有器官的情况下进行异位放置。因此,受体的存活并不依赖于移植的器官,这使得确定移植物的功能变得更加困难,因为仅限于检查(腹部心脏移植物的触诊和肠移植物的瘘口的目视检查)和组织学变化的评估。前者是主观的,且不精确,后者需要对实验受体进行安乐死处理,如果需要在多个时间点对移植物功能进行评估,则会增加实验的时间和成本。其他的模型,例如,肾脏和胰岛移植,可以将受体相关器官切除(肾脏)或实施化学消融术(胰岛)处理之后,再进行移植器官的移植。上述模型的主要优点是,移植物的状态可以通过受体存活情况进行评估,除了组织学评估之外,还可通过直接功能测定(肌酐或血糖)对其进行评价。针对全肾切除之后的小鼠实施肾脏移植手术在技术上具有非常大的挑战性。然而,如果针对保留一个用于生命支持的自身肾脏的受体进行移植,可能会轻微改变淋巴细胞的流动性或产生其他可能对结果产生影响的反应。同样,认识所有动物模型的不足,并对其进行积极调控,对于移植研究是至关重要的。

小型动物移植模型(表 16.1)

皮肤移植

　　皮肤移植作为一种移植模型已被广泛应用,包括用于 Medawar 所开展的关于移植耐受性的开创性研究中。皮肤移植相对较快,不需要使用小鼠移植模型所需的其他显微外科技术。此外,皮肤具有高度的免疫原性,属于较为严谨的模型,非常适合用于筛选免疫抑制的新方法和同种免疫应答的机制研究。皮肤移植物也是研究耐受性的理想模型,因为很容易实施第二次第三方的皮肤移植,并证实供体特异性对原代同种异体移植物无反应。与临床移植器官不同,移植后皮肤移植物无主要血管,是否会对免疫应答产生影响尚不确定。

心脏移植

　　腹腔异位心脏移植可能是应用最广泛的血管化器官移植实验模型(图 16.1)。与其他血管化移植模型相比,它所需的显微外科技术更为简单。可以通过腹腔壁对移植心脏进行触诊,对移植物的功能进行连续评估,也可将受体处死后通过组织学评价方法进行评估。但在生存分析中,如仅采用触诊的方式就会出现潜在的偏差,因此,通过盲法评分进行观察至关重要。同时,主动脉搏动也可能传递到移植的心脏,使数据分析更加困难。与临床移植相似,异位移植心脏可出现组织学明显的心脏移植物血管病变,使其成为慢性同种异体排斥反应的良好模型。此外,该模型可用于耐受性研究,因为第二颗心脏可移植至颈部,以评估对腹腔内原有移植物的耐受性。同样,尽管心脏移植有许多优点,但这种技术的缺点包括对移植物触诊的主观性,以及其不是维持生命的器官,这可能对免疫应答产生影响。

表 16.1 小型动物移植模型

器官/组织	物种	免疫情况	疗效判定	常见用途
皮肤	小鼠	强烈排斥(M,R)	移植物存活	免疫抑制
				排斥机制
				耐受
心脏	小鼠/大鼠	强烈排斥(M,R)	移植物存活,收缩性 组织学	免疫抑制
				排斥机制
				耐受
肾脏	小鼠/大鼠	慢性排斥(M) 急性排斥(R)	受体存活 功能(Cr) 组织学	缺血再灌注损伤 免疫抑制 保护性免疫 脑死亡对移植物的影响
肠	小鼠/大鼠	强烈排斥(M,R)	组织学(异位) 受体存活(矫正)	免疫抑制 排斥机制 缺血再灌注损伤
肝脏	小鼠/大鼠	自发接受(M)	受体存活 功能(肝酶) 组织学	缺血再灌注损伤
		严重排斥(R)		
肝细胞	小鼠	严重排斥	移植物功能(hA1AT)	免疫抑制 排斥机制
胰腺	小鼠	严重排斥	移植物/受体存活	很少使用
胰岛	小鼠	严重排斥	移植物/受体存活	免疫抑制 排斥机制
气管	小鼠	严重排斥	组织学	慢性排斥模型
肺	小鼠/大鼠	严重排斥	组织学	免疫抑制 排斥机制 自身免疫及免疫相互作用 病毒与免疫的相互作用
肢体/CTA	小鼠/大鼠	严重排斥	移植物存活	免疫抑制 排斥机制 耐受

M,小鼠;R,大鼠。

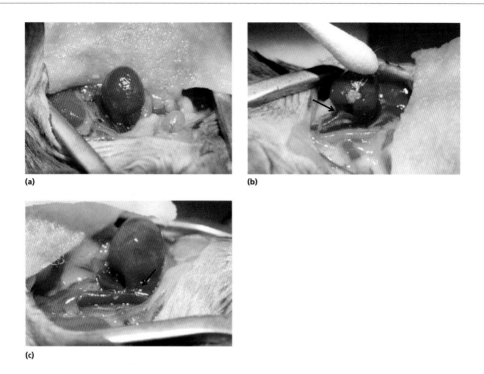

图 16.1 小鼠异位心脏移植。(a)小鼠心脏移植,通过异位移植的方式置于受体小鼠腹部。(b)黑色箭头所示位置为供体主动脉(Ao)至受体主动脉(Ao)的吻合。(c)黑色箭头所示为供体肺动脉(PA)与受体下腔静脉(IVC)的吻合。

肾移植

小型动物的肾移植已被用于研究缺血再灌注损伤、病毒病原体(如多瘤病毒)对免疫应答的影响,以及肾毒性物质介导损伤与免疫介导损伤之间的相互作用。大鼠肾脏移植已成功用于研究脑死亡对器官损伤的影响。该模型的一个主要优点是进行双侧原肾切除术相对容易。在这种情况下监测血清肌酐为连续评估移植物功能提供了一种简单、经济且临床适用的方法。

该模型同样存在缺点,即小型动物肾移植的技术水平要求较高,且由于与输尿管吻合相关的并发症等因素,导致其失败率较高。如前文所述,在一些小鼠的品系组合中,移植的肾脏并不会出现急性排斥的情况,而是出现慢性的免疫介导损伤,这可能使该模型更适合慢性损伤的研究,而非急性免疫介导排斥的研究(图 16.2)。

肠移植

与肾移植一样,在啮齿动物(尤其是小鼠)进行肠移植在技术上具有挑战性,限制

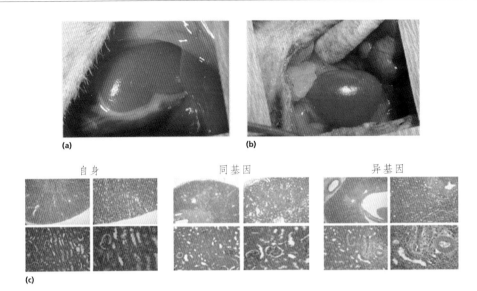

图 16.2　小鼠肾移植。(a)自身肾脏,(b)移植肾脏,(c)自身肾脏、同基因和异基因的排斥肾移植物的组织学。

了其作为移植模型的广泛应用。虽然有成功的小鼠原位肠移植的报道,但异位移植是更常用的方法(图 16.3)。在这种情况下,受体的营养和存活不依赖于植入的移植物情况。移植物的评价在很大程度上取决于组织学评估。对瘘口进行检查或对通过瘘口注入营养的吸收情况进行定量分析(即麦芽糖在肠道的刷状缘被酶分解成葡萄糖),可对植入物的状态进行更为粗略的评估。

肺及气管移植

　　与肠道移植相似,鼠类肺同种异体移植的特点,主要包括与外部环境之间明显的相互作用,以及移植体内部存在二级和三级淋巴器官。这些特征使得肺移植模型(以及肠移植模型)非常适合细胞迁移的研究,以及研究感染和同种免疫的相互作用。啮齿类动物肺移植模型对研究同种免疫和自身免疫之间的关系也具有重要的作用,大多通过缺血、感染以及同种免疫介导的损伤予以暴露抗原。与全肺移植相比,气管移植(通常是异位移植)被广泛用作慢性排斥反应的模型,因为该模型可以表现出闭塞性毛细支气管炎的许多组织学特征。然而,这些模型也有明显的局限性,包括移植物基本没有主要的血管;它们是大气管,用来模拟如何影响小气管的过程,并且它们不包含与移植肺相同的淋巴结构。

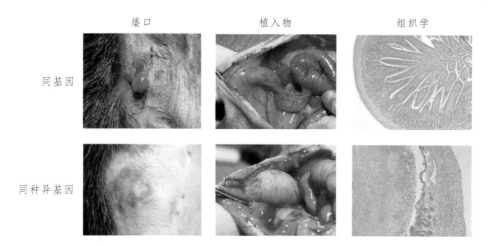

图 16.3　小鼠肠移植。同基因和同种异基因排斥小鼠肠移植。

胰岛和胰腺移植

尽管有研究报道声称,大鼠和小鼠可进行胰腺全器官移植,但由于技术上的困难,这些模型很少被使用。相反,胰岛移植的啮齿动物模型被广泛应用于研究同种异体胰岛的免疫应答、影响胰岛移植的非免疫因素以及移植部位对胰岛功能的影响。胰岛可以被植入肾包膜下方,也可经门静脉注入肝内,与临床上使用的方法类似。

肝脏和肝细胞移植

尽管在多数小鼠模型中,移植物不能接受动脉血流(图 16.4),但对于大鼠和小鼠来说,原位肝移植在技术上是可行的。对于大多数品系组合来说,即使没有免疫抑制治疗,小鼠也会无限期地接受同种异体肝脏,显然,这种情况限制了该模型对同种异体免疫的研究。与同种异体全肝移植相比,在所有实验的品系组合中,小鼠对同种异体肝细胞(注入受体脾脏中)产生排斥作用。使用表达人 α-1 抗-胰蛋白酶(hA1AT)的转基因供体的肝细胞,对移植物存活率进行评估,在该模型中,血浆中 hA1AT 水平的降低,可反映出排斥反应的情况。

大型动物移植模型

在大型动物移植模型中,主要包括 3 种:犬、猪和非人类灵长类动物。这些模型与人的生理及基本解剖结构非常接近。组织学特征以及未经修饰排斥反应时间方面基本与人类相同,目前推测排斥反应机制类似于 T 细胞网络系统。

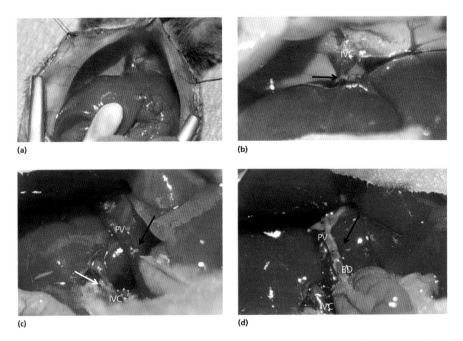

图 16.4 小鼠肝移植。(a)将小鼠同种异体肝脏移植体置于受体小鼠腹部原位。(b)黑色箭头所示为肝上下腔静脉(IVC)吻合。(c)白色箭头所示为肝下下腔静脉(IVC)吻合,黑色箭头所示为门静脉(PV)吻合。(d)黑色箭头所示为胆管(BD)和支架的吻合位置。

在早期移植研究中,基于犬类在外科训练中的历史作用,犬是最普遍使用的实验动物。许多与血管吻合相关的技术问题均通过犬模型得以完善。事实上,Calne 及其同事在犬肾移植模型中首次成功使用了免疫抑制剂(6-巯基嘌呤和硫唑嘌呤)。然而,现在在实验研究中使用犬作为实验动物的情况有所减少,这在很大程度上是由于批判使用驯养动物的社会压力导致的。

与犬和非人类灵长类动物相比,猪模型有几个优点。首先,社会较普遍接受猪可供人类消费使用,因此,几乎没有社会压力反对使用猪开展研究。此外,研究人员还研究了基因敲除猪与转基因猪的技术。尽管早期的移植实验仅使用远系杂交猪,但近来,David Sachs 及其同事已经开发出了一种特征鲜明的纯合子猪,可用于某些猪白细胞抗原(SLA)基因的研究。猪器官也成为实验性异种移植的主要器官来源。猪器官是异种移植的理想选择,因为猪的器官的大小与非人类灵长类受体相似;另外,经过 α-1,3-半乳糖基转移酶基因敲除的猪,以及改变各种补体调节因子[包括人类衰变加速因子(CD55)或膜辅因子蛋白(CD46)]的转基因猪,均促进了猪的器官在异种移植实验中的应用。

近几年来,非人类灵长类动物已成为临床前研究的主要动物模型。治疗性单克隆抗体或融合蛋白的数量迅速增长,凸显了非人类灵长类实验对象的重要性,因为许多此类的生物制品具有高度的人类特异性,这排除了使用其他大型动物模型进行实验的可能。尽管有一些研究以狒狒为实验动物开展异种移植实验,但一般而言,猕猴(食蟹猴和恒河猴)才是目前用于移植实验的主要实验动物,因为他们与人类具有更明确的同源性,且体型较小,相对容易获得。并且,伦理要求和相关法律禁止使用黑猩猩进行侵入性移植研究。

肾移植

肾移植在大型动物模型中比较常见,尤其是在非人类灵长动物和猪中(图 16.5)。一般来说,移植的肾脏具有维持生命的作用,因为大多数研究人员在移植之前会将实验动物双侧肾切除,从而实现对血清生化指标的监测,进而准确地反映移植肾的功能。除了可以轻易地对同种异体移植物的功能进行监测外,通过经皮穿刺活检技术获取组织学标本,也具有一定的可行性。充足的供体组织可经连续取样和评估,无须重大干预。该模型在技术上具有一定的挑战性,通常需要显微外科技术,必须由外科专家操作。从技术上分析,主要的并发症包括动脉血栓或静脉血栓、尿漏和输尿管狭窄。

胰岛和胰腺移植

随着临床胰岛移植的兴起,大型动物胰岛移植模型的使用量也随之增加。移植模型通常使用非人类灵长动物或犬作为受体。

猪(野生型或基因修饰型,如 Gal ko)通常作为异种移植研究的供体。在受体动物中诱导糖尿病通常是通过 β 细胞毒素(如链脲霉素)等细胞毒素的化学作用来完成的,另外,也可以通过全胰腺切除术来实现。此外,偶有报道称使用自发性糖尿病动物作为受体。与其他大型动物模型相比,胰岛模型的一个优点是降低了对显微外科技术的要求。供体胰岛可通过门静脉注射或放置在肝、脾或肾的包膜下方。后一种技术为经皮活检胰岛移植物提供了明显的优势。从免疫学角度来看,与其他器官模型相比,胰岛模型可能没有强烈的排斥反应,但它仍然提供足够强大的免疫应答,在数天内发生未经修饰的排斥反应。供体胰岛的来源,尤其是对于异种实验来说,主要包括未经修饰的成人胰岛、培养的新生胰岛簇以及通过基因修饰供体获得的胰岛。同种异体移植物功能通常通过血清葡萄糖测定、间隔葡萄糖耐量实验和 C–肽的测定进行评估。虽然已有使用大型动物模型进行完整胰腺器官移植的报道,但作为实验模型来说,仍然具有一定的局限性。

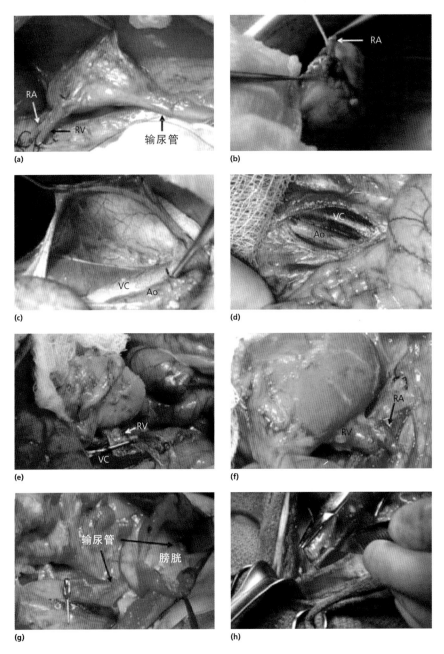

图 16.5 非人类灵长类动物的肾移植。(a)供体肾脏在椎弓根上由肾静脉(RV)、肾动脉(RA)和输尿管组成。(b)将供体肾脏切除,使用 UW 保存溶液进行冲洗。(c)将腔静脉(VC)侧面的腹膜后腔提起。(d)准备对受体的 VC 和主动脉(Ao)进行吻合。(e)静脉吻合已经完成,对供体 RV 进行夹闭处理,通过 VC 恢复血流。(f)完成血管吻合,包括供体 RV 与 VC 的端侧吻合,以及供体 RA 至主动脉的吻合。(g)将膀胱切开,将供体输尿管通过腹膜后腔,并通过膀胱后壁。(h)对膀胱进行双层缝合处理。

心脏移植

异种移植最著名的一个例子是将狒狒心脏植入一个新生婴儿"Baby Fea"体内,尽管如此,异种移植仍然具有一定挑战性和不确定性。在大型动物模型中开展原位心脏移植,主要是非人类灵长类动物和犬,在临床心脏移植手术技术发展过程中得到了广泛的应用,但现在很少使用。相反,大多数研究人员使用不同物种的异位心脏模型,包括犬、非人类灵长类动物和猪。移植器官的最终位置可以在颈部或腹部。与小型动物模型一样,通常通过触诊和心电图监测对移植物功能进行评估,但也会使用植入式探测器以遥测的方式对左心室压力进行监测。移植的心脏既不维持生命,也与负荷无关,因此,一些人认为,它不能准确地概括临床情况。该模型的另一个缺点是需要开放性心脏活检以获得同种异体移植组织进行组织学分析,即理论上可以像人类一样进行心肌内膜活检。

肠移植

动物的肠移植在目前的手术技术发展中发挥了重要的作用。小肠移植作为实验模型并不常见,文献报道也较少。与非人类灵长类动物相比,犬和猪作为受体的使用率更高。除了单纯的肠道移植模型外,还有文献报道了肝肠联合移植或多器官联合移植模型,这对肝脏移植对肠移植物产生免疫学"保护"问题进行了探索。

使用实验模型应对关键挑战

缺血再灌注损伤(Irl)

器官移植动物模型的一些最初应用主要是为了寻找更好地保存器官的方法。同基因啮齿类移植动物模型在威斯康星大学(UW)器官保存液的开发中发挥了关键作用。啮齿类动物模型在器官保存方面继续发挥着重要作用,可对保存溶液中加入添加剂之后对延长器官保存时间发挥何种作用进行评估。此外,需要注意的问题是不同品系的实验动物对缺血的反应(即 B6 比 Balb/c 更为敏感)差异明显。

急性排斥

动物模型广泛用于对急性排斥反应机制的研究和治疗药物的开发。这些模型为 T 细胞在急性排斥反应中的核心作用提供了确凿的证据。实际上,当用 T 细胞耗竭的单克隆抗体(如抗-CD3、抗-CD4 或抗-CD8)对小鼠移植受体进行处理,或用免疫缺陷小鼠(SCID,RAG$^+$或 TCR-敲除)作为受体时,排斥反应常常会消失。啮齿动物移植模型也被用于确定关键的共刺激通路,以及细胞因子、趋化因子和细胞溶解效应分子对急性排斥反应过程的作用。共刺激通路(包括 CD28、Ox40L、4-1BB、CD154、CD70 和 ICOS)、趋化因子信号通路(包括 CCR5、CCR7、CXCL9、CXCL10 和 CXCR3)和细胞因子(包括 IFNγ、IL-5、IL-10,以及 IL-12)均被阻断后,可对心脏或肾脏移植后急性排斥反应的发生产生一定影响,在这一理论的证明中啮齿类移植模型发挥了重要的作用。另外,Foxp3+调节 T 细胞(Treg)在防止同种异体移植物排斥反应当中发挥的重要作用,也在小鼠移植模型中的一系列抗体耗竭和过继转移实验中被证实。

慢性排斥反应

慢性同种异体排斥反应是限制移植器官使用期限的主要因素。啮齿类动物移植模型是研究慢性排斥反应的理想模型,因为与人类移植相比,许多小型动物移植系统的这一过程大大加快。研究慢性肾损伤使用最广泛的模型是将 Fischer 334 大鼠的一个存在微小 MHC 错配的肾脏移植到 Lewis 大鼠体内。当加入短疗程的环孢菌素时,该方案重现了进行性和慢性损伤,虽然在该模型中,损伤是由同种免疫应答和环孢菌素毒性共同引起的。虽然转基因小鼠和小鼠单克隆抗体的存在使小鼠在慢性损伤实验研究中的应用非常具有吸引力,但将小鼠模型用于慢性同种异体肾移植损伤研究中,具有一定的技术挑战性,并需要关注小鼠肾脏移植之后能否准确地重现人类肾脏同种异体移植后的情形(因为许多此类小鼠肾脏移植后会出现免疫耐受的情况)。其他慢性同种异体反应的实验模型包括小鼠的异位气管移植(形成闭塞性细支气管炎性病变)。该模型的局限性在于,它使用较大的气道来模拟小气道疾病进程,且基本未血管化,而且与临床肺移植不同,环境抗原和气管之间没有相互作用。为了解决这些问题,研究人员依次开发了大鼠和小鼠原位肺移植模型。这些研究旨在探讨抗原对异体反应的影响(如 V 型胶原对自身免疫的影响),以及病毒诱导的上皮损伤对闭塞性细支气管炎发展的影响。

心脏移植物血管病变(CAV)的动物模型也常用于研究慢性排斥反应。虽然对 CAV 大鼠模型(通常为 LEW 至 F344)进行了诸多描述,但大多数上述系统均使用小鼠品系组合,通过限制 MHC 差异,使急性损伤最小化。例如,包括 Ⅱ 类 MHC(bm12~B6)以及 Ⅰ 类 MHC(bm1~B6)非匹配组合。尽管人类 CAV 移植物损伤的组织学表现与啮齿类动物模型中的损伤表现有诸多相似之处,但有研究人员指出,上述模型是由迟发的急性效应机制介导的损伤,而不是导致人类慢性损伤的独特机制。

复合组织同种异体移植(CTA)

研究人员建立了啮齿动物、大型动物和 NHP 模型,以便对免疫应答、功能恢复和技术可行性进行研究。用于免疫耐受诱导研究最常用的 CTA 模型为肢体移植。研究人员已经研究开发了啮齿类动物、猪和 NHP 的肢体移植及面部移植实验模型。虽然免疫耐受诱导方案，通常包括短暂免疫抑制和供者骨髓移植，在某些啮齿动物模型中有效，但这些方案在大型动物和 NHP CTA 模型中在很大程度上不能促进耐受性。

耐受性

移植耐受的实验动物模型既提供了关键的机制见解，也提供了尚未实现的临床期望。研究人员开展的相关研究工作确切地证明，移植实验模型已明确证明了缺失、调节、抑制或能量不足可能导致细胞凋亡，以及对耐受性的诱导和(或)维持方面的未知性。研究人员设计了 3 种实验方法，试图在临床应用设计当中利用胸腺缺失(中枢耐受)这一自然过程。第一种方法是胸腺内注射供体抗原，同时去除外周淋巴细胞。这一策略可有效地诱导大鼠和小鼠对胰岛或心脏移植的耐受，但对 NHP 无效，可能是由于胸腺功能随着年龄的增长而降低。第二种同样利用中枢缺失的方法是在 MHC 不匹配猪中移植胸腺素。联合短期环孢菌素用药，随着外周 T 细胞耗尽，通过将切碎的供体胸腺碎片置于肾包膜下而制备胸腺肾脏，进而实现在没有免疫抑制的条件下长期存活。

第三种策略将中枢缺失作为促进耐受性的方法，以形成造血"混合嵌合体"状态。David Sachs 及其同事通过研究发现，受体的非清髓性调节状态可以与供体的骨髓移植细胞相结合，形成混合嵌合体，其中供体和受体来源的造血细胞可持续性存在。受体内形成混合嵌合体之后，即使在免疫抑制完全中断的条件下，也可以促进同种移植物的持续耐受。混合嵌合体已经扩展至小鼠、猪、NHP 以及目前的人类移植受体。然而，与小鼠移植模型有所不同，小鼠移植模型中，移植物长期存活与免疫抑制中止后高水平造血混合嵌合体持续存在有关，而对于 NHP 来说，即使是长期存活的移植物，其嵌合体也呈暂时性特点。这表明啮齿类动物和 NHP 移植受体的耐受机制不同。

除了中枢耐受机制之外，还存在外周耐受机制，可对源自胸腺的自身反应性 T 细胞进行处理。外周耐受机制包括无反应、外周缺失和调控。动物实验模型研究表明，这些外周耐受机制可通过阻断同种反应性 T 细胞激活所需的共刺激通路或通过体外扩增 Treg 的过继转移予以实现，这两种方法均成功地诱导了多种小鼠移植模型的免疫耐受。

然而，目前的移植动物模型仍有很大的局限性，无法将其结果直接应用至临床移植中。值得注意的是，诸如胸腺内注射供体抗原，或暂时阻断重要的共刺激通路等策略，未能像在啮齿动物中经常观察到的那样促进 NHP 和人类的耐受性。研究表明，扩增调节细胞是啮齿动物产生同种异体移植物耐受性的有效手段，但迄今为止，尚未在

NHP 或人类中成功应用。尽管混合嵌合体诱导技术已使人类移植受者在小规模临床实验中摆脱免疫抑制,但与用于啮齿类动物相比,这种方法用于 NHP 和人类时,耐受性强度似乎相对较弱。对于这些大型动物模型,有几个因素可导致耐受性诱导的难度增加,特别是记忆 T 细胞在 NHP 和人类中的影响更为明显,例如,在这些大型动物移植模型中,T 细胞的多样性特征更为显著,且人类临床移植供体通常为脑死亡病例(与移植实验不同),并呈现出强烈炎症反应的内环境。假设移植实验动物模型未来的目标是针对人类移植受体的耐受性,对耐受性诱导方法的结果进行更准确的预测,那么研究者则需要对现有模型进行改进,以便解决部分或全部问题。

总结和未来方向

动物模型在确定成功移植的阻碍方面以及发展新技术提高临床移植成功率方面发挥了重要的作用,并将继续发挥关键作用。然而,很显然,动物模型往往无法准确再现人类对移植器官反应的关键特征。随着移植领域技术不断发展,确认何种因素导致动物模型和人类移植转归出现不一致的情形非常必要。以下 3 个例子强调了作为临床前工具动物模型可以改进的领域,从而提高其效用。

B 细胞介导的损伤模型与"体液"免疫模型

更多证据表明,B 细胞和同种异体抗体在移植中的作用是早期和晚期同种异体移植物损伤的原因之一。目前,大多数预防或治疗抗体介导的排斥反应的方法(如用 IVIG 或蛋白酶体抑制剂治疗)都是在人体移植受体身上进行的,而不是在实验动物身上进行。事实上,由同种抗体介导的超急性排斥反应的动物模型非常缺乏。在许多啮齿类动物模型中,记忆 B 细胞的转移,甚至同种抗体的直接转移(以免疫小鼠的血清形式或靶向供体 MHC 分子的单克隆抗体形式),均未能激发急性抗体介导的排斥反应。这可能是由于在野生型小鼠中同种抗体的滴度相对较低。由于小鼠中缺乏有效的 B 细胞耗竭抗体,类似人类利妥昔单抗(抗 CD20)的作用。这些研究也受到了影响。动物移植模型的发展更能反映 B 细胞和同种抗体在移植中的重要作用,并将为保护同种异体移植物免受抗体介导损伤的策略制订提供重要的工具。

MHC 在 NHP 中的分型

尽管 NHP 研究在联系基础研究和临床研究之间起着重要的桥梁作用,但在关联度以及 MHC 在移植物匹配方面却知之甚少。虽然啮齿类动物、犬以及某些猪(SLA 定义的小型猪)的模型在 MHC 差异和遗传学方面具有详细的数据,但 NHP 移植实验通常依赖于混合淋巴细胞培养物以及初级 MHC 分析,来确定供体和受体配对之间的相关性。当在研究人员之间比较新疗法的结果时,或在猴子实验获得的成功结果不能准确预测人类的转归时,这种详细知识的缺乏导致了偏差。

非人类灵长类动物的免疫遗传学(特别是猕猴的免疫遗传学)非常复杂。尽管猕猴 MHC 与人类 HLA 相比,具有显著的序列同源性,但恒河猴 MHC 区域明显大于人类对应区域,这主要是由于 MAMU B 等位基因的重复和扩增导致的。虽然人类通过两条染色体(HLA-A,B 和 C 各两条)可以表达 6 个不同的 I 类等位基因,但是杂合恒河猴理论上可以表达 8 个 mamu-A 等位基因和 28 个 MAMU B 等位基因。直到最近,还没有成熟的分型技术可确定单个动物的 MHC 类型,从而精确提供供体和受体配对之间差异的情况。微卫星分型技术的不断发展以及焦磷酸测序技术的突破,使研究人员可以准确地确定 NHP 移植配对之间 MHC 的差异情况。这些新技术使定向繁殖策略成为可能,且实现了 MHC 单倍型匹配。样本系谱和遗传图谱如图 16.6a 所示。毫不奇怪,MHC 的差异水平对转归具有显著影响。图 16.6b 和 c 所示为 MHC 差异程度及其对同种异体反应的影响。同种异体反应的活力受到供体和受体间 MHC 匹配程度的严重影响,如使用不同供体-受体配对的恒河猴肾移植模型所示。在大型动物移植模型中采用更好的技术来定义 MHC 匹配,可以在未来的 NHP 实验中更准确地体现 MHC 的差异。当治疗方法用于患者时,这些信息可使模型更可靠地预测患者转归。

人源化小鼠

"理想"的实验模型应可以准确地再现人类的免疫应答,同时具备啮齿动物移植模型的优点(例如,低成本、易扩展性和可获得丰富的单克隆抗体)。最终,培育出了这种"人源化小鼠"。这些小鼠是通过将 NOD-scid IL2r γ^{null} 或 NOD-Rag1^{null} IL2r γ^{null}(缺失 IL-2 受体 γ 链,并导致 T、B、NK 细胞和树突状细胞功能的严重缺陷)与人类外周血细胞、G-CSF 动员的人类干细胞、脐带血或胎儿肝细胞进行重组而培育成的。这些人类细胞在其小鼠宿主中扩增,保留了人类 T 细胞库特有的多样性。这些人源化小鼠已成功用于皮肤和胰岛移植中的同种异体反应模型,证实了体外扩增的 Treg 的耐受作用,并用于人类自身免疫疾病的研究。

但该模型也有缺点。首先,受体易发生人抗鼠移植物抗宿主病(GVHD),通常在骨髓移植后 30 天左右。因此,该模型在慢性排斥反应中的应用有限。此外,一些对免疫细胞功能起关键作用的生长因子显示出一定程度的物种特异性。例如,小鼠 BLyS 不能支持人类 B 细胞存活,可能改变 B 细胞和体液排斥反应。

人源化小鼠的发展体现了动物移植模型在移植研究中的关键作用。所有基础移植免疫学和可高度转化为临床的实验基本均使用动物模型来验证假设。这些研究的成功

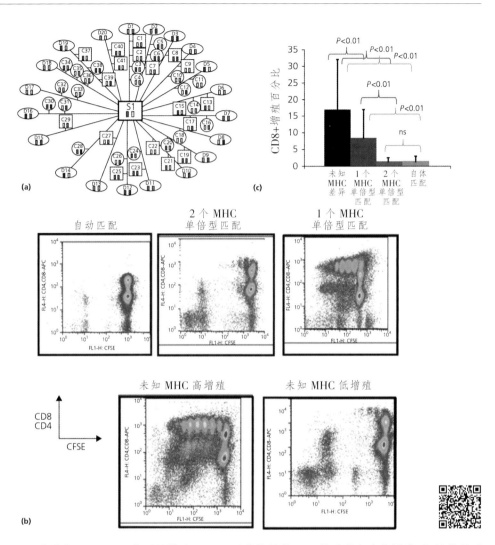

图 16.6　改进的 NHP MHC 分型的影响。(a) 一只雄性猕猴(S1)的系谱和遗传图谱,包括其配对和后代。(b,c)CFSE 混合淋巴细胞反应分析显示，随着 MHC 差异的增加，同种异体增殖加快(CFSE 荧光丢失)。

在很大程度上取决于动物模型系统(大型动物和小型动物)的选择和移植器官类型的选择。全面了解这些不同系统的优劣势,对于确保实验研究和临床转化的成功至关重要。

(许洋 译)

延伸阅读

D Bedi, Animal models of chronic allograft injury: contributions and limitations to understanding the mechanism of long-term graft dysfunction. Transplantation 2010;90:935.

P Boros, Organ transplantation in rodents: novel applications of long-established methods. Transplant Immunol 2007;18:44

K. Brown, What have we learned from experimental renal transplantation?. Nephron Exp Nephrol 2010;115: e9.

L Cornell, Kidney Transplantation: Mechanisms of rejection and acceptance. Annu Rev Pathol Mech Dis 2008;3:189.

B Ekser, Overcoming the barriers to xenotransplantation: prospects for the future. Expert Rev Clin Immunol 2010;6:219.

L Kean, Transplant tolerance in non-human primates: progress, current challenges and unmet needs. Am J Transplant 2006;6:884.

C Kingsley, Transplantation tolerance: lessions from expt rodent models. Transpl Int 2007;20:828.

E Kuo, Animal models for bronchiolitis obliterans syndrome following human lung transplantation. Immunol Res 2005;33:69.

X.C Li, The significance of non–T-cell pathways in graft rejection: implications for transplant tolerance. Transplantation 2010;90:1043.

Long E, Wood KJ, Regulatory T cells in transplantation: transferring mouse studies to the clinic. Transplantation 2009;88(9):1050–1066.

K.A Newell, Experimental models of small bowel transplantation. Curr Opin Organ Transplant 2003;8:209.

R Pierson, Current status of xenotransplantation and prospects for clinical application. Xenotransplantation 2009;16:263.

M Sato, Translational research: animal models of obliterative bronchiolitis after lung transplantation. Am J Transplant 2009;9:1981.

M Siemionow, Advances in the development of expt CTA models. Transpl Int 2010;23:2.

M Sykes, Hematopoietic cell txpl for tolerance induction: animal models to clinical trials. Transplantation 2009;87:309.

M Thomsen, Reconstitution of a human immune system in immunodeficient mice: models of human alloreaction in vivo. Tissue Antigens 2005;66:73.

J Wehner, Immunological challenges of cardiac transplantation: the need for better animal models to answer current clinical questions. J Clin Immunol 2009;29:722.

Y Zhai, Liver ischemia and reperfusion injury: new insights into mechanisms of innate-adaptive immune-mediated tissue inflammation. Am J Transplant 2011;11:1563.

B Zhang, Mouse models with human immunity and their application in biomedical research. J Cell Mol Med 2009;13:1043.

索 引